이동경
편저

근골격계 질환예방 실무

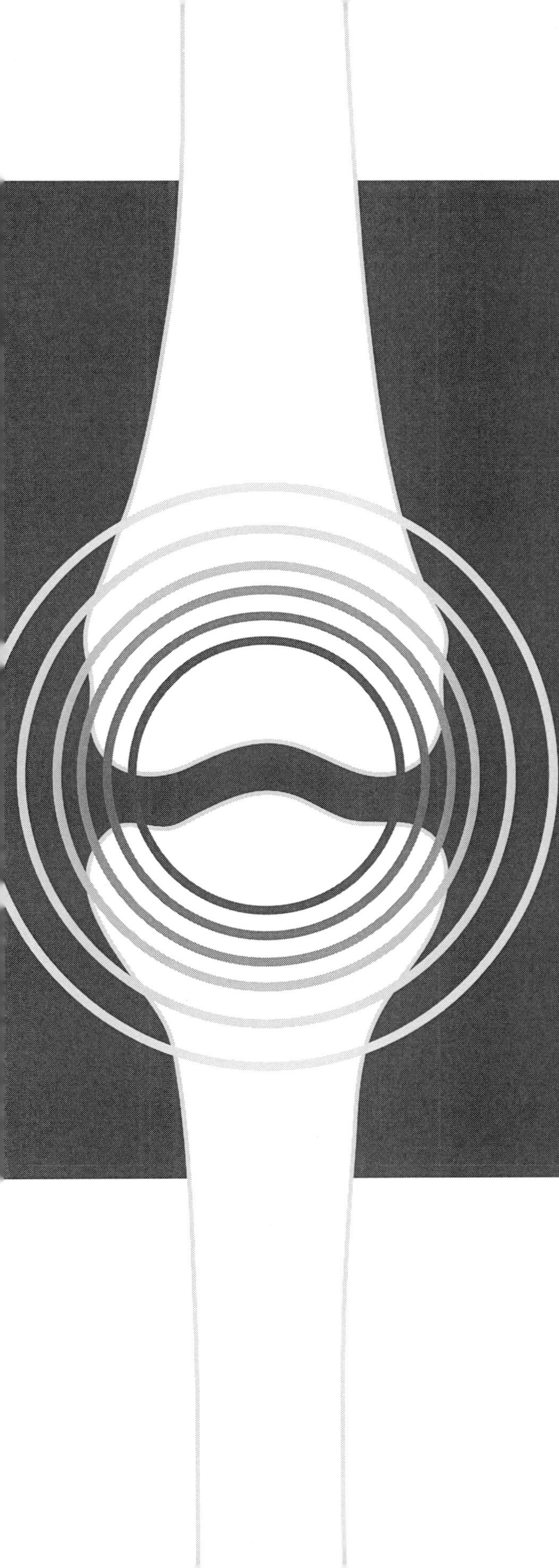

Musculoskeletal
Disorder
Prevention

인간공학적 평가와 개선 중심

머리말

최근까지 근골격계질환자는 지속적으로 증가하여 2023년 12,800명으로 집계되어 익년대비 1,000명 이상 증가하였으며 지난 20년 동안 이와 같은 현상은 지속되고 있다. 우리나라에서 빠른 속도의 근골격계질환자 증가 현상은 산업구조가 이미 선진국형 단순반복 산업형태로 변화하였으며 이로 인하여 사업장은 근골격계부담작업에 취약한 작업에 노출되고 있음을 보여준다.

우리나라는 2003년 근골격계부담작업 유해요인조사 제도를 도입하여 현재까지 20년 이상 사업장에서 의무적으로 유해요인 조사를 실시해 오고 있으나, 근골격계질환자 감소에 반드시 필요한 현장 작업개선을 통한 근골격계질환 유발 위험요인 제거활동으로 이어지지 못하고 실효성이 거의 없는 3년 주기 형식적 서류작업에만 의존해 오고 있다.

따라서, 근골격계질환자의 감소를 위하여 사업장은 법 규정 준수에 머무를 것이 아니라 근골격계질환의 예방을 위하여 전사적이고 적극적인 자율활동으로 전개해 나갈 필요가 있다.

정부는 근골격계질환 유발 위험작업은 반드시 작업 개선이 될 수 있도록 신속히 근골격계질환관련 법 규정을 정비하여야 한다. 어느 작업에서 근로자들이 불편을 느끼는지? 부담작업이 누적되어 육체적 스트레스 또는 사고로 인한 상해와 관련이 되는 작업이 있는지? 이직이나 결근, 작업 불만족 또는 품질 결함과 같은 문제점이 어떤 작업에서 발생되는지를 파악해야 한다.

지속적 피로현상이 나타나는 작업장은 작업 설계가 인간공학적이지 못하다는 것이며, 이에 해당하는 근골격계질환 유해·위험 요인을 제거하지 않으면 해당 작업자는 근골격계질환 증상과 징후를 호소하게 되고 산업재해로 인한 결근까지 하게 된다.

부적절한 작업설계는 작업자에게 적합하지 않은 작업대의 배치, 작업조건에 맞지 않은 기계와 장비 그리고 나쁜 환경적 조건들과 연관되어 있다. 그러므로 우리는 작업을 인간에게 맞추어 작업자가 안전하고 쾌적한 환경에서 작업할 수 있도록 해야 한다. 작업자 중심의 현장 적용을 과학적으로 실현하기 위하여 인간공학이 태동되었고 인간공학적 작업개선을 통하여 직장의 안전과 경영목표는 달성될 수 있다.

지금까지 대학이나 대학원에서 마땅히 사용할 수 있는 교재가 부족하고 특히, 실무에 적용할 수 있는 자료가 부족했던 것이 사실이다. 근골격계질환예방 관련 실무자료를 요청하는 현장 안전보건관계자들의 요구에 의하여 인간공학적 기본 이론과 실무 적용 정보를 이 책에 가능하면 많이 수록하려고 노력하였다.

안전보건 대학·대학원생 뿐 아니라 안전보건실무자들이 본 책자를 많이 활용하게 되어 현장이 작업자 중심으로 개선되고 근골격계질환자가 크게 감소되길 기대한다.

이동경

차례

제1장 근골격계질환과 인간공학

1-1 작업관련 근골격계질환 009
1-2 인력 운반과 근골격계질환 011
1-3 인간공학 021

제2장 인간공학적 작업개선

2-1 인간공학적 작업개선 원리 031
2-2 인간공학적 해결방법 035
2-3 인간 시스템 요소 039

제3장 근골격계질환 유해요인 및 예방대책

3-1 근골격계 질환의 유해요인 051
3-2 위험요인에 따른 일반 대책 053
3-3 근골격계질환의 공학적 예방대책 059
3-4 근골격계질환예방을 위한 작업장 위험 평가 및 개선 064
3-5 근골격계질환예방의 의학적 접근 071

제4장 인간공학적 평가 도구(근골격계부담작업 유해요인조사)

4-1 근골격계질환 유해요인 115
4-2 RULA(Rapid Upper Limb Assessment)의 사용과 적용방법 118
4-3 REBA(Rapid Entire Body Assessment) 128
4-4 작업 부하(긴장) 지표(SI) 134
4-5 OWAS(Ovako Working posture Analysing System) 136
4-6 NIOSH 들기작업 평가(NLE) 139

제5장 근골격계질환 예방관련 법규 및 관련지침

5-1 근골격계질환 예방 법규 개요 159
5-2 근골격계부담작업의 범위 165
5-3 유해요인조사 관련 기준 175

제6장 사무실 인간공학

6-1 현대화된 사무실의 특징 223
6-2 사무실에서의 눈 피로 224
6-3 사무실 인간공학 평가 및 개선 229

실습 sheet 241
부록 : 강의안 sample 275

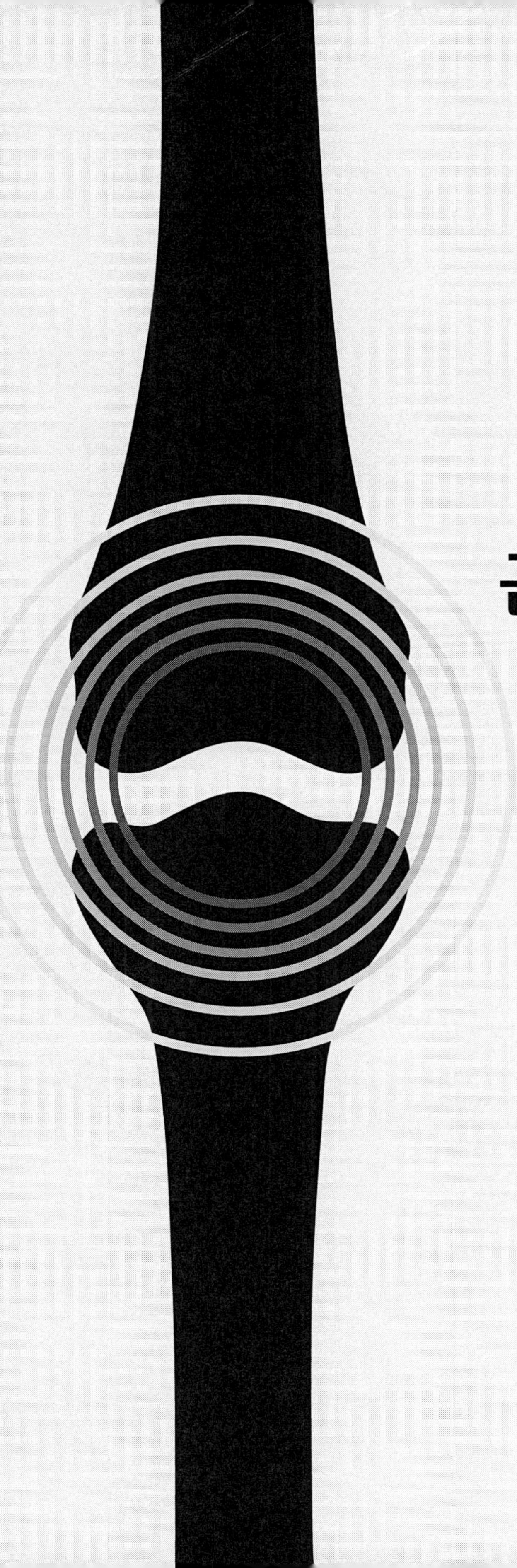

1장

근골격계질환과 인간공학

1-1 작업관련 근골격계질환

작업장 건강 프로그램 구축의 일환으로 근골격계질환 예방을 위한 전략을 세울 필요가 있다. 작업 관련 근골격계 장애(WMSD)에 대한 개선을 성공적으로 수행하기 위한 방법으로 의학적 근거 기반과 작업 관련 근골격계 장애(WMSD)와 관련된 개선활동 설계 정보, 사례 및 다양한 정보체널 등을 활용한다.

개선활동시행 전 평가 계획도 개발해야 한다. 이러한 프로그램에 대한 잠재적 기준, 절차, 질병 결과 및 복귀 조치는 WMSD 예방 프로그램의 평가 항목에 나열되어 있다.

근골격계 질환(MSDs)은 근육, 신경, 힘줄, 관절, 연골, 척추 디스크의 손상 또는 장애이다. 업무 관련 근골격계 질환(WMSD)은 다음과 같은 조건이 있다.

•작업 환경 및 작업 성과는 작업조건에 크게 영향을 받는다.
•작업조건으로 인해 상태가 악화되거나 지속될 수 있다.

1997년, 질병통제예방센터(CDC)의 국립직업안전보건연구소(NIOSH)는 일과 관련된 MSD에 대한 증거를 발표했다. WMSD를 초래할 수 있는 작업 조건의 예로는 무거운 물체를 들어 올리는 일상적인 작업, 전신 진동에 대한 일상적인 노출, 일상적인 오버헤드 작업 등이 있다. 동시에 만성적인 굴곡 자세로 작업하거나 반복적인 작업을 수행할 때도 나타난다. 이 보고서는 작업 조건과 목, 어깨, 팔꿈치, 손, 손목 및 요추와의 관계에 대한 근골격계질환 관련성에 대하여 발표했다.

노동부 노동통계국은 MSD를 근골격계 및 결합조직 질병 및 장애로 정의한다. 이 경우로 이어지는 사건 또는 노출은 신체 현상(예: 구부러짐, 뻗음, 비틀림), 부자연스런 자세 또는 반복 동작이다. MSD는 미끄러짐, 헛디딤, 넘어짐 또는 이와 유사한 사고로 인한 장애는 포함하지 않는다. MSD의 예는 다음과 같다.

• 염좌, 긴장, 인대 찢어짐, 요통, 손목터널증후군, 추간판탈출증 등

근골격계 질환은 결근, 생산성 저하, 의료, 장애, 근로자의 보상 비용 증가 등 고용주의 높은 비용과 관련이 있다. MSD의 경우 치명적이지 않은 평균 부상이나 질병보다 더 심각하다.

미국의 경우 2001년에 MSD는 모든 비 치명적 상해 및 질병 사례(예: 난청, 피부염, 습진 또는 발진과 같은 직업성 피부 질환)의 경우 6일에서 8일 간의 휴일을 수반했다. 세 연령대(25~34세, 35~44세, 45~54세)가 사례의 79%를 차지했다. 그리고 운영자, 제조자, 노동자와 기술, 판매 및 행정 지원 직종 종사자가 MSD 사례의 58%를 차지했다. 제조업과 서비스업 부문은 전체 MSD 사례의 약 절반을 차지했다.

근골격계 질환은 미국에서 연간 거의 7천만 명의 의사 진료실 방문을 차지하며, 외래, 병원 및 응급실 방문을 포함하여 약 1억 3천만 건의 질병 관리 건수가 발생한다.

1999년, 거의 100만 명의 사람들이 작업 관련 근골격계 통증 또는 하지나 상지의 기능 장애를 치료하고 회복하기 위해 일을 그만두었다.

의학 연구소는 보상 비용, 임금 손실 및 생산성 손실로 측정된 WMSD의 경제적 부담을 연간 450억 달러에서 540억 달러 사이로 추정한다.

미국에서 가장 큰 노동자 보상 보험 제공업체인 리버티 뮤추얼에 따르면, 물건을 들거나, 밀거나, 당기고, 잡고, 들고, 던지거나 하는 과도한 운동 부상은 고용주들에게 매년 134억 달러의 손실을 입힌다.

우리나라의 경우 근골격계부담작업 유해요인조사는 근골격계질환(Musculoskeletal disorders, MSDs) 예방 제도의 중요한 요소 중 하나로서 근거 법규가 2002년 12월 산업안전보건법(이하 산안법이라 한다)에 신설되었고, 2003년 7월에 시행되기 시작하였다.

유해요인조사는 산안법 제24조, 같은 법 산업안전보건기준에 관한 규칙(이하 안전보건규칙이라 한다) 제656조~제666조, 고용노동부고시 제2020-12호에 규정되

어 있으며, 세부적인 가이드라인은 한국산업안전보건공단 안전보건기술지침(KOSHA Guide)으로 규정되어 있다(한국산업안전보건공단, 2017).

우리나라 산업재해 통계의 최근 3년(2014~2016) 동안 근골격계질환자는 업무상 질병 요양자 중 차지하는 비율이 평균 73.3%이었다(한국산업안전보건공단, 2017).

근골격계질환자가 업무상 질병요양자 중 70%를 초과하는 현상은 이미 10여년 동안 이어지고 있다. 2015년 산재보험 보상급여 자료에 의하면, MSD로 인한 경제적·사회적 손실은 총지급액(MSD의 보상급여)은 1,270억 정도이었고, 업무상질병 중 보상지급액 순위는 진폐, 뇌혈관질환에 이어 세 번째이다(근로복지공단, 2016; 박정근 등, 2016).

유해요인조사의 실시율은 이해관계자의 관심이 부족한 가운데 전체적으로 낮으며, 규모가 작은 사업장일수록 저조한 것으로 나타났다.

근골격계부담작업 유해요인조사는 2003년 시행된 이래 정기(매3년) 및 수시로 이루어지고 있으나 아직도 유해요인조사의 실시율이 저조한 것으로 나타났다.

한국산업안전보건공단(2014)은 2014년 전국 사업장을 대상으로 제5차 작업환경 실태조사를 실시한 결과, 제조업(5인 이상 사업장)의 경우 유해요인조사 실시율을 19%로 보고하였다.

1-2 인력 운반과 근골격계질환

몇 년전만 하더라도 짐의 인력운반에 의해 유발된 재해는 안전보건청에 보고된 3일 이상 재해의 가장 큰 사유였다. 인력운반작업규정은 이 사실을 인지하고 사고 수를 줄이는 것을 도왔다. 그러나 잘못된 인력운반기법에서 기인한 사고가 전체사고보고의 25%를 넘게 차지하고 보건 서비스 같은 일부 직업분야에선 50%가 넘을 것으로 추정한다. 이를 더 줄이려면 이러한 재해요인의 일부를 유발하는 요소를 이해하는게 필수적이다. 할 수 있다면 기계적핸들링방법을 항시 사용해야 하고 많은 기계적운반 방법이 9장과 이 장 후반에 개략적으로 설명하고 있다.

많은 기계적 핸들링작업이 크레인과 리프트같은 인양장비의 사용과 연관되고 이는 사용자와 주변인에게 특정 위험요소를 준다. 이들 위험요소에서 비롯한 위험은 철저한 조사 및 검사를 통해 감소한다. ILO가 1967년에 최대중량협약(R127)과 이에 따른 최대중량권고(R128)를 도입할 때 인력운반으로 인해 발생하는 보건문제를 인지했다는 건 흥미롭다. 이들 두 문건에 대한 더 많은 정보는 이 장 후반부에 나온다.(10.4)

1. 인력 운반작업 위험요소와 상해

'인력운반(manual handling)'이란 용어는 인력만으로 하중을 운반하는 것으로 정의된다. 이 힘은 직접적이거나 로프, 레버를 이용해 간접적으로 작용한다. 인력운반은 짐의 수송과 관련하거나 밀고, 당기고, 운반하고, 신체적 힘의 사용, 인양을 포함한 직접적 지지와 관련된다. 등부상은 무거운 짐을 인양해서 생기는 매우 흔하고 몇백만 작업일을 매년 사라지게 하는 부상이다.

전형적인 인력운반의 위험요소는 다음과 같다:

- 너무 무겁거나 너무 주체스러운 잠을 들다 등부상을 입는 것
- 들때 잘못된 자세거나 잘못된 드는 기법으로 등부상을 입는 것
- 짐을 떨어뜨려 발부상을 입는 것
- 끝이 날카롭거나 뜨거운 짐을 들다 손부상을 입는 것

인력운반에 의해 유발되는 상해

인력운반작업은 넓은 범위의 극심하고 만성적인 상해를 근로자에게 유발할 수 있다.

극심한 상해는 보통 일에서 떠날 질환과 상처를 치료하는 동안 휴식기로 이어진다. 만성적인 상해는 오랜기간에 걸쳐 누적되고 대개는 되돌릴 수 없는 관절염 및 척추질환 같은 질병을 만든다. 운동부족과 정기적인 신체적 활동의 결여 같은 현대 생활양식이 이런 부상들에 긴시간동안 심각한 영향을 끼치고 있다고 제기하는 많은 증거가 있다.

잘못된 인력운반 방법과 관련한 가장 흔한 상해는 모두 근골계질환이고 다음과 같다.

- 근육의 삐임과 염좌 - 근육조직(또는 인대나 힘줄)이 정상적 범위를 넘어 신장의 영향을 주는 범위에 약화, 타박상, 고통스러운 염증으로 이어지는 것이 같은 부상은 보통 등이나 팔과 팔목에서 일어난다.
- 등 부상 - 척추(뼈)사이에 위치한 추간판 부상과 매우 고통스러운 추간판탈출증(일반적으로 디스크로 알려졌다). 이 유형의 부상은 요통과 좌골신경통(고통이 다리로 내려가는)으로 알려진 다른 상태로 이어질 수 있다.
- 압박신경 - 다른 부상이 원인이 되어 등에 자주 발발하나 인력운반에 의해 악화된다.
- 탈장 - 하복부내 체강벽의 파열, 내장일부의 돌출을 유발한다. 이 상태는 결국 부상을 고치기 위해 수술을 요구한다.
- 절단, 타박상, 찰과상 - 보호되지 않은 날카로운 모서리러 짐을 핸들링해서 생긴다.
- 골절 - 일반적으로 떨어뜨린 짐때문에 발에 생긴다. 손골절도 일어나지만 덜한 편이다.
- 작업성 상지장애(WRULDs) - 근골계 장애의 넓은 범위를 포함하며 15장에 자세히 논의되어 있다.
- 류마티즘 - 관절에 심한 통증에 관계하는 만성장애많은 원인이 있고, 그중 하나

로 여겨지는 것이 잘못된 인력운반인양기법에 의해 유발된 근육염좌다.

인력운반 중 사고로 인해 유발된 몸의 부상 위치가 표시된 그림이 있다.

일반적으로 짐을 당기는 것이 미는 것 보다 몸에 더 편하다. 짐을 밀 수 밖에 없다면 등을 이용해 뒤쪽으로 미는것이 신체근육의 덜 부담된다. 짐을 허리높이에서 들어올리는 것이 지면에서 들어올리는 것보다 펴나고 들어올릴때 생기는 대부분의 부상은 들면서 동시에 도는 것에 의해 유발된다. 만일 짐을 들어야만 한다면, 허리높이에서 상체에 가깝게 들어야 더 편하다. 꽉 붙잡는 건 어떤 타입으로 짐을 움직일때라도 필수다.

2. 인력운반 위험성 평가

1) 인력운반 작업을 위한 조치 단계(hierarchy of measures)

인양작업의 평가동안 강조부는 안전한 인양 기법에 대한 의존에서 위험성평가를 사용한 인력운반의 필요 분석으로 바꼈다. 인력운반작업에 직원이 직면했을때 취해야 할 분명한 조치단계는 다음과 같이 확립되어 왔다.

•짐의 이동을 피하기 위해 업무를 재설계하거나 자동화 혹은 기계화 작동에 의해 가능한 최소한(reasonably practicable) 인력운반작업을 피하라.
  만일 인력운반작업을 피할 수 없다면, 알맞고 충분한 위험성평가가 이루어져야 한다.

기계적 핸들링작업이나 업무, 짐, 작업환경에 개선점을 만드는 것을 통해 가능한한 최소한 이런 작업으로부터의 부상위험을 줄인다.

UK HSR 인력운반(지침)에 나온 지침은 매우 유용한 문서다. 이는 인력운반작업 평가와 인력운반훈련에 대해 매우 도움되는 조언을 준다. 조언은 모든 직업부문에 적용가능하다. 부록 10.1은 인력운반작업 평가 양식의 예이다.

2) 인력 운반작업 평가

규정은 평가 중에 고려해야 하는 4가지 주 요인을 분류한다. 이것들은 업무, 짐, 작업환경, 인양작업을 할 것으로 예상되는 개인의 능력이다.

업무는 자세히 분석해서 인력운반작업의 기계적 도움의 사용을 포함한 모든 측면을 아우를 수 있게 해야한다. 관련자의 수와 업무비용 역시 고려해야 한다. 다음 질문들의 일부나 전체는 대부분의 인력운반작업에 밀접하다.

- 짐이 몸통으로부터 떨어진 거리에 있거나 조작되고 있나? 몸통로부터 멀수록 짐을 관리하기 어렵고 등에 가해지는 스트레스는 커질 것이다.
- 만족스런 신체 자세를 택했는가? 한 발은 확실히 지면에 붙이고 다른 발은 약간만 들어야 하고, 몸통의 구부러짐이나 꼬임이 없어야 한다. 위쪽에 닿을 필요가 있으면 안되며, 이는 팔, 등, 어깨에 추가적 스트레스를 준다. 만일 업무를 수행하는 동안 이런 위험 요인이 나타난다면 그 영향은 심대하게 증가한다.
- 짐을 운반하거나 들기에 과도한 거리가 있는가? 10미터 이상의 거리엔 짐을 질 신체적 요구가 작업을 지배한다. 인양 빈도와 짐이 운반될 수직, 수평거리(특히 지면에서 들어 올려지고(거나) 높은 선반에 놓여야 한다면)는 매우 중요한 고려점이다.
- 짐의 과도한 밀림이나 당김이 있는가? 바닥표면과 개인의 신발 상황을 주목해서 전도나 협착을 피해야 한다.
- 짐이 갑작스레 움직일 위험이 있는가? 짐은 어떤 방법으로 고정되거나 움직이지 않아야 할 것이다.
- 신체적능력이 자주 혹은 오래 요구되나? 빈번하고 오래걸리는 업무는 피로와 더 높은 상해위험으로 이어질 수 있다.

- 충분한 휴식이나 회복기가 있는가? 잠시의 휴식과(이나) 업무전환은 신체가 격렬한 활동에서 보다 쉽게 회복되게 한다.
- 의무 작업량이 업무에 있나? 이는 특히 자동화 생산 라인에 문제며 라인을 떠나 다른 작업과 교대함으로써 처리할 수 있다.
- 개인이 앉아있는 동안 짐이 운반되는가? 이런 경우 다리를 인양작업 중 쓸 수 없어 팔과 등에 스트레스가 쌓인다.
- 핸들링 작업이 둘이나 그 이상의 사람과 연관되나? 개인의 핸들링 능력은 그/그녀가 팀의 일원이 될때 감소한다.(3인1조를 예로 들면, 능력이 개인능력 합의 반이 된다) 팀핸들링작업이 이루어질때 지면의 가시성, 장애물, 거친정도는 모두 고려되어야 한다.

짐(Load)은 평가 중 및 다음의 질문을 받을 때 주의 깊게 생각해야 한다.

- 짐이 너무 무거운가? 개인이 들 수 있는 최대 짐은 개인의 능력과 신체와 짐의 위치관계에 달려있다. 그러므로 안전한 짐은 어디에도 없다. HSE지침으로부터 다시 제공한 것으로 적재등급에 대한 일부 조언을 준다. 이는 25kg을 넘는 짐은 혼자 들거나 운반해선 안된다고 권고한다(드는 건 짐이 넓적다리 높이에 인접했을때만 허용할 수 있다).

  여성을 위한 가이드라인은 3분의 1 가량 낮춰야 한다고 판단한다.
- 짐이 너무 부피가 크거나 다루기 힘든가? 일반적으로 짐의 어떠한 3축이라도 0.75m(2ft)를 넘으면 이것의 핸들링은 상해위험을 제기할 수도 있다. 짐 주변의 가시성은 중요하다. 이는 장애물에 부딪치거나 바람부는 상황에서 균형을 잃을 수도 있다. 무게중심의 위치는 안정적인 인양을 위해 매우 중요하다.-짐은 가능한 몸 가까이 있어야 한다.
- 짐이 잡기 어려운가? 잡기 어려움은 미끄러운 표면나 둥글게된 모서리 혹은 다리가 움직일 공간의 부족에 의해 유발될 것이다.

- 짐의 내용물이 움직일 것 같은가? 너트와 볼트로 창 자루 같이 짐이 작은 물건으로 찬 용기일때 특히 문제이다. 사람들(요양원 안에)이나 동물들(수의외과 안에)의 움직임은 이 카테고리로 나눌 수 있는 짐이다.
- 짐이 뜨겁거나 찬가? 혹 날카로운가? 개인보호장비가 아마 필요할 것이다.

인력운반작업이 이루어지는 작업 환경을 평가 중에 고려해야 한다. 다음 구역은 평가할 필요가 있을 것이다.

- 좋은 자세를 방해할 제한된 공간.

  이같은 제한은 머리공간(headroom)의 부족, 비좁은 통로, 가구 물품을 포함한다.
- 미끄럽거나 기울거나 불안정한 바닥.

  층이나 작업면이 여러 개인 곳엔 사다리의 사용이 요구될 수 있다.
- 극도의 온도와 습기.

  이런 효과들은 15장에서 자세히 다룰 것이다.
- 환기 문제나 광풍.
- 부족한 조명 상태.
- 마지막으로 짐을 인양 혹은 운반하는 개인의 능력이 평가되어야 한다.

다음 질문들을 물어봐야 할 것이다.

- 업무가 흔치 않은 개인의 특징을 요구하는가?힘과 일반적인 인력운반능력이 나이, 성별, 건강상태, 운동정도에 달려있다는 것을 기억하는게 중요하다.
- 임신이나 건강상 문제를 고려해야 맞을 직원들이 업무에 의해 위험성에 노출되있나? 임신여성이나 최근에 출산한 이에겐 짐을 핸들링하는 데서 보호하는 특별한 배려를 취해야 한다. 감안은 인력운반에 의해 악화될 수 있는 건강상 문제를 가진 직원에게도 주어져야 한다.

만약 더 이상 유효하지 못하거나 관련된 인력운반작업의 중대한 변화가 있었다는 의심의 여지가 있다면 평가는 검토되어야 한다.

3) 상해위험 감소방안

이는 인력운반위험성평가로부터 생긴 관리조치의 소개와 연관된다. 법령(L23)과 HSE가 발행한 인력운반에 대한 안내-당신이 다룰 수 있는 해결책들(HSG115)은 인력운반작업으로부터의 많은 상해 위험을 줄일 아이디어를 포함한다. 15장에 자세히 다뤄질 인간 공학적 접근이 전체적으로 인력운반작업을 설계하고 개발하기 위해 일반적으로 요구된다. 관리조치들은 다섯 개의 주제 아래 묶을 수 있다. 그러나 제일 처음 고려할건(합리적으로 달성 가능할 때)기계적 조력이다.

기계적 조력은 인력운반작업을 돕는데 wheelbarrows, hand-powered hydraulic hoists, specially adapted trolleys, hoists for lifting patients, roller conveyors and automated systems using robot 같은 기계적도움의 사용과 관련 있다.

작업 작업장소의 배치을 바꿈으로서 업무를 개선할 수 있으며 자주 사용하는 짐을 허리 높이에 쌓아두는 것을 예로 들 수 있다. 장해제거와 등근육 보다 다리에 의지하는 더 나은 인양기법의 사용을 권장해야 한다. 밀었을때 손을 정확한 위체에 대야 한다. 규칙적으로 반복되는 작업도 업무전환이 그럴 수 있을 만큼 효과적으로 사용되는지 알기 위해 조사해야 한다. 앉아있는 인력운반작업자가 앉아있는 동안 짐을 지면에서 들어올리지 않도록 각별한 주의가 필요하다. 직원들이 만일 어려운 짐을 옮겨야 한다면 도움을 찾아 사람들과 팀을 이뤄 짐을 옮기도록 권장해야 한다. 적절하고 알맞은 개인보호장비가 놓치거나 부상의 위험이 있는 곳에 제공되어야 한다. 옷이 위험요소가 되지 않도록 하기 위해 주의를 기울여야 한다(예: 잠금장치나 주머니가 걸리는 경우).

보다 가볍게 혹은 작게 또는 편히 잡거나 다룰 수 있는지 알기 위해 짐을 조사해야 한다. 이는 짐을 나누거나, 손잡이나 걸이를 위치시키거나, 무게중심을 운반자의 몸 가까이 두게 함으로써 달성할 수 있다. 그리고 짐을 좀더 안정적이고 미끄러지는 적재물이나 날카로운 모서리 같은 표면 위험인자를 제거하도록 만드려는 시도를 해야 한다. 어떠한 개선도, 부주의하게, 추가 위험요인을 만드는 것으로 이어지진 않는다는 걸 보장하는 건 매우 중요하다.

작업환경은 여러방법으로 개선할 수 있다. 공간제한은 제거하거나 감소해야 한다. 바닥은 정기적으로 청소하고 깨졌을때 보수해야 한다. 적절한 조명은 필수적이고 1층높이 이상에서 일하는 건 최소화해서 위험한 사다리 작업을 피해야 한다. 작업장내에 적절한 온도와 환기요구를 주기 위한 주의가 필요하다.

개인의 능력은 상해위험을 줄이기 위해 관리 조치를 적용할 수 있는 곳에서 5번째 영역이다(개인의 능력은 가장 나중에 고려할 일이다).직원들의 안전상태와 그/그녀의 진료기록은 개인이 업무를 수행할 수 있는지에 관해 최초지표를 제공해줄 것이다. 병가기간이나 직무전환은 개인이 인력운반부상에 다치기 쉽게 만들 수 있다. ILO는 직원에게 정보와 훈련을 주도록 요구한다. 합리적으로 이 같이 실행가능한 곳에서 각 짐의 무게와 무게중심이 중심에 위치하지 않은 짐의 가장 무거운 부분에 대한 정확한 정보의 제공을 정보는 포함한다. 보다 상세한 위험성평가에서 개인보호장비와 작업조직내 심리사회학적인 요인의 영향 같은 다른 요인들을 고려할 필요가 있다. 다음에 오는 사항들을 평가할 필요가 있다.

- 보호복이 움직임이나 자세를 방해하나?
- 알맞은 개인보호장구를 입었는가?
- 휴게시간의 계획과 일정화에 적절한 고려가 주어졌는가?
- 위험성평가나 작업공간설계시 관리자와 직원들간의 훌륭한 의사소통이 이루어지는가?

- 업무량의 갑작스런 변화에 대응하는 작동원리가 자리잡고있는가?
- 직원들이 충분한 훈련과 정보를 받았는가?
- 작업자가 학습장애를 가지고 있고 만일 그렇다면 평가시에 이점이 고려되었나?
- 질문에 나온 업무를 수행하는데 신체적으로 맞지 않는가?
    - 알맞지 않은 옷, 신발, 다른 개인적요인이 있나?
    - 충분하고 적합한 지식을 가졌거나 훈련을 받았나?

영국 보건 안건청은 인양, 운반, 핸들링에 관련된 일반적인 위험들의 평가를 돕기 위해 인력운반평가차트를 개발해왔다. MAC는 HSE웹사이트에 있다.

훈련 요구사항은 다음 부분에 나와있다.

4) 인력운반 훈련

홀로 훈련하는 것은 인력운반 부상을 줄이지 않을 것이다. 여기엔 여전히 작업 안전 체계가 자리잡고 인력운반 평가에서 강조된 관리조치를 최대한 시행할 필요가 있다. 다음 주제들은 인력운반 훈련과정에 들어가야 한다.

- 인력운반과 관련된 부상 유형
- 인력운반평가의 조사결과
- 인력운반작업의 잠재적인 위험요인 인식
- 기계적 핸들링 조력의 올바른 사용
- 개인보호장비의 올바른 사용
- 인력운반작업에서의 안전성을 돕는 작업환경의 특징
- 훌륭한 시설관리
- 개인의 능력에 악영향을 미치는 요인
- 훌륭한 인양 혹은 인력운반작업은 도해 10.7안에 보이는 것과 같다.

마지막으로 만일 인력운반작업에 관련한 부상을 피할 필요가 있다면, 계획, 관리, 효과적인 감독이 필수다.

1-3 인간공학

1. 인간공학 개요

인간공학이란 작업 연구이다. 이 말은 "작업(Work)"이란 의미의 '일(Ergon)'과 "연구(The study of)"란 의미의 '법칙(Nomos)'에서 온 것이다. 인간공학은 인간이 보다 안전하고 위생적이며, 효율적이고 생산적이면서 편안하도록 사람의 일, 그리고 과업, 직무, 정보, 도구, 장비, 설비, 환경을 연구하는 과학이다.

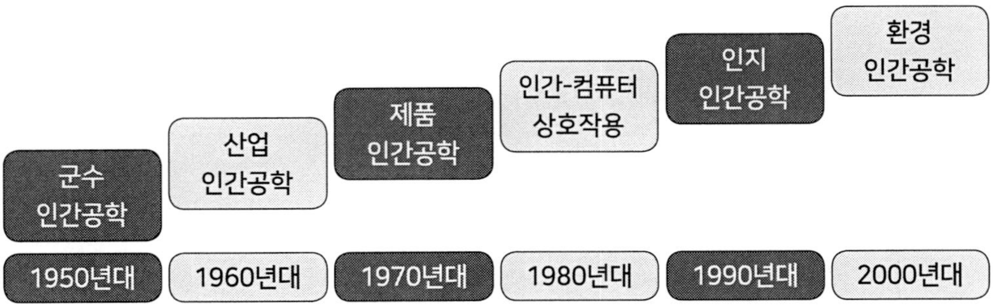

[그림 1-1] 인간공학의 발전

또한, 인간공학(Ergonomics)은 "작업을 인간에게 맞추어 주자"는 것을 의미한다. 어떤 작업은 그 작업을 하는 사람들의 인간적 한계(Human Limitation)를 고려하지 않는다. 그 결과 몇몇 사람들은 일과 후에 매우 지쳐서 그들의 아이들과 함께 놀 수 없다. 그들 중 몇몇은 통증(Ache)과 고통(Pain)으로 한밤중에 깨어난다. 어떤 이들은 작업제한(Work Restriction)에 처한다. 또 다른 이들은 치료와 회복을 위해 시간을 내야 한다.

이를 위해,

(1) 인간공학의 목표는 인간이 안전하고 효율적, 효과적이고 자연스러운 동작으로 작업을 이행하도록 하는 것이다.

(2) 인간공학에서 중요한 점은 사람들의 육체적, 지적인 능력과 직무 그리고 과업, 도구, 장비, 시설, 정보, 그리고 환경에 사람이 좀더 적합하게 모든 것이 변화할 수 있다는 것이다. 인간공학의 사람의 변화를 시도하는 것보다 도구, 장비, 시설 등의 변화에 초점을 둔다.

(3) 인간공학은 사람의 능력에 관련된 직무의 요구사항들을 검토하는 것이다. 직무 요구사항이 인간의 능력을 넘는다면 문제가 발생할 것이다. 몇몇 문제들은 안전과 건강에 관련된 것인데 예를 들면 사람이 너무 무거운, 또는 너무 어려운 업무(Task)를 하다 다치는 경우이다. 다른 문제는 아마도 작업 수행에 관련된 것인데 예를 들면 생산력이 예상보다 낮거나 낮은 품질에서 발생하는 오류가 그것이다.

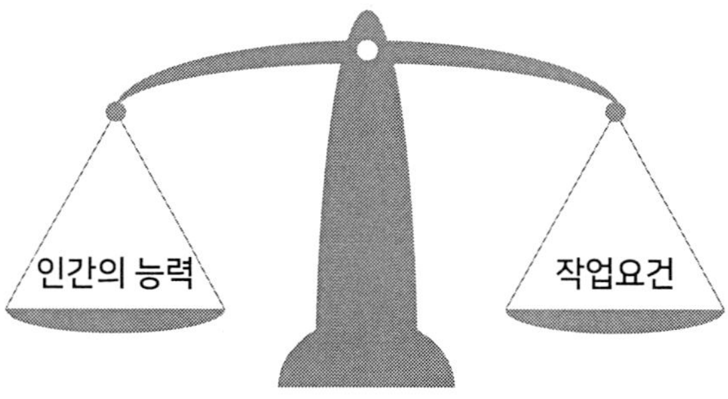

[그림 1-2] 인간공학은 작업요건과 인간능력을 비교한다

(4) 인간공학 문제들은 인간 작업수행의 모든 면에 영향을 준다.

작업장 상해와 직업병(Workplace Injuries and Occupational Illnesses)

- Back Strains(등의 부담)

• Pulled Muscles(근수축)

• Cumulative Trauma Disorders(누적외상장애)

• Carpal Tunnel Syndrome(수근관 터널 증후군)

생산성(Productivity)

• Work Inefficiency(작업의 비능률)

• Work Fatigue(작업의 피로)

• Poorly Designed Production Methods(생산 방법의 불완전한 디자인)

제품품질(Product Quality)

• Rework(재작업)

• Human Error(인간 오류)

• Assembly Mistakes(조립 실수들)

작업방식의 질(Quality of Worklife)

• Demanding and Demeaning Jobs(조잡하고 복잡한 작업)

• Repetitive, Boring Tasks(반복, 단순 작업들)

(5) 인간공학은 인간의 능력을 결정짓기 위하여 의학과 공학의 지식을 응용함과

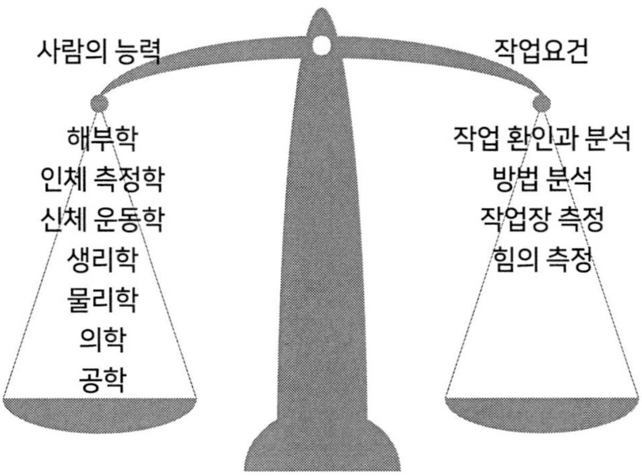

[그림 1-3] 직무요건과 사람의 능력의 결정

더불어 해부학, 인체측정학, 신체운동학, 생리학, 심리학, 물리학에서 발달된 사람들의 기초지식을 이용한다.

(6) 작업 요구사항은 작업 확인과 분석, 방법분석, 작업장 측정, 힘의 측정 등과 같은 도구(Tools)를 사용함에 의하여 명백해진다.

2. 산업인간공학(Industrial Ergonomics)의 적용

부적절한 자세로 혹은 무리하게 작업을 수행하면 통증과 피로가 발생할 수 있다. 이런 상태에서 근육, 힘줄, 인대, 신경 및 혈관이 손상될 수 있다. 이 같은 유형의 상해를 근골격계질환 또는 MSD라고 한다. MSD는 직간접적으로 사업비용을 가중시킬 수 있다. 직접비로는 의료비 및 작업자 보상비가 포함될 수 있다. 근로자 간접비에는 이직, 결근 및 재교육비가 포함되며 그 비율이 점차 늘어나고 있는 실정이다. 생산성, 제품 품질 및 근로자 사기에도 나쁜 영향을 줄 수 있다. MSD와 관련된 간접비가 직접비보다 4~10배 높은 것으로 추정되고 있다.

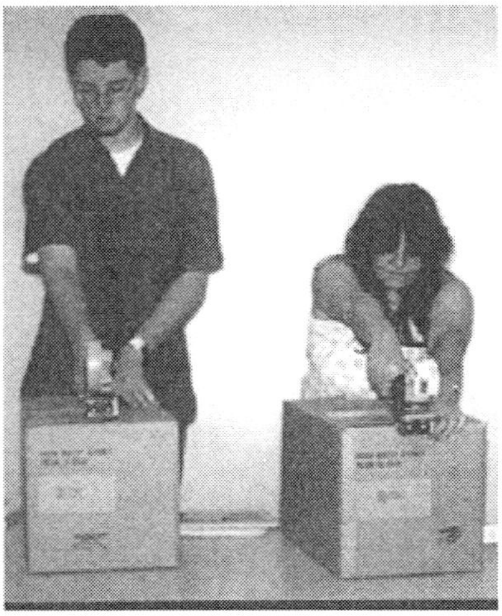

신장의 차이는 한 사람에게 편한 작업이 다른 사람에게는 불편할 수 있음을 의미한다.

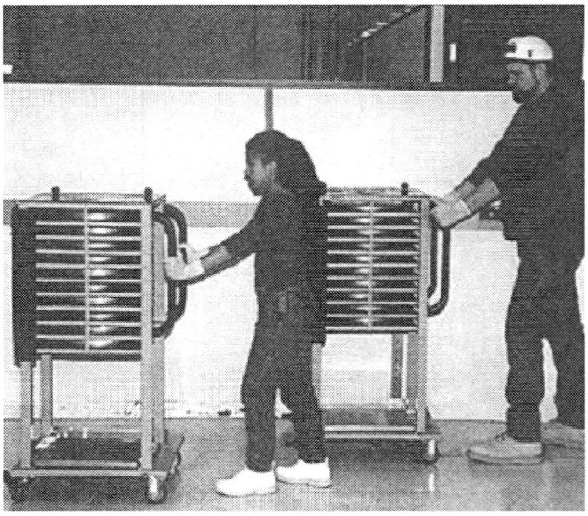

어떤 작업과 작업을 수행하는 근로자 사이의 적합성을 높이는 경우 근로자간 차이점을 고려해야 한다.

따라서 “이렇게 손해가 막심한 MSD를 줄이거나 예방하고 위에 기술된 기타 문제를 피하기 위해 조직이 해야할 일이 무엇일까?”라는 의문이 생길 수 있다. 한 가지 해답은 작업장에서 **인간공학**을 활용하는 것이다. 인간공학은 작업장의 물리적 요구사항과 작업을 수행하는 근로자 사이의 **적합성**을 향상시키는 방법에 대하여 연구하는 학문이다. 즉, 장비, 도구, 작업 및 작업환경을 선택, 설계 또는 변경할 때 인간 능력에 대한 가변성을 고려한다는 의미이다. 개인마다 나이, 신체 조건, 힘, 성별, 신장 및 기타 요소가 다르므로 육체적 작업을 수행하는 근로자의 능력에도 차이가 날 수 있다.

적합성을 높이기 위해 효과적이고 적당한 개선안을 찾을 때까지 시행오차를 거쳐야하는 과정이 포함되는 경우가 대부분이다. 일반적으로 적합성을 최대화하면 상해를 줄이고, 생산성을 향상시키고, 비용을 줄이고, 제품 품질 및 직무 만족도를 높일 수 있다.

문제 해결을 위한 예방적 접근법

문제가 발생하기 전에 미연에 방지해야 한다. 문제 해결을 위해 사전에 대처하면 “큰 이득”이 될 수 있다. 단순히 작업장을 둘러보고, 근로자와 이야기하고, 다음과 같은 문제를 질문하는 것만으로도 작업장 문제를 사전에 예방할 수 있다.

□ 제품 향상, 육체적으로 힘이 덜 들고 더 효율적으로 작업할 수 있는 방법에 대한 의견이 있는가?

□ 편안한 자세로 작업을 수행하고 있는가? 즉, 극심한 피로 및 불편함은 없는가?

최고의 방법은 다음을 수행하는 것이다.

- 초기의 경고 사인(피로 또는 불편함, 문제보고자료 또는 높은 결근율등)이 발견되면 바로 조치를 취한다
- 가능하면 작업공정의 설계단계에서 근골격계질환을 유발할 수 있는 요인을

최소화한다.

- 문제를 사전에 예방한다.
- 건강한 작업장을 조성한다.
- 비용을 절약한다

초기 단계에서는 치료가 가능하고 비용이 적게 들지만 시간이 지나면 치료가 어렵고 비용도 많이 소요되므로 MSD 문제를 해결할 때는 초기에 조치를 취하는 것이 특히 중요하다.

3. 작업장에서의 인간공학

업무는 일련의 작업으로 구성되어 있다. 작업은 근로자가 업무를 수행하기 위해 반드시 이행해야 할 사항이다. 간단하게 **작업은 업무의 부분**이라고 할 수 있다. 한가지 작업으로만 이루어진 업무도 있지만 대부분 여러 가지 작업으로 구성되어 있다. 아래에 일부 예가 명시되어 있다.

업무	작업
캐비넷 매장 작업자	목재 취급, 톱 공급, 절삭 목재 쌓기
청소원	쓰레기 비우기, 먼지제거, 청소
보석 제작자	왁스 처리, 절삭, 마무리
금속 가공자	주형, 절삭, 천공
수퍼마켓 점원	선반에 물품 쌓기, 재고 조사
창고 작업자	컨테이너 채우기, 포장물품 정리, 트럭에 하역

대부분의 작업에는 움직임과 육체적 활동이 개입된다. 그러면 다음과 같은 사항을 어떻게 알 수 있을까.

□ 반복적인 움직임, 과도한 활동 및 기타 작업 양상이 피로, MSD 증상 및 상해를

유발하는 시기는 언제인가?

□ 작업장 문제를 야기하는 원인은 무엇인가(즉, 이유 또는 근본 원인)?

즉, 문제의 원인이 되는 작업이 무엇이고 이 원인에 대한 해결책을 어떻게 찾을 것인가? 이런 질문에 대한 한 가지 해답은 작업장 문제의 "좌우인자"가 무엇인지를 밝히는 것이다.

작업장 문제 유발 인자

좌우인자는 피로, 근골격계질환(MSD) 증상 및 상해 또는 다른 유형의 문제를 유발할 수 있는 작업의 형태를 말한다. 이러한 좌우인자들은 근로자가 업무를 수행해야 하는 작업에 한가지 이상 존재할 수 있다. 근로자가 알아두어야 할 좌우인자로는 다음과 같은 것이 있다.

- 부적절한 작업자세
- 반복적인 동작
- 과도한 힘
- 압박부위(예: 국소 접촉스트레스)
- 진동

또한 문제를 일으킬 수 있는 작업장과 관련된 환경적 요인도 있다. 극도로 높은 온도는 신체 피로감을 높일 수 있다. 이와는 대조적으로 저온에 손발이 노출되면 혈액 흐름, 근육 강도 및 활동의 민첩성이 저하된다. 이러한 조건은 또한 작업도구의 손잡이나 물체를 붙잡을 때 과도한 힘이 가해지게 하는 원인이 될 수 있다. 운전자에게 직접적으로 고온 또는 저온의 가스를 배출하는 도구나 장비에 의해 또 다른 문제가 발생할 수도 있다. 또한, 작업장 조명이 작업을 하기에는 지나치게 어둡거나 밝을 수 있다. 이 같은 경우, 근로자는 작업수행을 위해 부적절한 자세를 취하게 되고 제품의 품질저하를 가져올 수 있다.

근로자가 육체 노동 또는 반복적인 작업을 수행하는 데 소요되는 하루 작업량(즉, 작업시간)을 알아두어야 한다. 작업주기당 총시간과 작업 중단 없이 일하는 시간은 모두 문제를 일으키는 원인과 큰 연관이 있을 수 있다. 작업시 반복적인 동작, 과도한 힘 및 기타 좌우인자가 증가하면, 피로를 줄이고 상해를 예방하는 데 필요한 회복 시간(즉, 근육 이완 간격의 길이 및 빈도)도 그 만큼 늘어난다.

따라서 작업시 문제의 좌우인자가 발생하는 이유(즉, 이유 또는 근본 원인)를 알아내는 것이 중요하다. 이 이유를 통해 문제의 특성을 완전히 이해하고 그에 따라 효과적인 개선안을 마련할 수 있으므로 중요한 사항이라고 할 수 있다.

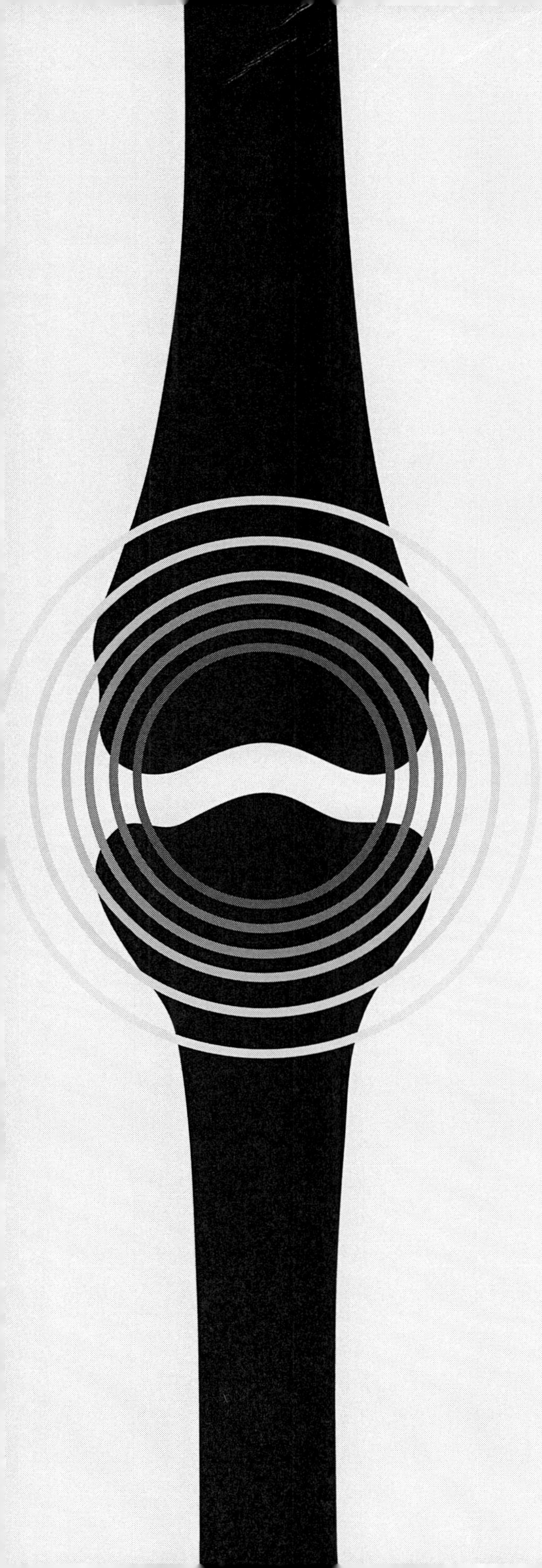

2장

인간공학적 작업개선

2-1 인간공학적 작업개선 원리

1. 작업자 중심의 작업설계

문제는 부적절한 작업 설계에서 시작된다. 인간공학적 용어로 부적절한 작업설계는 전체 시스템에서 인간의 육체적 능력을 지나치게 많이 기대했다는 것을 의미한다. 설계자와 공학자는 물론 이것을 고의로 하지는 않았을 것이다. 그들은 인간의 한계가 어디까지인지를 언제나 염두해 두고 있지는 않다. 예를 들어 여러분들은 다음과 같은 일을 해야 할 경우가 있을 것이다.

부적절한 작업설계는 인간적 요소에 지나치게 기대하는 것을 의미한다. 육체의 한계를 간과할 때 이것은 주의 산만(Distraction), 과실, 근무중 사고, 장기간 건강 문제를 낳을 수 있다.

- 하루종일 작업대에 몸을 구부리기
- 통제장치에 도달하려고 내뻗기
- 부피가 큰 상자 들기
- 미터계(Meter)를 읽기 위해 목을 길게 내뻗기
- 머리 위로 팔을 뻗쳐 작업하기
- 손바닥으로 부품을 치기
- 작은 활자를 읽기 위해 눈을 가늘게 뜨기
- 날카롭거나 미끄러지기 쉬운 부품 다루기
- 소음이 나는 지역에서 지시를 듣기 위해 귀를 기울이기
- 공구를 작동하기 위해 고통스럽게 손목을 구부리기

2. 부적합한 작업설계의 결과

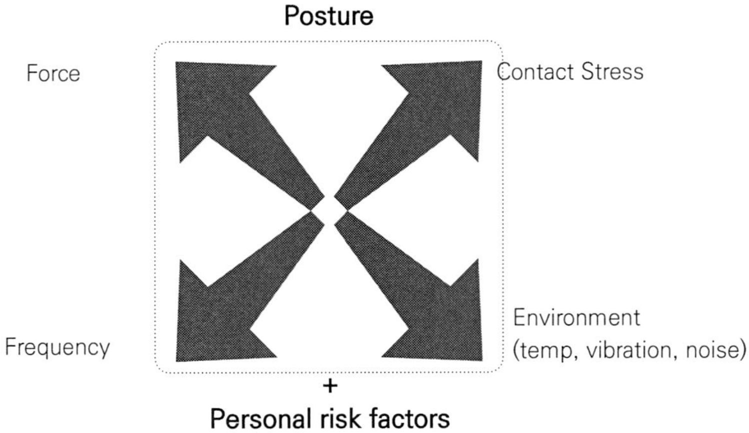

[그림 2-1] 인간공학적 작업개선 원리

이와 같은 작업 요건은 필연적으로 근로자에게 해를 입힌다. 당장 또는 단기적인 결과는 다음과 같다.

- 불편
- 피로
- 눈의 피로
- 통증과 고통
- 정신적 긴장(Mental Strain)

근로자가 피곤하거나 불편하거나 고통스러워 할 때 주의가 산만해질 것이다. 그리고 상식적으로 주의가 산만해진 근로자는 더 많은 실수를 하게되고, 근무중 사고를 더 많이 유발한다는 것을 알 수 있다.

장기간에 그러한 작업 상태는 심각하고 고통스럽고 신체적 장애로 만들 수 있는 상해를 낳을 수 있다. 이러한 부적절한 작업설계의 몇몇 장기적 결과를 들었을 것이다.

- 수근관(Carpal Tunnel Syndrome) [손과 손목의 신경 장애]

- 외상과염(上顆炎, Epicondylitis) [팔꿈치에 붙어있는 건(腱, Tendon)의 염증]
- 요통(Low-Back Pain)
- 건염(腱炎, Tendinitis) [몸의 일부의 건(腱)의 염증]
- 방아쇠 손가락(Trigger Finger) [손가락의 건에 영향을 미치는 장애]

아마도 이와 같은 문제 때문에 작업제한에 처해 있거나 장애로 일터에서 떠나있는 사람을 알고 있을 것이다. 어떤 상해는 치료하는데 수개월 걸린다. 어떤 이들은 그들의 예전 일을 다시는 할 수 없을 것이고 설령 할 수 있다하더라도 그 문제는 재발할 것이다.

3. 부적절한 작업설계가 근로자에 미치는 영향

사람들은 부적절한 작업설계가 야기하는 통증, 불안, 피로, 불편을 많은 다른 방법으로 극복한다. 다음은 가능한 반응의 종류이다.

(1) 계획적 결근(Absenteeism)

그들은 불쾌한 작업 여건으로부터 기분전환이 되게 하거나 피로나 불안에서 회복하기 위해 병가(病暇)를 이용하도록 강요받을 것이다.

(2) 전직(Turnover)

그들은 할 수 있다면 공장 내에서 일터를 바꾸거나 대체로 공장을 떠나도록 강요를 받을 것이다.

(3) 불평(Complaints)

그들은 그들의 작업에 관해서 동료나 감독자 또는 노동조합의 대표에게 불평을 할 것이다.

(4) 더 나쁜 성과

그들이 작업을 하는 동안 아픈 사람들은 보통 그들이 원한다고 하더라도 최선을 다할 수 없다.(그리고 대부분의 사람들이 그렇다.)

대부분의 사람들은 그들이 할 수 있다면 직업을 계속 유지하려고 한다. 그러나 계속 근무하는 근로자들조차 그들의 작업에서 점점 만족을 발견하지 못할 가능성이 있다. 그리고 그들은 결국 상처를 입게 될 지도 모른다. 부적절한 작업 설계는 영향을 받은 근로자와 그의 가족에게 고통을 주게 할 수 있다.

결국 이러한 정상적이고 이해될 수 있는 근로자의 반응은 전체 작업에 영향을 미칠 것이다. 부적절한 작업 설계는 다음과 같은 필연적인 작업상의 결과를 낳는다.

- 많은 사고의 가능성
- 더 높은 에러율
- 제품의 문제
- 불량품 증가(Scrap Rate)
- 낮은 품질

요컨대 모든 사람은 - 근로자, 그들의 가족, 전체적인 작업 - 부적절한 작업 설계로 손실을 입는다. 가능성이 있는 손실의 종류는 다음과 같다.

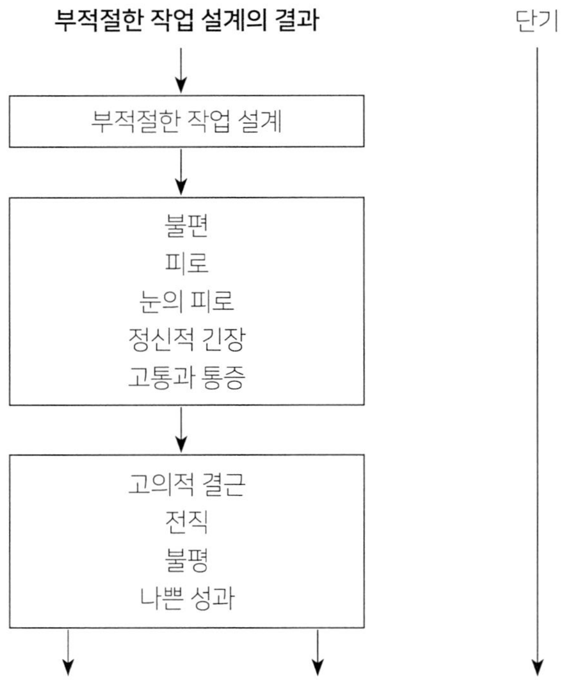

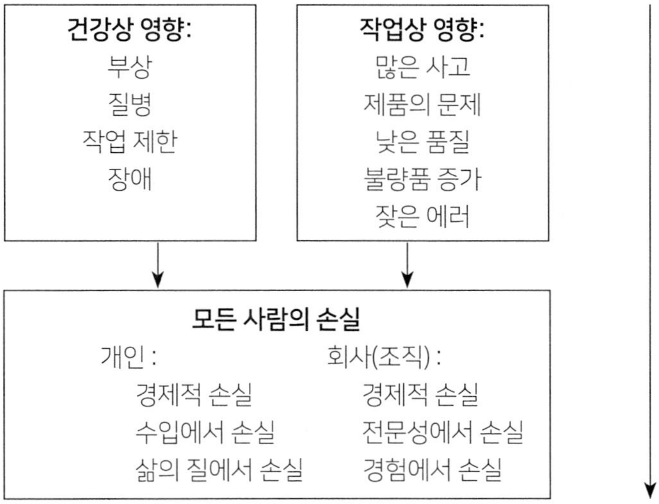

장기적으로 부적절한 작업 설계의 결과는 근로자, 그들의 가족, 동료, 전체 조직에 영향을 미친다.

- 괴로워하는 근로자와 가족의 경제적 손실
- 영향을 받은 근로자의 삶의 질의 손실
- 영향을 받은 근로자의 수입에서의 손실
- 작업에서 계속할 수 없는 부상을 당한 근로자의 효율성, 지식, 경험의 작용에 대한 손실

2-2 인간공학적 해결방법

1. 인간공학의 효과

성공적인 인간공학적 개선방법은 많은 개인과 작업상의 효과를 낳을 것이다. 이러한 것은 다음과 같다.

(1) 건강과 안전

- 업무상 상해 및 수명의 감소
- 업무상 사고의 감소

(2) 작업 생활의 질

- 향상된 직원의 사기
- 향상된 직무만족

(3) 작업상의 효과

- 의료비와 보험료의 감소
- 향상된 제품 품질
- 낮은 불량율
- 결근(Absenteeism)의 감소

현존하는 작업

인간공학은 근로자와 작업 환경사이의 상호작용을 분석하기 위해 많은 다른 과학으로부터의 지식을 이용한다. 우리는 어떠한 환경 요소가 근로자에게 부적절한 영향을 미치는가를 이해하고 육체의 한계를 초과하는 작업의 필요 조건을 확인

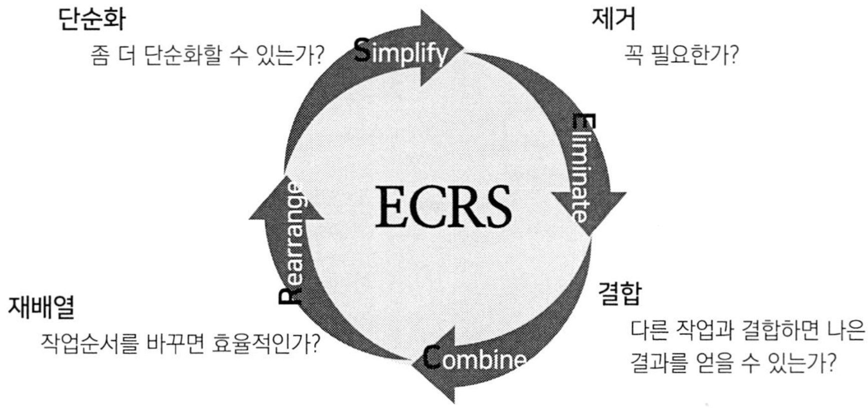

[그림 2-2] 작업개선을 위한 ECRS

하기 위해 인간공학을 사용한다.

이러한 부정적인 요소와 과도한 요구조건은 작업스트레스(Job Stress)라 불린다. 이러한 스트레스를 줄이기 위해 우리는 작업 방법, 작업장(Workstation), 공구 같은 것을 변경한다. 이것이 작업을 인간에게 맞춘다는 뜻이다.

새로운 작업

근로자를 보호하는 최선의 방법은 작업을 인간의 한계와 능력에 맞추는 방식으로 처음부터 설계하는 것이다. 이것은 작업이 공장 바닥에서 실행되기 전에 인간공학을 작업의 개념과 설계 단계 동안 주요한 관심사로 만드는 것을 의미한다.

이상적으로 현재의 작업을 수정하는 것과 새로운 작업을 인간공학적으로 설계하는 활동 모두 모든 공장과 설비 설계에서 항상 계속되어야 한다. 한명의 시스템 설계자가 인간적 요소가 스트레스와 부상으로부터 보호받기 위해 어떻게 작업을 설계하거나 변화시키는 것이 최선인지에 대해 모든 대답을 가지지 못하기 때문에 많은 다른 사람들이 이러한 과정에 관련되어야 한다. 그리고 우리 모두는 우리의 실수로부터 배워서 미래의 작업이 인간에게 맞추어져 설계되도록 해야한다.

2. 장애요인 해결

인간공학을 더 자주 그리고 더 많은 곳에서 사용되지 않았던 여러 가지 이유가 있다. 기본적으로 이러한 이유들은 여러분이 알아야 하고 둘러보며 배워야 하는 다음의 네 가지 장애로 요약된다.

가. 인간공학에 대한 전반적인 지식의 부족

인간공학은 새로운 과학이 아니다. 그러나 최근까지 산업적 환경에서 인간공학을 적용할 수 있는 위치에 있는 매우 극소수의 사람만이 그것에 관해 많은 것을 알고 있었다. 관리자, 설계자, 공학자가 작업을 인간에게 맞추어 설계하기 전에 그들은 우선 어떠한 작업이 지금 인간에게 맞지 않는지를 알고 있어야 한다. 그리고 나서 그들은 그러한 상황을 변화시키기 위해 무엇을 할 것인지를 알고 있어야 한다. 오랫동안 대부분의 사람은 단순히 인간의 한계와 능력이 작업 설계에서 간과되었다는 것을 모르고 있다. 다시 말해면 그들이 이것을 알고 있었다면 많은 종류의 작업이 어렵다는 것을 당연시하고, 그들이 그러한 상황에 대해 무엇을 해야 할지 모르고 있지는 않았을 것이다.

나. 구체적인 작업 지식의 부족

작업을 설계하는 사람들은 종종 매일의 작업 운영과 관련이 너무 적어 운영자가 무슨 문제를 가지고 있는지 모른다. 그리고 많은 근로자들이 불행하게도 그들의 작업이 지속적인 통증과 고통 그리고 다양한 육체적 문제의 주요한 원인이라는 것을 알지 못하고 있다. 다시 말해서 그들은 당연히 모든 작업이 피로를 주고 스트레스를 준다고 여긴다.

다. 작업설계에 책임이 있는 인원 또는 조직 단위 사이의 의사소통의 부족

작업 설계는 많은 다른 조직에 소속된 사람을 관련시키는 복잡한 과정이다. 이러한 사람들 사이에서 인간공학에 관한 의사소통이 종종 부적절하다. 이것은 특히 인간공학이 모든 사람의 우선순위가 아닐 때 이렇게 될 가능성이 높다.

라. 조직 단위사이의 목표의 갈등

어떤 조직에서나 모든 단위 또는 부서는 전체 조직의 목표는 같지만 다른 부서의 이해와 목표에 상충하는 각자의 이해와 목표가 있다. 예를 들어 본체 제조공장(Body Shop)이 정비 부서(Trim Department)가 부품을 맞출 수 없는 본체를 생산하는 제조 목표를 충족시키기 위해 열심히 노력한다면 조립공장에서 본체 제조 공장과 정비 부서의 협력은 어려울 것이다. 이것은 품질 표준을 충족시키려는 정비

부서의 노력을 방해한다. 단위 또는 부서가 인간공학에 관한 관심을 공유하지 않는다면 작업 개선에 대한 동의를 얻기 어려울 수 있고 개선이 이행되는 것이 어려워질 수 있다.

2-3 인간 시스템 요소

작업 요구사항과 사람들의 능력을 비교할 때 업무와 관련된 인간의 여러 측면들을 고찰하는 것이 편리하다.

고려해야할 6 가지 인간 시스템이 있다.

(1) 신체 치수(인체 측정학)

(2) 지구력(생리학)

(3) 힘(생체공학)

(4) 손과 팔의 사용(신체운동학)

(5) 작업환경(소음, 밝기, 진동, 온도)

(6) 정보처리(인지적)

차례로 각각의 여섯 가지 시스템을 이해하고 고려함으로써 인간공학 문제는 비교적 쉽게 판단될 수 있다.

우선 관련 용어의 이해를 돕도록 한다.

• 일반적인 직업 위험 요소(Generic Occupational Risk Factor)

근로자에게 나타나는 작업의 일반적인 특징

• 동적(Dynamic Exertion)

정적(같은 크기의)에 반대되는 운동을 포함하는 근육의 작용.

• 정적(Static Exertion)

고정된 자세로 인체의 일부를 유지하는 것과 관련된 근육의 작용. 예를 들어 해머를 사용할 때 전박(前膊, Forearm)에 있는 근육이 움켜쥔 상태를 유지하는 정적를 수행하는 반면에 상박(上膊, Upper Arm) 근육은 손과 전박을 들고 내리기 위해 동적운동을 수행한다.

• 해부(Anatomy)

유기체(Organism)의 구조. 이 경우에는 인체. 우리의 관심은 근골격계(筋骨格系, Musculoskeletal System)의 해부와 관련된다.

• 근골격계(Musculoskeletal System)

우리에게 형태를 제공하고 운동을 제공하며, 우리가 힘을 발휘할 수 있게 하는 인체의 근육, 뼈, 그리고 관련된 구조의 계통.

• 생체역학(Biomechanics)

인체가 어떻게 움직이고 운동과 외부의 힘에 반응하는가를 이해하는 물리적 법칙과 공학적 개념의 응용.

• 생리학(Physiology)

유기체 즉, 인체의 과정과 기능을 연구하는 과학.

• 국부(局部) 피로(Localized Fatigue)

신체의 일부에 대한 과도한 사용의 결과. 국부피로의 감각은 떨림, 약해짐과 통증을 포함하고 지속적인 정적에 의해 빈번하게 일어난다.

• 전신피로(Whole-body Fatigue)

육체적 활동 중에 많은 근육군(筋肉群)에 의한 지나친 동적의 결과. 이 감각은 호흡부족(Shortness of Breath), 가쁜 심장박동률(Heart Rate), 전체적인 피로를 포함한다.

• 생리적 긴장(Physiological strain)

육체적 활동에 대한 신체의 정상 반응. 한가지 예는 전신에 의한 심장박동률과 호흡률의 증가이다.

• 상지(上肢, Upper Extremities)

인체의 손, 팔, 어깨

• 누적 외상성 장애(Cumulative Trauma Disorders, 종종 CTD, 로 줄여 쓰임)

해부학적 구조상 닳고 찢기는 결과를 갖는 반복된 육체적 스트레스 결과로 장기적으로 발전되는 상해 또는 질병.

• 압박력(Compressive Force)

물건을 함께 미는 힘의 양. 이 용어는 척추디스크(Spinal Disc)[척추골(the Vertebrae of the Spine)의 디스크]를 짓누르는 힘으로 언급되어 이 책에서 가장 자주 사용된다.

• 인간정보처리(Human Information Processing)

우리의 감각으로 환경 또는 기계로부터의 정보를 인지하고, 이 정보를 해석하고 결정하며 그 결과에 따라 행동하는 전 과정을 지칭.

1. 신체치수(Physical Size) - 인체측정학(Anthropometry)

신체치수가 다른 것은 우리가 사람들을 - 그들은 매우 다른 치수이다 - 볼 때 쉽게 알아낼 수 있다. 우리 많은 작업장들은 아직도 “모두를 하나의 치수에 맞게”설계하고, 많은 사람들의 작업능력을 실제적으로 불리하게 하고 있다. 사람의 치수 또한 그들의 뻗는 정도, 이를테면 조작 능력에 영향을 준다. 게다가 치수는 요구사항, 예를 들어 지속 업무의 확대에 필요한의 여유에 영향을 미친다.

인체 측정학은 신체의 치수를 측정하는 과학이다. 인체 측정 데이터는 이 디자인을 이용하는 사람의 치수에 대한 정보를 제공한다. 중요 변수들은 성과 인종의 치수에 영향을 미친다. 여성은 일반적으로 남성에 비해 작고 아시아계와 라틴계는 유럽계나 아프리카계보다 비교적 작다.

사람에 대한 디자인을 할 때, 대부분의 작업장은 한 사람 이상이 이용 되도록 인증

하는 것이 중요하다. 이를 위해 설계자는 장비, 설비 또는 도구에 대한 사용자 집단의 기대를 알아야 한다. 일단 집단이 결정되면, 설계자는 결정된 집단의 설계를 위해 치수의 범위를 결정할 수 있다. 이것은 어떤 설계가 잘된 제품, 도구, 작업장, 작업등을 추천하는 것은 적어도 예상된 사용자 집단의 95%는 받아들일 것이다. 많은 조직들은 모든 작업자들(예상되는 사용자의 95%만이 아니다.)이 적응하는 목표를 가지고 있고, 몇몇 개인에게는 특별한 조화(Accommodation)가 필요할 것이다.

설계에 있어 인체 측정학 문제들은 매우 자주 "적합(Fit)"문제의 특성을 나타내는데, 작업장은 사람이 이용하기 적합한 적당한 크기가 아니다. 이것은 사람이 효과적으로 작업하기에 너무 크거나 너무 작은 것으로 보이는 동안에 문제의 실제 원인은 자주 설계자가 가능한 사용자의 연구에 대한 부족에 있다. 부적당한 설계의 작업장에서의 작업은 피로, 등의 부담, 그리고 팔과 다리에 누적 외상의 결과를 낼 수 있다. 생산성의 감소도 또한 잘못된 작업장설계의 결과이다. 인체 측정학에 대한 지식은 "그것이 무슨 치수여야 하나?" 이다.

[표 2-1] Practical Design Ramifications for the Size of People
(사람들의 치수에 대한 실용적인 설계 세분화)

Practical Design Ramifications for the Size of people
Control location(제어위치)
Workplace reach distances(작업 도달거리)
Clearances for people(정리□정돈)
Accessibility for maintenance(지속적인 접근성)
Workplace design(작업장설계)
Work space dimensions(작업공간 넓이)
Computer workstation design
Seating(의자)
Workplace adjustability(작업장의 조절)

2. 지속성(Endurance) – 생리학(Physiology)

인간의 **지속능력** 또한 다양하다. 어떤 사람은 다른 사람이 빨리 피로가 생기는 동안의 시간보다 오랜 시간동안 작업하는 능력을 갖고 있다. 적당함은 시간의 연장된 기간동안 개개의 작업능력 내에서 역할을 다하지만 작업의 설계와 노동조건과 같은 다른 사람들의 요소들도 또한 그러하다.

생리학은 작업능력과 사람이 어느 정도의 작업과 행동에서 피로를 느끼는 지를 제공하는 정보의 연구이다. 생리학은 인간공학과 어떤 관계가 있다.

- 물리적으로 힘든 작업으로부터 심장혈관 시스템에 가중되는 가능한 일.
- 열에 의한 노출과다와 높은 작업부하와 열의 조합의 의한 결과.
- 작업장 열 노출에 인간의 적응(조절) 능력.
- 동적일뿐만 아니라 정적 작업으로부터의 근육피로.
- 작업/회복 사이클에 알맞은 설계.
- 피로로 인한 작업 저하.

동적·정적 작업은 아마도 좀더 설명이 필요하다. 동작을 포함하는 동적 작업 - 근육의 수축/이완은 정기적이고 주기적이다. 수축/이완 사이클은 근육에 피와 산소를 공급하고 근육 피로를 늦춰주는데 도움을 준다. 반면 정적 작업은 움직임이 없거나 적은 것을 포함-근육은 계속적으로 수축하고 이완은 하지 않는다. 정적 작업은 보통 어떤 것을 잡거나 미는 것을 포함한다. 수축된 근육은 근육에 혈액의 흐름을 제한하고 동적 작업보다 더 빨리 피로가 발생한다.

작업들은 사람들의 범위가 그들이 실행하도록 여유를 생각해서 설계되어야 한다. 그러므로, 사람의 생리학적 능력에 대한 정보는 중요하다. 생리학적 문제들은 자주 "피로"문제들이 나타난다. 그러나 심각한 작업부하 문제들 그리고 열 스트레스 문제와 죽음도 또한 작업에서 일어날 수 있다. 그러므로 생리학의 관심은 인간공학 문제의 가장 중요한 것 중에 하나이다.

중심적인 질문의 생리학적 답은 "**어떻게 오랫동안 사람이 직무를 수행할 수 있을까?**"이다.

[표 2-2] Practical Design Ramifications for Endurance
(지속성에 대한 실용적인 설계세분화)

Practical Design Ramifications for Endurance
Physically demanding jobs(육체적 노력을 요하는 작업) Heat stress(때리는 작업) Static work(정적 작업) Work/recovery cycles(작업/회복 사이클) On-the-job fatigue(실질적 작업피로)

3. 힘(Force) – 생체공학(Biomechanics)

힘을 가하는 것은 하나의 작업 필요조건이다. 사람의 힘은 상당히 여러 가지 작업에서 발휘한다. 사람들에 힘의 변화 부분은 또한 작업자세, 작업장 Layout, 그리고 힘이 적용된 방법을 기인한다.

생체공학 분석은 포함된 근육의 힘에 근거로 제공된 힘과 골격들에 의해 제공받은 기계적인 지레의 힘, 그리고 작업에서 요구된 작업 위치들을 위한 접합부분의 측정을 적용한다. 힘이 알려지는 즉시, 인간시스템에 스트레스와 긴장, 그리고 다음에 상해가 발생할지의 여부 결정은 가능할 것이다.

그것은 사람들이 안전하게 그들의 작업을 수행할 수 있도록 하기 위한 작업 설계는 중요하다. 생체공학 문제들은 근육의 당김, 긴장된 관절, 그리고 등의 통증으로 자주 나타난다. 생체공학 정보는 설계자에게 인간능력과 근골격 시스템의 질환을 최소화 하기 위하여 어떻게 직무와 일을 설계해야 하는지를 알려준다.

중심적인 질문에 생체공학 분석의 대답은 "어떻게 힘의 양과 종류를 안전하게 쓸 수 있는가?"이다.

[표 2-3] Practical Design Ramifications for Human Force
(인간의 힘에 대한 실용적인 설계세분화)

Practical Design Ramifications for Human Force
Lifting(들기)
Carrying(운반)
Push and pull forces(밀고 당기는 힘)
Handling containers(화물 취급)
Sliding material(재료의 미끄러짐)
Back injuries(taumatic and cumulative):등상해(외상,누적)

4. 손과 팔의 사용(Hand and Arm Usage) – 신체운동학 (Kinesiology)

사람들은 일상적으로 그들의 손과 팔로 작업을 한다. 손으로 작업하는 능력은 복잡한 직무를 수행하는 능력에 있어서 중요한 것을 제공한다.

신체운동학은 골격과 관절 그리고 움직이는 능력을 연구한다. 신체 운동학은 인간의 신체의 많은 부분에 적용할 수 있다. 특히 사람의 팔-팔, 손목, 손, 그리고 손가락-업무 수행에 대한 작업의 연구에 적합하다. 사람의 관리는 사람에게 적합하게 직무의 평가를 하는데 있어 중요하다. 예를 들면, 사람은 직무 수행의 민첩성과 손과 눈의 협동이 어울어진다. 다른 중요한 요소는 도구의 설계와 사용이다. 모든 도구는 두 가지 목적이 있는데, 하나는 작업 목적이고 다른 하나는 인간 사용자와 연관되는 목적이다. 도구의 "인간목표"는 설계에 있서 인간의 유효성을 가능한 한 최대로 한다.

손, 손목, 팔의 많은 질병은 인간 신체의 부적절한 사용 또는 혹사로 인한 것이다. 그러한 반복되는 직무, 불편한 관절 위치, 그리고 많은 힘이 "누적 외상증"이라 불리는 근원을 제공하는 요소이다. 인간 능력 내에서 팔을 이용하도록 직무를 설계하면 많은 작업과 관련된 상해들을 피할 수 있을 것이다.

중심적 질문에 신체 운동학의 대답은 "**사람은 요구된 제어 업무를 수행할 수 있습니까?**"이다.

[표 2-4] Practical Design Ramifications for Control Aspects of People
(인간의 제어 관점에 대한 실용적인 설계세분화)

Practical Design Ramifications for the Control Aspects of People
Design of repetitive tasks(반복적 직무의 설계) Cumulative trauma disorders of the upper extremities (팔의 누적 외상증) Hand control operations(수조작 운용) Tool design(도구설계)

5. 환경(Environment) – 소음, 빛, 진동, 온도(Noise, Light, Vibration, Temperature)

사람은 한계 조건 내에서만 살아갈 수 있다. 그들은 극히 작은 범위의 조건에서 효과적으로 작업한다.

다양한 환경에 내의 작업에 대한 인간의 내성 연구는 우리들이 효과적으로 그리고 불편 없이 일할 수 있는 한계를 결정하도록 허락한다. 사람에게 환경의 손해는 시간의 기간을 지나 갑자기 발생된 이후 작업장의 병으로 자주 보여진다. 소음 야기로 잃은 청력은 질병의 하나의 예이다. 육체적 피해는 작업 생산력이 감소되기 때문에 부적당한 환경만이 관계하는 것이다. 작업 수행 척도는 작업자의 더운 환경에 자주 영향을 미친다. 그리고 낮은 빛에서도 실지로 익힌 방법으로 작업을 낮추었다.

한가지 중요한 개념은 사람이 작업을 함에 있어서 직접적인 환경을 증명하는 것이다. 이와 같이 귀의 소음, 눈에 빛은 단계, 그리고 온도와 피부에 닿는 공기는 인간으로부터 거리의 측정보다 더 중요하다. "미세-환경"은 인간을 위한 불편한 주위 조건을 제어하기 위한 방법으로 자주 사용된다. 예를 들면, 트럭에 지붕을 씌운 것, 공기 제어, 온도, 그리고 소음, 그리고 진동을 줄이기 위해 습기를 이용한다.

중심적 질문의 환경조건에 대한 대답은 **"이런 환경에서 사람이 안전하고 효과적으로 작업을 할 수 있을까?"**이다.

[표 2-5] Practical Design Ramifications for Environmental Conditions
(환경조절에 대한 실용적인 설계세분화)

Practical Design Ramifications for Environmental Conditions
Thermal comfort(온도의 편안함)
Whole body vibration(모든 몸의 진동)
Noise levels(소음 수준)
Light levels(빛의 수준)
Speech interference(대화 장치)
Inspection lighting design(가벼운 설계 검사)

6. 정보처리(Information Processing) - 인식문제(Cognitive Issues)

사람들은 그들의 작업의 실행 정보를 일상적으로 처리한다. 사실상 우리들이 정보화 시대에 들어갈 때, 점점 더 많은 작업은 손과 마음이 함께 하는 것보다 마음만으로 수행되고 있다.

인간 오류는 정보 처리 직무를 수행할 동안에 실수는 사람이 만든다고 표현하는 것으로 일반적으로 사용된 것이다. 이런 오류들은 사고, 피로, 그리고 많은 자금 손실의 결과를 초래한다. 다른 오류들은 단지 불편하다. 오류를 고치기 위하여 "재가공"의 수행은 필요에 기인한 것이다.

어떻게 중요한 데이터를 받는지, 어떻게 그들이 정보로 데이터를 조사·분류하는지, 그리고 어떻게 그들이 응답하고 그리고 행동을 취하는지를 연구하는 것으로 그들의 작업의 인식력이 있는 모습으로 만들어질 수 있다. 오류는 안전과 몇 달러 분실에 기인하는 것이다.

인간 실행의 인식력이 있는 측면에 대한 정보로 답해진 그 중심적인 문제는 **"어떻게 많은 것과 정보의 종류가 적당하게 사람을 살게 할 수 있는가?"**

[표 2-6] Practical Design Ramifications for Information Processing
(정보처리에서의 실용적인 설계세분화)

Practical Design Ramifications for Information Processing
Human error(인간오류) Software design(소프트웨어 설계) Display & control panel design(표시 & 조작장치 설계) Labeling(라벨 작업) Coding of information(정보의 코딩) Forms design(형태 설계)

초기에는 독립하여 여섯 개의 인간 시스템을 고려하는 것이 유용하다. 이것은 포함된 인문과학들을 제거하는 것이 도움이 되고 그것도 또한 인간공학의 식별을 단순화 시켜준다. 하지만 이 시스템은 광범위하게 상호작용을 하고 이것은 모든 상호작용면에서 고려해야할 중요한 것이다.

단순한 설계인 반복적인 들기의 직무는 생체역학, 운동학, 그리고 우연하게도 생리학으로부터의 정보를 요구한다. 가장 다양한 직무의 산업설계는 일부 작품의 검사 직무이다. 왜냐하면 그들은 인간 성능 척도- 인체측정학, 인식, 환경, 운동학, 그리고 가능한 한 생체 역학의 많은 양상을 포함하기 때문이다.

모든 문제의 통합은 설계자에게는 어렵다. 그러나 인간 성능척도와 시스템의 위쪽에 척도 모두는 완벽하게 하기 위하여 필요하다.

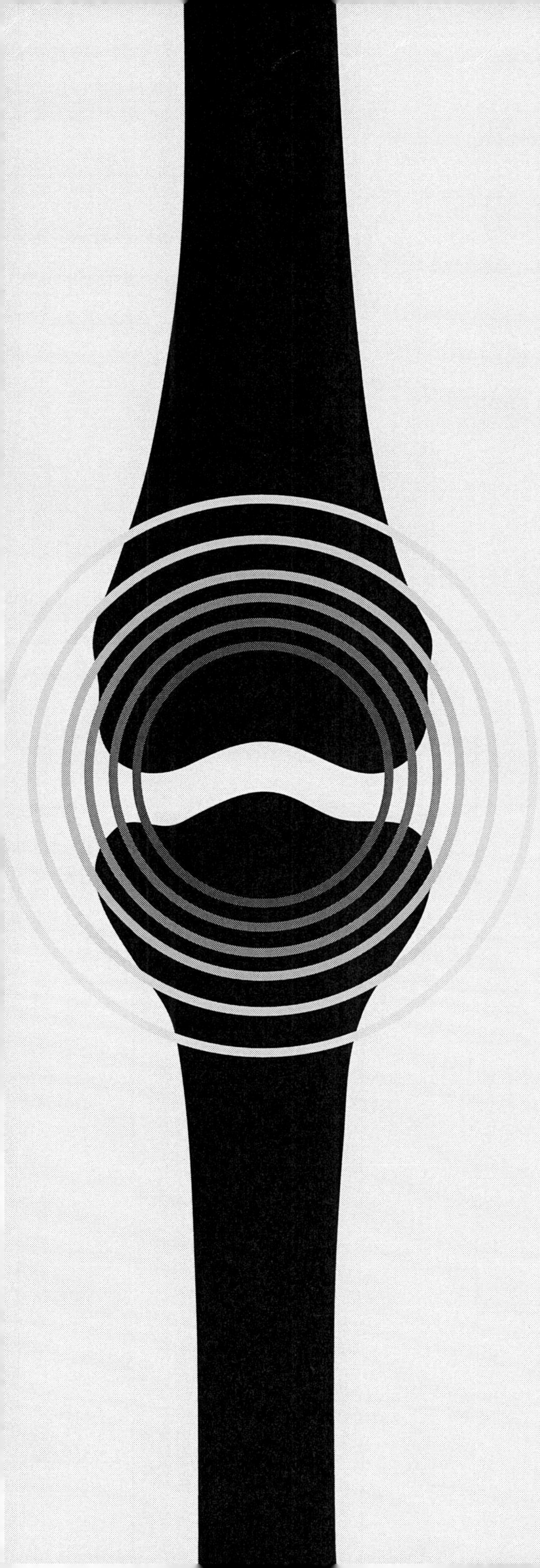

3장

근골격계질환 유해요인 및 예방대책

3-1 근골격계 질환의 유해요인

"인간공학이란 인간의 능력과 필요에 적합한 작업이 될 수 있도록 작업을 잘 맞추어 주는 작업설계이다"

변화하는 작업환경과 사람에 대한 이해

기술이 발전하였다는 것은 사람들이 직접 해야 했던 작업들이 기계와 컴퓨터에 의하여 대체 되었다는 것을 의미한다 이러한 기계화 및 자동화의 증가는 작업의 속도가 빨라졌다는 것을 의미하고 개인에게 부여된 업무가 더욱 단순화되고 흥미 없는 작업들로 바뀌어가고 있음을 의미한다. 따라서, 현대적인 많은 작업들은 단순한 작업의 반복이라든가 단지 생산과정의 감시등의 일들로 작업의 형태가 바뀌었다. 또한 일부 작업에서는 아직도 과도한 노동을 필요로 하는 작업이 남아 있으며 대부분의 작업이 손을 통해 행해지는 작업형태로 남아있다.

인간은 유사이래 육체적 정신적 측면 모두 크게 진화되어 달라진 것이 없다. 그러나 기계와 작업형태는 크게 변화하였다. 이러한 변화가 너무 빠르기 때문에 정신적으로 육체적으로 미처 적응하지 못하고 있으며 이에 따른 부정적인 결과들이 나타나고 있다.

흔히 발생하는 대부분의 질병들은 부적절한 인간 - 작업간의 관계에서 기인된다. 예를 들면, 근육과 골격에 과부하를 받게되면 허리부상 관절 및 근육이상이 발생되는데 이를 우리는 근골격계질환이라고 부르고 있다.

사람은 모두가 다르다는 것을 인정하자

사람은 신장이 다르고 체격이 다르며 갖고 있는 힘이 다르다. 물리적, 정신적 스트레스를 견디는 능력도 다양하다. 이런 기본적인 사실은 변하지 않으며 이를 인정해야 한다. 우리는 작업계획을 수립하고 작업조건에 관한 계획을 수립하는데 이런 사실들을 기초자료로 사용해야 한다. 기술적 발전이 이루어졌다 하여도 새로운 기계나 장비들이 사용되기 전에 장비들이 사람에게 적합하도록 설계가 되어야 하는 등 선행되어야 할 일이 많다. 설계가 적절치 못하면 작업 시 무리한 동작이 나오고 이로 인하여 근골격계질환이 초래 될 수 있다.

질환의 예방을 위해서 먼저 인간공학적 위험 요인을 파악하고 각 요인의 안전한 작업 조건을 설정하는 것이 가장 핵심 되는 단계일 것이다.

위험 3요소에 들어가는 것으로는 무리한 힘과 고반복 그리고 나쁜자세이다

작업위험요소들(무리한 힘, 반복, 자세)에 의한 상호 작용으로 근골격계질환이 결정되어 진다. 예를 들면, 큰 힘이 요구되는 행동은 상대적으로 낮은 반복작업과 일시적인 정적작업에 비해 근골격계질환을 유발할 가능성이 높다.

고반복과 나쁜 자세 또한 상대적으로 작은 힘에 비해 근골격계질환을 유발할 가능성이 높다.

힘, 반복, 그리고 자세, 낮은 온도들 그리고 손-팔 진동 모두가 근골격계질환들의 진전의 원인이 될 수 있다. 또한 근골격계질환들의 진전의 원인이 될지 모르는 많은 개별적인 위험 요소들이 있을 수 있다.

개별요소들에 대한 주의사항을 살펴보면

- 힘 : 힘이 더 강하게 또 어 오래 가해 질 수록 근골격계질환에 더 큰 위험이 초래된다
- 반복 : 똑같은 근육과 건이 반복해서 사용되면 근육의 힘이 더 많이 필요로 하고 근육의 피로 회복 시간이 모자라게 된다
- 자세 : 손목이 일직선이 되고 엘보가 90도인 상태 그리고 어깨가 이완되며 등뼈가 자연스런 S자 곡선을 유지할 경우 근육, 건, 추간판 그리고 인대에 가해지는 스트레인이 감소된다.
- 진동 : 한번에 여러시간 사용하는 진동 또는 임팩트 장비와 공구는 손, 팔, 허리,

목 등에 스트레스를 가할 수 있다.

• 들기 : 보조수단 없이 자주 무거운 물건을 부적당하게 들 경우 등인대를 팽창시켜 척추에 이상을 야기할 수 있다.

기타 요소들로 극한 온도, 나쁜 조명, 건강상태, 성별요소, 나이 등이 영향을 끼칠 수 있다. 사실, 어떤 작업자가 근골격계질환에 이환 될 것이라는 것을 정확히 예견하는 것은 불가능하다. 왜냐하면 근골격계질환 자체가 모호하고 또 조기 진단이 어렵기 때문이다. 그러나, 위험요인을 파악하고 작업위험의 상태를 올바로 인식하며 근로자의 이해 및 의사소통상태가 원활하며 징후 증상 발견시 적절한 대처를 한다면 이러한 질환으로 발전해 가는 것을 충분히 방지할 수 있다.

3-2 위험요인에 따른 일반 대책

1. 부적절한 자세

중립자세로부터 벗어나는 부적절한 자세(Awkward posture)로 정적인(Static) 작업을 오래하는 경우, 누적외상성질환의 위험성이 높아지게 된다. 이에는 작업자의 올바르지 못한 습관이나 관습적인 자세로 인한 것도 있으나 대부분은 작업 영역, 작업공구 또는 작업대가 작업자에게 적절하지 않아 발생하는 경우가 많다. 이러한 경우 작업영역, 작업공구 또는 작업대를 작업자에게 적합하게 맞추어 주는 것이 필요하다. 이와 같이 작업대 또는 작업영역을 작업자에게 맞추기 위하여 인체측정학(Anthropometry)적인 개념이 이용된다.

백분위 수 개념을 이용하여 시스템 설계 시에 적용되는 인간공학적 원칙들을 개략적으로 살펴보면 다음과 같다.

(1) 최대값 또는 최소치를 기준으로 하는 설계

모집단의 데이터 중 시스템 특성에 따라 가장 작은 값, 또는 가장 큰 값을 기준으로 설계하는 경우이다. 최대치는 문, 비상구, 통로 등과 같은 여유(clearance)를 정할 때 사용되며 주로 남성의 상위 95%값을 기준으로 한다. 즉 몸집이 매우 큰 남자가 통과할 수 있는 문은 대부분 사람들에게 불편함이 없기 때문이다. 그네, 사다리의 최소 지지 강도의 결정도 같은 예이다. 한편 최소치는 선반의 높이, 조종 장치까지의 거리 등을 설계할 때 적용되며 대개 여성의 하위 5%값을 기준으로 한다. 이런 최대치나 최소치를 정할 때, 100%를 모두 수용하는 데서 얻어지는 혜택의 증가 분에 비하여 여기에 드는 비용이 엄청나게 클 때는 흔히 95%나 5%값을 기준으로 사용하는 것이 관례이다.

(2) 조절 가능한 설계

사용자의 신체 특성에 맞게 조절 가능(adjustable)하게 설계하는 것으로서 높이가 조절 가능한 의자의 설계 등이 그 예이다. 조절 가능한 장비를 설계할 때는 통상 하위 5%에서 95%까지의 범위를 수용 대상으로 한다.

(3) 평균치를 기준으로 하는 설계

인체 치수의 적용 시 유념할 점은 모든 면에서 평균적인 인간은 없다는 것이다. 즉 신장은 평균이지만 앉은 키, 팔 길이 등은 평균이 아닌 경우가 대부분이다. 하지만 특수한 경우에는 평균치를 기준으로 설계하는 경우가 있다. 예를 들면 은행의 카운터 높이는 아주 키가 크거나 또는 아주 작은 사람을 기준으로 설계하는 것보다 평균키를 위하여 설계하는 것이 나을 것이며, 또한 카운터의 높이를 고객에 따라 그때그때 조절할 수도 없기 때문이다.

(4) 어린이, 노약자, 장애자를 고려한 설계

어린이, 노약자, 그리고 장애자들은 정상적인 집단과는 다른 특성을 가지므로 이들을 위한 별도의 설비나 여유를 가지는 것이 바람직하다.

2. 정적인 동작

정적인 동작은 다음과 같이 표현될 수 있다(Grandjean, 1988)

① 힘든 일을 10초 정도 또는 그 이상 계속해야 할 때
② 보통의 작업이라도 1분 정도 또는 그 이상 계속해야 할 때
③ 적은 힘이 드는 작업이라도 4분 정도 또는 그 이상 계속해야 할 때

이러한 정적인 동작은 같은 조건하에서 동적인 동작에 비해 더 많은 에너지 소비와 더 긴 휴식기간을 필요로 한다. 따라서 가능한 정적인 동작은 피해야 한다. 그러나 작업상 어쩔 수 없이 정적인 동작을 수행하는 경우, 작업 중간에 규칙적인 휴식시간이나 예방 체조시간을 부여하여 누적외상성질환으로 발병하는 것을 막아주어야 한다.

또한 정적인 동작으로 신체부위(손목, 팔/팔꿈치, 윗팔/어깨, 목)가 부적절한 자세를 취하는 경우, 작업장의 재설계와 작업공구의 개선 등을 통해 가능한 중립 자세(Neutral posture)를 취하도록 하여야 한다. 손목의 부적절한 자세의 예를 다음의 그림에서 자세히 설명하고 있다. 즉, 아래와 같은 자세로 오랜 시간 작업하는 것은 반드시 회피하여야 한다.

3. 부적절한 자세와 작업대의 설계

부적절한 자세의 원인은 작업 특성상의 이유도 있지만 대개 작업장의 설계에 의한 경우가 많이 발견되고 있다. 특히 대형 사업장에 있는 작업라인의 경우, 작업공정과 작업공구 중심으로만 설계가 되어 있으며, 이의 개선이나 재 설계 또한 쉽지 않아 누적외상성질환의 예방을 더욱 어렵게 하고 있다.

이러한 작업대의 설계 시 유의해야 할 점은 다음과 같다.

① 단순히 인체의 평균 수치를 이용하기보다는 인체측정학적 개념을 이용한다.
② 신체(키, 몸무게 등)가 아주 작은 사람과 큰 사람을 고려할 수 있어야 한다.
③ 조절이 가능하도록 범위를 주어 설계한다.
④ 작업의 형태와 방법을 고려해야 한다.

좌식작업의 경우, 의자의 설계 또한 부적절한 자세를 제어하는데 있어 중요한 요소이다. 좌식작업의 설계시 확인해야 할 사항(check points)은 다음과 같다.

① 체압분포와 앉은 느낌
② 의자 좌면의 높이 조절성
③ 의자 좌면의 깊이와 폭
④ 의자 좌판의 각도 조절성
⑤ 몸통의 안정성
⑥ 의자의 등 받침대(요추 지지대) 조절성
⑦ 팔 받침대의 조절성
⑧ 의자의 발 받침대
⑨ 의자의 바퀴
⑩ 의자 좌면의 회전
⑪ 몸통의 안정

좌식작업에서 다리가 땅에 닿지 않는 경우, 발받침대를 이용하도록 하며 이것은 조절이 가능해야 한다. 이와 함께 다리와 발의 공간이 충분하여 자유스러워야 한다.

4. 무리한 힘의 사용

무리한 힘을 사용하는 작업의 경우, 작업자는 많은 근력을 필요로 하며 근육을 쉽게 피로하게 하여 긴 회복기간을 요구한다. 이때 충분한 휴식을 갖지 못하면 근육 조직은 상처를 입게 되며 결과적으로 누적외상성질환으로 발전한다.

이러한 경우, 가능한 무리하게 힘을 사용하지 않도록 제어한다. 즉,

① 무리한 힘을 요구하는 작업공구는 개선하거나

② 동력을 사용한 공구로 교체하고

③ 손에 맞는 공구를 선택하며

④ 미끄러운 물체가 있는 경우 마찰력을 개선하며

⑤ 작업수행을 위한 적절한 작업공간을 제공하도록 한다.

5. 반복적인 작업

짧은 시간의 고도로 반복적인 동작의 경우, 이러한 작업들이 여러 달, 여러 해 동안 수행될 때 누적외상성질환의 위험율은 증가한다. 반복적인 동작이 잦을수록 근육은 쉽게 피로하게 되며 회복기간에 더 긴 시간을 요구한다. 그러나 충분한 휴식을 갖지 못하면 근육 조직은 상처를 입게 되며 결과적으로 누적외상성질환으로 발전한다.

이러한 경우, 같은 근육을 반복하여 사용하지 않도록 작업을 변경(작업 순환 : Job Rotation)하여 작업자끼리 작업을 공유하거나 공정을 자동화한다.

6. 작업의 지속시간

이것은 위험 요인에 노출되는 시간을 의미한다. 단순한 반복작업의 경우 근육 조직에는 극히 미세한 손상만이 발생하며, 이러한 미세 손상은 평상시 동작에서는 전혀 문제가 되지 않는다. 그러나 장기간의 연속작업이나 부족한 휴식은 회복에 필요한 충분한 시간을 가질 수 없기 때문에, 이러한 미세손상이 경우에 따라서는 복원이 불가능한 상태까지 갈 수도 있다. 따라서 작업중간의 규칙적인 휴식시간이 작업자에게 주어져야 한다.

7. 날카로운 면과의 신체 접촉

아래 그림과 같이 날카롭고 단단한 면이나 물체가 신체와 물리적으로 접촉하는 경우 동작의 반복, 무리한 힘, 지속시간에 의한 통증이 더 심해질 수 있다.

8. 진동공구의 사용

진동강도(Magnitude)가 큰 공구를 계속 사용해야 하는 작업의 경우, 관절이나 근육에 백납병(White finger)과 같은 장해를 일으킬 수 있다. 즉, 손가락의 말단이 창백하게 되고 동시에 냉감, 조임 등의 증상이 일어난다.

이의 대책으로는,

① 진동을 경감시킬 수 있는 진동공구의 설계

② 진동공구의 제한된 사용

③ 진동공구의 보수관리

④ 환경의 정비(신체의 보온)

등이 있다.

9. 온도의 영향

손가락은 특히 작업 중 저온에 노출되기 쉽다. 저온 환경으로 손이 차가와지거나 손에 장갑을 끼었을 경우, 이것은 손의 감각반응을 무디게 하여 작업에 더 많은 힘이 요구하며, 작업시 정교함을 둔화시켜 재해를 유발할 수도 있다.

3-3 근골격계질환의 공학적 예방대책

1. 인간공학적 설계(디자인)전략

가. 설계 전략

(1) 작업자의 힘을 최소화해야 한다.

힘에는 들어올리는 것, 미는 것, 당기는 것, 받치는 것, 꽉 잡는 것, 그리고 비트는 것이 포함 되어 있다. 힘은 전체 설계에서 반복적 작업을 고려해 최고 힘의 10-20%를 초과하면 안 된다. 힘은 최대의 힘의 50%를 넘으면 안 된다. 힘의 요구 사항은 그립의 기능, 도구 디자인, 작업장 설계, 그리고 작업 설계에 의해 달라진다.

(2) 작업의 반복을 최소화해야 한다.

작업에서 높은 반복의 실행은 고려되어야 한다.

아래의 작업은 피한다

a. 30초 보다 짧은 사이클 시간의 작업

b. 30초 이상의 긴 사이클일지라도 동일 작업이 50% 이상 행해지는 작업
예를 들면, 90초에 4개의 나사를 삽입하는 것으로 이루어져 있는 주기는 비록 그 사이클 시간이 30 초를 초과할지라도 높은 반복 작업이다.

c. 생산률이 500 units/shift 이상인 작업

d. 20,000 소행위/shift 이상의 작업

예를 들면, 300 unit을 생산에 30,000 회전/shift을 요구하는 스크류 드라이버 조립작업.

자동화는 많은 작업의 물리적 부하를 감소시키지만 또한 수동식 구성 요소들의 단순화로 인해 반복이 증가할 수 있다.

반복성을 감소시키는 것이 작업 설계의 주요요소이다.

(3) 편안하고 이완된 자세를 위한 작업장, 직무 그리고 도구의 디자인

관절은 운동 범위의 가운데 가까이에서 구부려져야 하고 극도의 이탈된 자세는 피해야 한다. 관절의 자세는 작업설계, 도구 디자인 그리고 노동자의 인체계측 사이의 상호작용에 의해 결정되어 진다.

(4) 작업 표면에서 날카로운 모서리 같이 신체에 무리를 주는 부분은 피한다!.

특히 손과 손목안쪽의 부분같이 부드러운 근육에 집중적인 압박은 혈액활동과 순환을 방해 할 수 있다.

압박을 주는 점들을 줄이는 것이 작업장 디자인, 도구 디자인, 그리고 손잡이의 주요사항이다.

나. 작업 디자인

작업 디자인의 그 첫째 목적은 작업자에게 반복작업을 최소화 할 시킬 수 있도록 적합한 배치를 제공하는 것이다.

(1) 직무를 확대함으로 노동자에게 단순하고, 높은 반복 작업이 할당되는 것을 피한다.

작업자에게 다양한 작업을 할당함으로서 여러 가지 근육을 사용하게 한다.

(2) 높은 반복 작업, 일관된 고정 작업 그리고 노동자들이 쉽게 질리는 작업은 기계화한다.

(3) 치기 위해 사용하는 공구를 제공해야 한다.

두드리기 위해 손을 사용하는 것을 피해야 한다. 치기 위해 손을 사용해서는 안된다.

(4) 작업이 기계의 속도에 의존되는 것은 피한다.

기계의존 작업은 휴식에 대한 기회를 거의 제공하지 않을 수 있고 정신적인 압박을 증가시킬지도 모른다.

(5) 한 팔이나 한 손으로 하는 작업을 감소하기 위해 양손 작업이나 손을 번갈아 가며 작업하는 구조로 디자인해야 한다.

(6) 적합한 방법들을 지속되기 위해 올바른 계획이 요청된다.
작업자가 작업방법에 친근하고, 쉽게 이용할 수 있고, 사용할 수 있게 안전훈련을 해야 한다.

(7) 공구상태의 적정한 유지와 작업이 원활하게 하기 위해 올바른 공구관리를 한다.

다. 작업장 디자인

작업장 디자인의 목적은 작업 시 작업자가 관절을 구부리기 쉽고, 편안한 작업자세를 유지할 수 있게 작업 위치를 디자인하는 것이다.

이를 위해.

(1) 작업 인원의 범위를 조정할 수 있게 설계한다.

(2) 주된 행동이 일반적인 정상작업영역내서 이루어지도록 작업장이 디자인되어야 한다.

(3) 작업을 위해 어깨를 들어 올리거나 등을 뒤로 돌리거나 옆으로 비트는 동작은 피하도록 설계한다. 작업점이 눈앞에 있고 이쪽으로 물품이 공급되게 하기 위해 드롭 슈트(조립품을 자동으로 떨어뜨려 주는 장치), 슬라이드(부품이 자동으로 흘러내릴 수 있게 해주는 장치), 컨베이어를 사용해야 한다.

(4) 지그들과 고정구들을 사용해야 한다.
- 드는 작업에서 근육의 정지상태를 제거한다.
- 올바른 작업 자세를 위한 작업 위치를 정한다.

(5) 작업 자세의 외양이 자연스러운 자세가 유지되도록 한다.
힘이 드는 수작업은 팔꿈치 아래에 위치 시켜야 하고 정밀한 작업은 팔꿈치 보다 위에 위치 시켜야 한다.

(6) 자세선택이 제한된 작업장은 피해야 한다.

만약 가능하면, 앉아서도 서서도 작업할 수 있는 작업장은 작업자세를 선택할 수 있게 제공되어야 한다.

(7) 정적 근육의 부하와 일반적인 피로를 감소시키기 위해 신체를 지지할 수 있는 것을(의자, 입식의자, 팔걸이 등) 제공해야 한다.

(8) 양손 작업이나 양손 교대작업이 가능하도록 작업장을 디자인해야 한다.

(9) 작업 영역안에 편리한 공구대나 도구걸이를 제공해야 한다.

(10) 작업자의 신체가 접촉하는 모든 모서리에 패드를 대야 한다.

(11) 작업장과 도구와 작업자의 자세는 서로 연관된다는 것을 기억해야 한다.

라. 손잡이와 도구의 디자인

손잡이는 작업자와 작업 환경사이의 주요 접합면입니다. 손잡이 디자인의 주된 목적은 최소한의 힘으로 안전한 접촉을 보장하는 것이다. 도구 디자인은 노동자의 물리적 노력을 최소화하고 작업장에서 안락하고, 편안한 자세를 보장하도록 설계하는 것이다.

좋은 도구 디자인 전략들은 아래의 원칙을 적용해야 한다

(1) 손잡이는 손바닥의 압박을 주는 것을 피하고 - 손잡이 길이가 적당한 것을 사용하고   그림과 같은 손잡이는 피한다.

(2) 적당한 손잡이 지름과 마찰을 표면에 주어 악력을 최소화 한다.

(3) 도구의 무게를 줄여라.(파워그립 : 4.5kg 이하, 핀치그립 : 0.9kg 이하)

(4) 40~150 헤르츠의 범위 내에서는 특히 진동을 최소화해야 한다.

광택작업과 연삭작업 같은 작업을 최소화시킴으로 작업자의 진동노출을 줄일 수 있다.

(5) 손 접촉면 재질이 열의 전도력이 있으면 안된다.

(6) 손에 가해지는 충격을 피하라.

두드리거나 잡아채는 작업을 위해 손을 사용하지 않아야 한다.

(7) 손목 자세를 꺾어지게 하는 도구를 피하고 손목 자세를 자연스럽게 하는 도구 사용

(8) 만약 장갑들이 손의 온도를 유지하거나 혹은 보호하기 위해 필요하면, 여러 가지 장갑크기가 사용 가능토록 보장해야 한다.

장갑들은 혈액순환을 수축시키지 않아야 하고 죄지 않고 손에 적당히 맞아야 한다.

손 장갑들은 손잡이의 힘을 20~30%을 감소시킨다.

(9) 손잡이의의 접촉면들에 압박을 주는 점이나 날카로운 모서리가 없도록 한다.

마. 기타 관리적 조치

관리적 조치사항들은 공학적 대책적용 전에 근골격계질환 문제를 최소화하거나 막아주는 데 도움을 줄 수 있다.

그 주요 목적은 노출 시간을 줄이는 것이다.

아래의 조치들이 그 원칙들이다.

(1) 작업의 배치 전환

근골격계질환 유발가능 작업과 다른 작업간의 상호 순환 작업은 역학적 스트레스를 줄여준다. 작업순환을 계획할 때는 작업에서 사용되는 근육의 동일한지 않음을 확인하여야 한다 .

(2) 근골격계질환 경향이 있는 일들은 규정 시간을 넘겨 연장근무 하는 것을 피할 것.

(3) 근골격계질환 경향의 일들에 대하여 생산성 향상 격려금 지급금지

(4) 작업자의 상태를 고려하여 작업배치

신입직원에 대해서 전체 정상 생산량을 적용하여 작업을 실시하지 말고 처음 2주 정도는 숙련기간을 주는 것이 좋다

(5) 작업자가 2주 이상 작업을 하지 않았을 경우 작업속도에 재적응 할 수 있는 기

회를 주어야 한다.

(6) 근골격계질환 인지 교육을 근로자들에게 실시

빠른 발견은 근골격계질환 급진을 감소시킬 수 있고 행동들을 교정시킬 수 있다.

(7) 적당한 작업 방법을 작업자에 훈련시킨다.

인간공학적으로 올바른 방법의 이유를 설명해 주어야 한다.

(8) 인간공학 방법이 계속 사용되고 있는지에 대한 정기적인 작업 감사실시.

(9) 반복 혹은 힘(공동 작업)을 줄이기 위해 종업원을 증가시키는 것.

3-4 근골격계질환예방을 위한 작업장 위험 평가 및 개선

1. 위험작업장 선정

새로운 작업에 대한 설계검토, 면담 및 설문조사, 잠재위험성 평가를 위에서 제시한 항목을 포함한 체크리스트를 통해 실시한다. 이러한 평가 결과에 대해서 위험 가능성이 존재하는 작업을 선정하여 그러한 위험요소들을 제거해야 한다. 이렇게 새로운 작업을 설계 단계에서부터 분석하여, 인간공학적 위험 요소를 분석하는 것은 작업자들에게 안전한 작업을 위한 동기부여에 큰 도움이 될 것이다. 이는 궁극적으로 작업의 효율성 증대를 비하여 공장 내 근골격계질환을 포함한 많은 재해를 감소시킬 것이다.

공장에서 불편한 작업을 개선하기 전에 그러한 개선이 왜 필요하고 어디에서 필요한가를 알아야 한다. 어떤 작업이 가장 많은 불평을 낳는가? 어떤 작업이 장기적인 육체적 스트레스 또는 사고로 가장 많은 상해와 관련이 있을 것 같은가? 어떤 작업이 심각하거나 고통스러운 상해와 연결되어있는 것으로 나타나는가? 전직(Turnover), 결근(Absenteeism) 또는 낮은 품질 평가와 가장 관련이 많은 곳은 어디인가?

이 모든 문제들은-요통에서 결근까지, 그리고 지속적인 피로에서 낮은 품질 평가까지- 작업 설계가 부적절하다는 것을 나타내어 주는 지표가 된다. 이러한 지표는 인간공학적 개선을 가장 필요로 하는 작업에 대한 단서가 될 것이다.

분명히 다음과 같은 내용의 하나 또는 그 이상 근로자에게 해가 될 가능성이 있을 때에는 부적절한 작업설계라고 말할 수 있다.

- •작업이 행해지는 방식
- •작업대의 배치
- •기계와 장비의 설계
- •환경적 조건

2. 작업장 문제의 위험인자 파악

좌우인자는 피로, 근골격계질환(MSD) 증상 및 상해 또는 다른 유형의 문제를 유발할 수 있는 작업의 형태를 말한다. 이러한 좌우인자들은 근로자가 업무를 수행해야 하는 작업에 한가지 이상 존재할 수 있다. 근로자가 알아두어야 할 좌우인자로는 다음과 같은 것이 있다.

- •부적절한 작업자세
- •반복적인 동작
- •과도한 힘
- •압박부위(예 : 국소 접촉스트레스)
- •진동

또한 문제를 일으킬 수 있는 작업장과 관련된 환경적 요인도 있다. 극도로 높은 온도는 신체 피로감을 높일 수 있다. 이와는 대조적으로 저온에 손발이 노출되면 혈액 흐름, 근육 강도 및 활동의 민첩성이 저하된다. 이러한 조건은 또한 작업도구의 손잡이나 물체를 붙잡을 때 과도한 힘이 가해지게 하는 원인이 될 수 있다. 운전자에게 직접적으로 고온 또는 저온의 가스를 배출하는 도구나 장비에 의해 또 다른 문제가 발생할 수도 있다. 또한, 작업장 조명이 작업을 하기에는 지나치게 어둡거나 밝을 수 있다. 이 같은 경우, 근로자는 작업수행을 위해 부적절한 자세를 취하게 되고 제품의 품질저하를 가져올 수 있다.

근로자가 육체 노동 또는 반복적인 작업을 수행하는 데 소요되는 하루 작업량(즉, 작업시간)을 알아두어야 한다. 작업주기당 총시간과 작업 중단 없이 일하는 시간은 모두 문제를 일으키는 원인과 큰 연관이 있을 수 있다. 작업시 반복적인 동작, 과도한 힘 및 기타 좌우인자가 증가하면, 피로를 줄이고 상해를 예방하는 데 필요한 회복 시간(즉, 근육 이완 간격의 길이 및 빈도)도 그 만큼 늘어난다.

따라서 작업시 문제의 좌우인자가 발생하는 이유(즉, 이유 또는 근본 원인)를 알아내는 것이 중요하다. 이 이유를 통해 문제의 특성을 완전히 이해하고 그에 따라 효과적인 개선안을 마련할 수 있으므로 중요한 사항이라고 할 수 있다.

부적절한 자세

자세는 육체적인 활동을 하는 동안 사용 중인 근육 조직군에 영향을 준다. 부적절한 자세는 작은 근육 조직군이 필요로 하는 활동을 늘리고, 상대적으로 강력하고 크기가 큰 근육 조직군이 최대한 효율적으로 움직일 수 없게 함으로써 육체적으로 더욱 무리를 유발하게 된다. 약하고 작은 근육 조직군의 활동이 늘어나 그 정도가 심해지면 작은 근육 조직군의 혈액 흐름은 저하되고 피로도는 높아진다.

부적절한 자세에는 주로 반복적이거나 길게 뻗거나, 비틀거나, 구부리거나, 머리위로 작업하거나 무릎을 꿇거나, 웅크리거나 고정된 자세를 유지하거나 집어잡기 등이 포함된다. 이러한 자세는 손, 손목, 팔, 어깨, 목, 허리와 무릎 등 신체의 여러 부위에 영향을 주게 된다. 작업이 반복적인 동작 또는 과도한 힘과 관련이 있는 경우 부적절한 자세로 인한 결과는 더 악화된다. 또는 작업대 배열이 잘못되었다든지, 공구, 장비 및 잘못된 작업장 관례 등을 통해 부적절한 자세가 유발될 수 있다.

부적절한 자세에는 반복적이거나 길게 뻗은 자세가 포함된다.

- 뻗기
- 비틀기
- 구부리기
- 머리위에서 작업하기
- 무릎 꿇기
- 무릎 구부리기
- 고정 자세 지속(정적자세)
- 집어 잡기

시계 확보 노력

때때로 시계 확보가 어렵기 때문에 작업자가 부적절한 자세를 취하거나 눈의 긴장 및 피로가 유발되기도 한다. 예를 들어, 조명 상태가 좋지 않은 경우, 작업 거리가 너무 먼 경우, 또는 자재가 시계를 가리는 경우 근로자는 구부리거나, 몸을 뻗거나, 비틀거나 고정된 자세를 지속해야 한다. 이와 유사하게 크기가 매우 작은 부품이나 자재를 취급하거나 조립할 때, 또는 매우 정교한 작업을 수행하는 경우 눈의 피로와 부적절한 자세를 유발하기도 한다.

반복 동작

반복 작업에서는 같은 근육, 건 또는 관절을 사용하여 동일한 유형의 동작이 반복적으로 이루어진다. 반복의 정도는 작업 속도, 회복 시간(즉, 근육 이완 간격의 수와 길이) 및 작업의 다양성에 따라 영향을 받을 수 있다. 작업 속도는 임무를 수행하는 근로자, 기계, 다른 근로자 또는 운영 절차에 따라 조정될 수 있다. 기계로 제어되는 속도와 관련한 예로는 조립 작업, 포장 또는 품질관리 라인 등이 있다. 성과 또는 인센티브와 관련된 작업은 경영상 관리되는 작업속도의 예라고 할 수 있다.

반복 작업에 부적절한 자세 또는 과도한 힘이 곁들여지면 상해 위험성은 더욱 커진다. 또한 손, 손목, 팔꿈치 및 어깨 등을 이용한 가벼운 조립작업 등 무리가 덜한 활동을 지나치게 반복적으로 수행하면 상해가 발생할 수 있다. 절삭용 도구를 잡고 한 번도 놓지 않고 작업 시간 내내 일하는 것이 한 예이다.

과도한 힘

힘이란 작업을 수행하는 데 소모되는 근육 활동의 양이다. 힘을 과도하게 사용하면 피로와 신체적인 상해를 가져올 수 있다. 자재, 공구 또는 물건을 움직이거나 취급할 때 활용하는 힘의 양은 다음과 같은 요소의 조합에 따라 좌우된다.

- 물체의 형태, 무게, 크기 및 부피
- 잡는 형태, 위치 및 마찰 특성
- 물체 이동시 물체를 움직이고 멈추는 데 필요한 노력의 정도(즉, 물체를 가속하고 감속하는 데 필요한 물리적 요구량)
- 근육에 지속적으로 힘이 가해지는 시간 길이(예: 근육 이완 간격 없이 물체를 잡고 있거나 운반하거나 취급하는 시간의 양)
- 시간당 또는 근무시간당 제품을 처리하는 횟수
- 관련된 진동크기
- 신체 자세
- 물체 이동과 관련된 저항(예: 바닥이 울퉁불퉁하다거나 유지보수가 제대로 안된 장비)
- 근무시간 동안의 작업 지속시간

•대기 온도

•회전력 크기(예: 도구 또는 장비의 토크)

접촉스트레스(압통점)

접촉스트레스는 딱딱하거나 날카로운 표면과 맞댄 신체에 압박이 가해져서 발생한다. 신경, 힘줄 및 혈관은 피부 가까이 있고 뼈의 근간을 이루기 때문에 신체의 일정 부위는 이런 압박에 더욱 민감할 수 있다. 이러한 부위로는 손가락 부위, 손바닥, 손목과 팔뚝, 팔꿈치 및 무릎 등이 해당된다.

압통점을 일으키는 부위는 다음과 같다.

• 손가락 부분

• 손바닥

• 손목

• 팔뚝

• 팔꿈치

• 무릎

진동

진동이 계속된다거나 강도가 높을 경우 건강에 불리한 영향을 미칠 수 있다. 연마기(sander), 연삭기(grinder), 치퍼(chipper), 루터(router), 임팩트건(impact gun), 드릴, 체인톱(chain saw) 및 원판톱 등과 같은 진동공구를 사용하면 손-팔에 진동이 발생한다. 유지보수가 제대로 이루어지지 않았거나 작업에 부적절한 도구인 경우 손-팔의 진동 정도는 증가할 수 있다. 진동에 노출되면 피로, 통증, 얼얼함, 욱신거림이 나타나고 찬 것에 더욱 민감해지고, 손가락, 손, 팔의 감각이 둔화될 수 있다.

전신 진동은 일반적으로 진동이 있는 작업면 위에 앉아 있거나 서 있는 경우 발생한다. 진동을 주는 작업면이란 진동 차량, 장비 및 작업대 등이 포함될 수 있다. 신체 전체의 진동은 전반적인 불편함과 허리 아래쪽의 통증을 유발한다.

위험요인에 대한 최종 결론

작업시 문제를 일으키는 위험요인을 밝혀내기는 했지만 여전히 다음 사항에 대한 정확한 정보가 없는 실정이다.

- 반복 동작을 얼마나 많이 해야 위험한가?
- 부적절한 자세가 어느 정도일 때 위험한가?
- 작업의 지속시간이 어느 정도일 때 위험한가?
- 지나친 힘을 어느 정도써야 위험한가?
- 이러한 요소들이 복합적으로 작용할 때 개인에게 미치는 영향은 무엇인가?

위험요인은 운전속도 제한과 유사하다. 사고를 당하게 될 정확한 속도를 누구도 정확히 알 수 없다. 그러나, 일정 지점이 지난 후 더 빠른 속도로 운전하면 할수록 사고를 당할 가능성은 더 높아지고 사고의 심각성도 더 높아진다는 사실은 알고 있다. 이와 유사하게 작업장 문제의 위험요인의 경우 "위험 수준"이 어느 정도인지 정확히 알지 못한다. 따라서 피로, 통증 및 장애를 예방하려면 작업시 위험요인을 가능한 최소화해야 한다. 끝으로 작업장 이외의 활동 또한 MSD를 유발하거나 악화시킬 수 있다는 사실을 염두에 두어야한다.

3. 인간공학 작업 분석 방법

인간공학 작업을 분석하는 방법에는 여러 종류가 있다. 이런 방법은 업무 및 작업을 체계적인 관점에서 이해할 수 있도록 여러 가지 기법으로 구성되어 있다. 이 분석 방법을 통해 문제의 원인이 되는 업무 및 특정 작업이 무엇인지 쉽게 파악할 수 있다. 일단 문제가 어디에 존재하는지 알아내면 개선 방법을 찾기가 훨씬 수월하다.

간단한 방법도 있고, 자세한 분석과 복잡한 장비가 필요한 경우도 있다. 체크리스트는 전반적으로 비교적 간단하고 인간공학 작업 분석 방법 중 좁은 범위에 속한다. 광범위한 방법에서는 작업을 특정 움직임으로 세분(예: 뻗기, 잡기, 놓기)하거나 기타 복잡한 기술을 사용한다.

또한 인간공학 작업 분석 방법은 관련된 작업 활동 유형에 따라 다르다. 작업구역의 설계에 초점을 맞추는 경우도 있고, 좀 더 구체적으로 특정 유형의 작업

3-5 근골격계질환예방의 의학적 접근

1. 요통(Low Back Pain : L.B.P.)

1) 척추의 이해

요통은 전인구의 80% 이상이 일생중 한 번 이상 경험하게 되는, 사람들이 겪는 가장 많은 증상중의 하나이다. 더 큰 문제는 요통이 활동장애의 가장 많은 원인이 된다는 것이다. 그렇다면 요통은 왜 이렇게 흔하며, 작업과 관계되어 잘 발생하는 것인가?

가. 전만과 후만(前彎, 後彎)

요통을 이해하기 위해서는 척추의 구조와 모양에 대해서 알아야 한다. 인체의 척추는 부위에 따라 경추, 흉추, 요추, 천추, 미추의 5부분으로 나누어진다(그림 5-1). 각 척추의 숫자는 [표 3-1]과 같다. 요통과 관계가 깊은 것은 척추의 배열이다. 각각의 척추는 앞으로 또는 뒤로 휘어져 있는데, 이것을 전만(前彎) 또는 후만(後彎)이라고 한다. 척추가 정상적인 기능을 하기 위해서는 이러한 곡선이 잘 유지되어야 한다. 그렇다면 이러한 곡선은 왜 필요한 것인가? 그것은 발바닥으로 부터 뇌로 전해지는 충격을 최소화하고, 보행을 비롯하여 신체의 기능을 효율적으로 하기 위함이다.

[표 3-1] 척추의 숫자와 곡선

척추 숫자 곡선		
경추(목뼈)	7개	전만(前彎)
흉추(등뼈)	12개	후만(後彎)
요추(허리뼈)	5개	전만(前彎)
천추	1개	후만(後彎)
미추(꼬리뼈)	1개	후만(後彎)

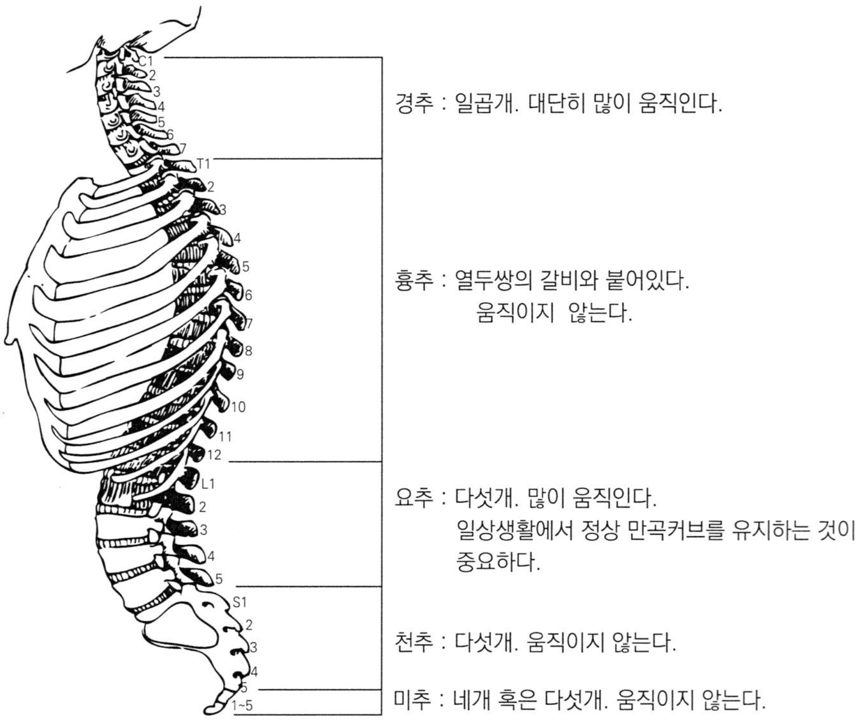

[그림 3-1] 척추의 모양

나. 척추와 디스크

척추 하나하나의 모양을 살펴보면 척추는 크게 앞부분과 뒷부분으로 나누어지는데 앞부분은 체중을 지탱하는 기능을 하고, 뒷부분은 관절들이 있어 척추들을 서로 연결하는 기능을 한다. 이 관절들 사이에는 공간이 있어 신경과 혈관들이 지나가는 통로 역할을 한다. 앞부분을 다시 보면 건물의 벽돌에 해당하는 추체가 있고 벽돌과 벽돌 사이에 해당하는 즉, 척추와 척추 사이에는 "디스크"가 있다. 디스크의 역할은 척추와 척추 사이에 전달되는 충격을 흡수하는 것이다(그림 3-2).

다. 인대와 근육

척추의 주위에는 대단히 많은 인대들이 몇 겹으로 덮혀져 감싸고 있는데, 이들 인대의 기능은 척추의 배열을 유지하고 관절들이 어긋나지 않게 유지하여 결국에는 척추와 디스크의 배열을 보호하는 역할을 한다. 인대 바깥에는 역시 수 많은 근육들이 이들을 감싸고 있는데, 근육들의 기능은 척추들의 움직임이 원활하고 안정되게 일어나게 하는 것이며 또한 척추와 다른 뼈들 사이의 유기적인 운동이 일어나게 하는 역할을 하고 있다.

2) 요통의 종류

가. 역학적인 요통(Mechanical LBP)

"역학적인" 요통이란 뜻은 해부학적, 조직학적 변화가 없이 기능적으로 생기는 요통이란 뜻인데, 오랫동안 나쁜 자세를 한 후에 생기는 경우가 대부분이다(그림 5-3). 역학적인 요통의 원인은 요추전만의 변화로 설명될 수 있는데, 장기간의 반복적인 나쁜 자세는 요추전만을 감소시키고 요추주위의 연부조직을 과도하게 신장시키거나 척추관절에 Stress를 가하여 요통을 유발하는 것이다. 역학적인 요통은 앉은 자세에서 더 잘 생기며, 선 자세에서도 장기간의 앞으로 구부린 자세나 반복적으로 앞으로 굽히는 동작은 요추전만에 이상을 가져와 역시 역학적인 요통을 유발시킬 수 있다.

하지만 이 경우의 요통은 병리적인 변화가 없기 때문에 지속적인 요통은 오지 않으며, 휴식에 의해서 대부분 회복될 수 있다. 그러나 그 정도가 심하거나 만성적인 경우에는 병리적인 단계로 이행될 수 있다. 역학적인 요통을 예방하기 의해서는 바른 자세를 유지하는 것이 가장 중요하며, 적당한 휴식과 요추전만을 유지하기 위한 적절한 운동이 필요하다.

나. 요부염좌(Strain, Sprain)

염좌란 허리를 삐는 것을 말하는데, 인대를 삐는 경우와 근육을 삐는 경우의 두 가지가 있다. 대부분 무거운 물건을 갑자기 들어 올리거나 밀면서 또는 좋지 않은 자세에서 갑자기 허리에 힘을 주거나 허리를 비틀었을 때 염좌가 발생한다. 통증은 바로 시작되던지 때로는 하루를 경과한 다음날부터 시작될 수도 있다. 염좌란 인대나 근육이 늘어나거나 부분적으로 찢어지는 경우를 말한다. 통증이 심하며, 내부적으로 염증반응과 부종이 동반되기도 한다. 염좌가 일어난 주위의 근육은 딱딱하게 굳어 있는 경우가 많다. 통증이 심한데도 불구하고 X-ray 검사에서는 이상이 없는 것이 특징이다. 통증이 2~3일에 가장 심하며, 1~2주간 통증이 지속되다가 저절로 완화되는 경우도 있다. 하지만 치료가 제대로 되지 않았거나 장기간으로 경과될 때는 만성염좌로 진행된다. 누적된 염좌는 근막통 증후군이나 디

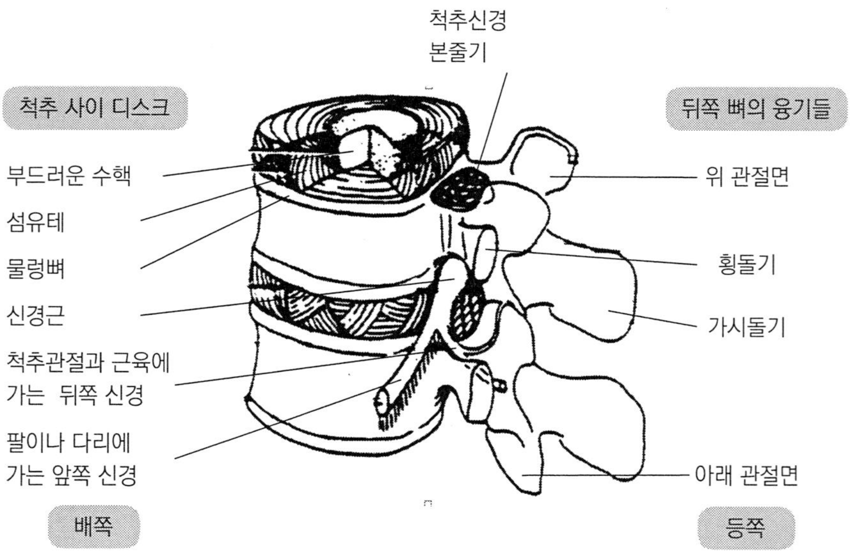

[그림 3-2] 척추와 디스크

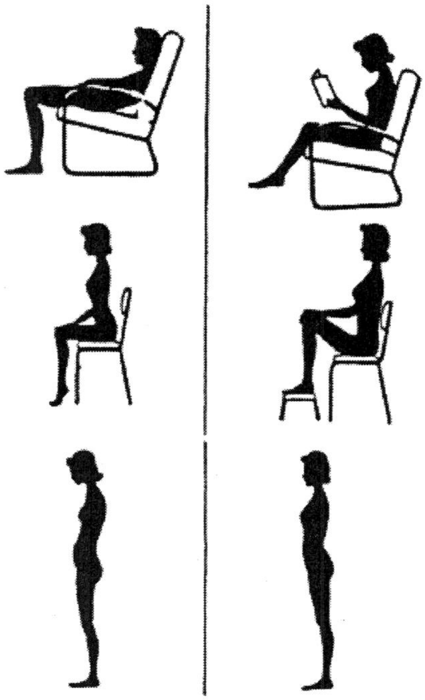

나쁜 자세(×) 바른 자세(○)

[그림 3-3] 역학적인 요통과 나쁜 자세

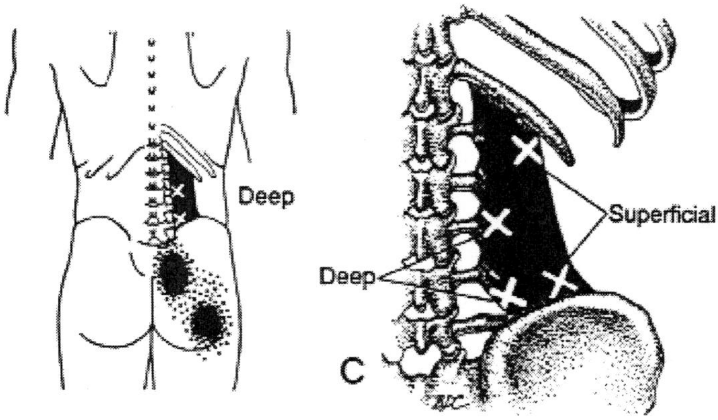

[그림 3-4] 근막통 증후군

스크를 유발할 수 있다. 염좌와 디스크의 차이점은 디스크는 염좌와는 달리 다리 쪽으로의 방사통이 있으며, 하지에 신경학적 증상이 나타난다는 것이다.

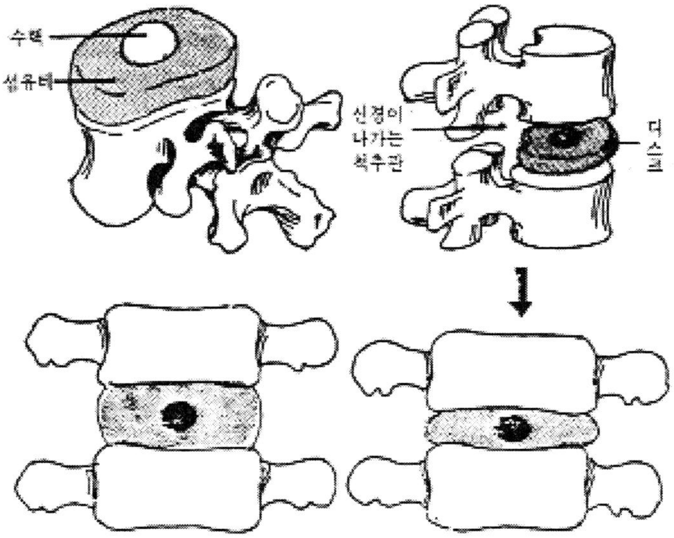

[그림 3-5] 추간판탈출증(디스크)

다. 근막통 증후군(Myofascial Pain Syndrome : M.P.S.)

근막통 증후군이란 근육 속에 딱딱하게 굳은 작은 덩어리 같은 것이 생겨서 심한 통증을 유발하는 것이다. 이 덩어리를 유발 통점(Trigger Point)이라고 하는데(그림 3-4), 유발 통점은 지속적이고 강박적인 근수축에 의하여 근섬유의 단축과 경결이 생긴 것을 말한다. 염좌와는 달리 회복이 잘 되지 않으며 발견되었을 때는 이미 만성적인 경우가 많다. 근막통 증후군이란 반복적이고 누적된 근육의 경직에 의한 것이므로 정신적 영향도 받는 것으로 알려져 있다. 근막통 증후군의 진단은 촉진으로 압통점을 찾는 것인데, 이 압통점을 유발 통점이라고 한다. 유발통점의 특징은 주위로의 방사통이 있다는 것이다(그림 3-4).

라. 추간판 탈출증(디스크)

척추와 척추 사이에 있는 디스크의 역할은 충격을 흡수하는 작용을 하는 것이다. 하지만 무거운 물건을 들어 올리거나 허리를 갑자기 비틀어 압력이 지나치게 높아질 경우는 압력을 이기지 못하여 디스크가 바깥 쪽으로 튀어나오게 된다. 디스크를 감싸고 있는 인대를 밀고 부풀어 나오던지, 인대를 뚫고 삐져 나오던지, 완전히 밖으로 이탈하던지 3가지 경우로 진행될 수 있다. 그런데 문제는 바깥 쪽으로 나온 디스크가 신경조직을 압박하여 심한 통증을 유발하거나 신경을 압박하여 증상으로 근력을 저하시킨다는 것이다. 이것이 "디스크"이다. 심할 때는 하지가 부분적으로 마비될 수도 있다. 일반 X-ray 검사에서는 잘 안 나타나는 경우가 많으며, 특수검사 즉 컴퓨터 촬영이나 MRI 검사, 근전도 검사로 확진할 수 있다. 확진된 경우에는 침상 안정은 물론 물리치료, 약물치료 등의 신속한 치료가 필요하며, 심한 경우에는 수술도 고려해야 한다.

마. 척추분리증, 전방전위증

척추 분리증이란 말 그대로 척추 후방관절의 일부분에 금이 가거나 뼈가 분리되는 것인데, 선천적으로 생길 수도 있지만 척추가 외상을 당하거나 과도한 하중을 받아서 생기는 경우도 있다. 요통이 지속되어 X-ray 촬영 결과 추체와 후방관절 사이에 금이 가 있는 것이 발견되는 경우가 가끔 있다. 허리의 전만이 심한 사람에게도 잘 생길 수 있다.

3) 요통의 치료(Treatment of L.B.P.)와 예방

가. 요통의 치료

(1) 침상안정

급성 요통의 발생시 가장 기본적인 방법은 다리를 받치고 앙와위(위로 보고 누운 상태)자세를 취하는 것이다. 이 자세는 척추를 중력으로 부터 해방시켜 허리의 인대와 근육을 이완시켜줄 뿐 아니라 디스크압을 감소시켜 디스크 증상도 호전시킨다. 특히 다리를 90도로 굽혀 받쳐주는 것이 중요하다. 옆으로 누울 때는 역시 다리를 굽히는 것이 좋다. 디스크 환자에게는 엎드린 자세는 좋

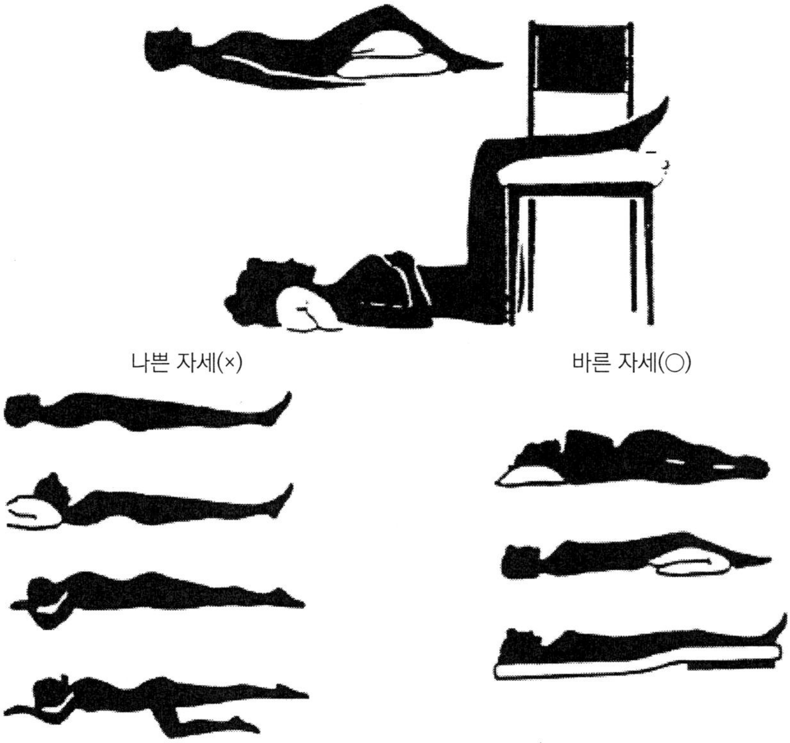

[그림 3-6] 올바른 침상안정

지 않다. 디스크 압력이 올라가고 후관절이 압박되기 때문이다(그림 3-6).

(2) 약물치료

요부염좌일 때는 진통소염제, 근이완제를 많이 사용하는데, 급성 디스크일 때는 사용하는 약이 다르므로 병원에서 의사의 처방을 받는 것이 좋다. 요부염좌일 때는 연고나 접착제(파스)를 사용할 수도 있다. 급성 디스크일 때는 2~3주 입원해야 하는 경우가 많다.

(3) 주사요법

근막통 증후군의 경우는 유발 통점에 직접 주사를 맞는 것이 가장 효과적이며 또한 주사가 가장 신속한 치료 방법이다. 국소마취제로 유발 통점을 소실시키거나, 근경축이 있는 경우는 근이완제를 사용하는 경우가 많으며 2~3회 주사에서 유발통점이 소실되고 증상이 완화되는 경우가 대부분이다(그림 3-7).

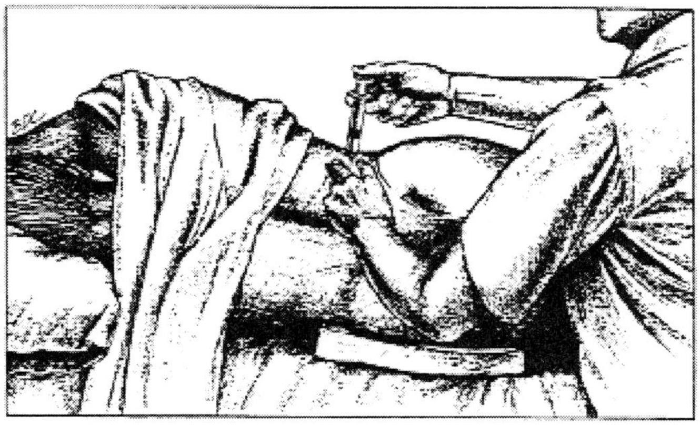

[그림 3-7] 근막통증후군의 주사요법

(4) 물리치료

물리치료는 온열치료, 전기치료, 수치료, 견인요법 등 많은 물리적인 방법이 사용된다. 염좌인 경우에는 대개 온열치료, 전기치료 등을 사용하는데, 온열치료는 핫팩, 적외선 등이 있으며, 전기치료방법은 저주파(TENS), 간섭파(ICT), 극초단파(Microwave), 레이저(Laser), 초음파 치료(Ultrasound) 방법 등이 있다. 디스크일 때는 견인요법(Pelvic Traction)이 반드시 필요하며 또 가장 효과적인 방법으로 알려져 있다.

(5) 보조기

요통이 있을 때 보조기는 때로 많은 도움이 된다. 특히 요통이 있는 상태에서 업무를 계속해야 할 때는 보조기 착용이 필요하다. 보조기를 착용하는 이유는 정상 요추전만의 유지, 요추의 부담 완화, 복근의 강화 등이다. 하지만 너무 장시간 사용해서는 안된다. 3개월 정도 이상 사용하면 오히려 근위축이 진행될 수 있다. 즉 허리가 약해질 수 있다는 것이다.

(6) 운동 치료

요통을 예방할 수 있고 또 평소에 스스로 꾸준히 할 수 있는 방법이 운동치료 방법이다. 운동은 요통이 발생한 초기에는 하지 않으며, 급성기가 지난 후 시행하게 되는데 염좌는 1~2주 후부터, 디스크는 3~4주 후부터 서서히 단계적으로 운동을 시작해야 한다.

운동방법은 윌리엄(William) 운동과 맥켄지(Mckenzie) 운동 등 2가지를 기본으로 하는데, 디스크인 경우는 운동 방법에 있어서 주의해야 할 사항이 있으므로 정확히 교육받아야 한다(그림 3-8, 3-9).

나. 요통의 예방

요통을 예방하기 위해서는 평소에 바른자세를 취하여 요추전만의 모양이 잘 유지되게 해야하며, 평소에 요추주위의 신전운동과 근력강화 운동을 하여 유연하고 강한 허리를 유지해야 한다.

특히 무거운 물건을 들어 올릴 때 많이 발생하는 염좌나 디스크를 예방하기 위해서는 물건을 들어올릴 때의 주의사항을 항상 인지하고 있어야 하는데 ① 몸을 낮게하여 물건에 접근해야 하고 ② 물건을 몸에 가깝게 붙여서 들어올려야 하며 ③ 물건을 들고 걸을 때 무게가 몸의 앞이 아닌 몸통 전체에 실리게 해야 하며 ④ 앞으로 구부정하게 하지 말고 허리를 꼿꼿이 세우고 물건을 옮겨야 하며 ⑤ 물건을 들 때는 허리 보다 다리의 힘을 많이 이용해야 하며 ⑥ 방향을 바꿀 때는 허리를 돌려서는 안되고, 다리로 방향을 돌려야 하며 ⑦ 준비되지 않은 상태에서 갑자기 무게가 허리에 걸리는 것도 피해야 한다.

다. 요통과 스포츠

어떤 스포츠가 허리에 좋고 어떤 스포츠가 허리에 나쁜가? 물론 요통의 급성기에는 모든 운동을 삼가고 휴식을 취해야 하지만 그 외의 경우에는 단계적으로 운동을 할 수 있다. 운동을 함에 있어서 일반적으로 알아두어야 하는 몇 가지 주의사항이 있는데 다음과 같다. 걷기는 요통에 나쁘지 않으며, 조깅은 요통이 있을 때는 삼가야 하고 수영은 배영, 횡영, 자유형은 좋으나 평영, 접영은 금기이며, 에어로빅은 허리에 충격이 가는 동작은 삼가야 하고 테니스는 높은 서비스는 피하는 것이 좋으며, 골프는 요통에 대하여 위험도가 높으며 보울링 역시 위험도가 높은 것으로 알려져 있으므로 주의해야 한다.

2. 경견완(頸肩腕) 장애(C.T.D.: Cumulative Trauma Disease)

경견완장애 또는 C.T.D.질환은 제조업에서 반복적이고 누적되는 특정한 일 또는 동작과 연관되어 신체의 일부를 과사용(Overuse)하면서 나타나는 상지와 경부의 질환군으로 신경, 근육, 인대, 관절 등에 문제가 생겨 통증과 이상 감각, 마비 등의 증상이 나타나는 질환들을 총칭하여 말하는 것이다. 여기서 V.D.T.증후군이라 함은 Visual Display Terminal의 약자로서 업무상 주로 컴퓨터 화면을 장시간 반복적으로 응시하고, 컴퓨터 자판을 두드리며 업무에 종사하는 직업군에서 발생되는 일련의 증후군으로 견갑부 주위의 근골격계 피로(경견완장애)와 눈에 대한 피로, 스트레스성 질환의 유발 및 악화, 피부장애, 전자기파에 의한 장애 등의 질환 등을 포괄하는 증후군이다.

1) 경견완 질환의 분류

가. 신경 및 혈관의 압박증후군

(1) 정중신경 : 손목 터널 증후군(Carpal Tunnel Syndrome)
전골간신경 증후군(Anterior Interosseous Syndrome)
회내근 증후군(Pronator Syndrome)

요통의 운동법

제1단계 운동

1. 바로 누운 자세에서 양쪽 무릎을 구부려 세운 다음 다시 천천히 펴도록 한다. 다섯 번 반복한다.

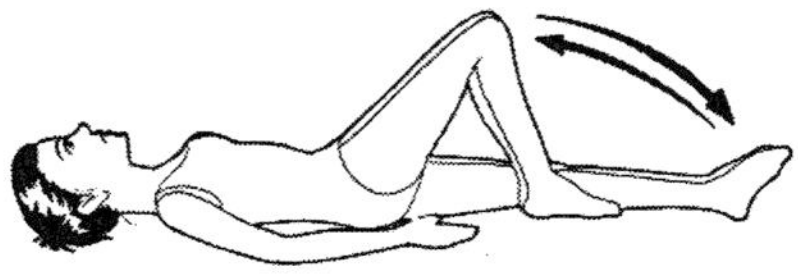

2. 바로 누운 자세에서 양쪽 무릎을 가슴쪽으로 구부리고 양 손은 무릎을 깍지껴 잡아서 가슴쪽으로 좀 더 구부린다. 이 자세에서 10초간 유지한다. 세 번 반복한다.

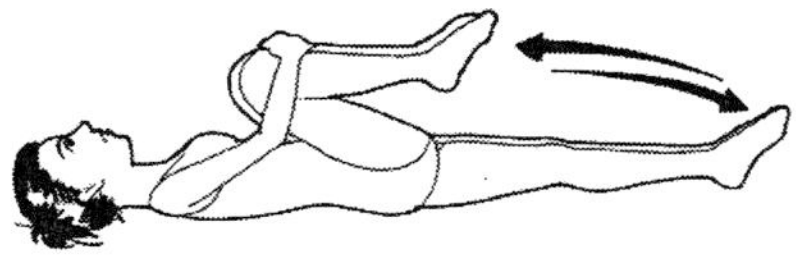

3. 바로 누운 자세에서 양쪽 무릎을 펴고 양손은 머리 뒤로 깍지를 낀다. 한쪽 무릎을 가슴쪽으로 최대한 구부리고 그 자세를 10초간 유지한 다음 처음 상태로 다리를 천천히 내려놓는다. 다섯 번 반복한 다음 반대측 다리도 같은 방법으로 운동한다.

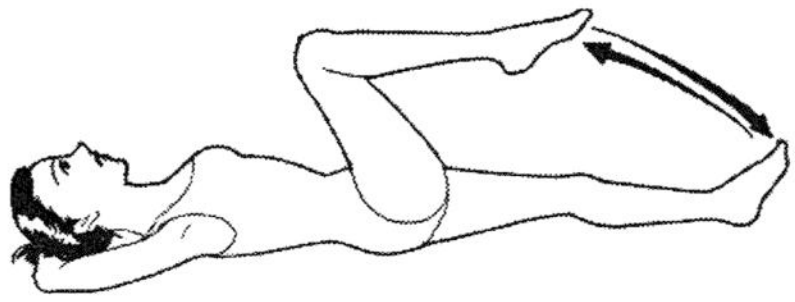

4. 바로 누운 자세에서 양 손은 머리 위에 올리고 다리는 구부려 세워서 허리를 평편하게 만든다. 복부근을 수축하여 허리를 바닥에 밀착시킨 다음 10초간 유지한다. 다섯 번 반복한다.

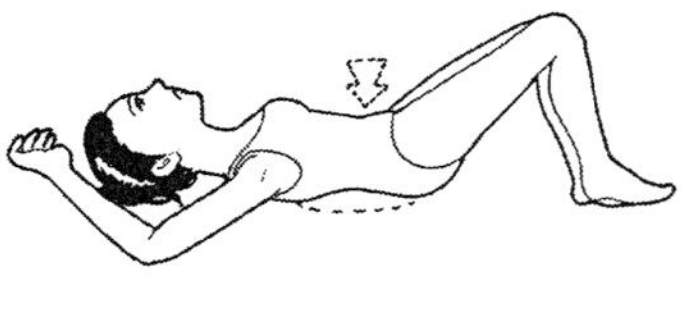

5. 의자에 앉아서 양 손으로 의자의 가장자리를 잡고 머리를 앞으로 숙여 양쪽 무릎 사이에 넣는다. 양 손을 머리 앞으로 뻗어 바닥을 대도 좋다. 셋까지 세고 다시 제 위치로 돌아온 다음 쉬도록 한다. 다섯 번 반복한다.

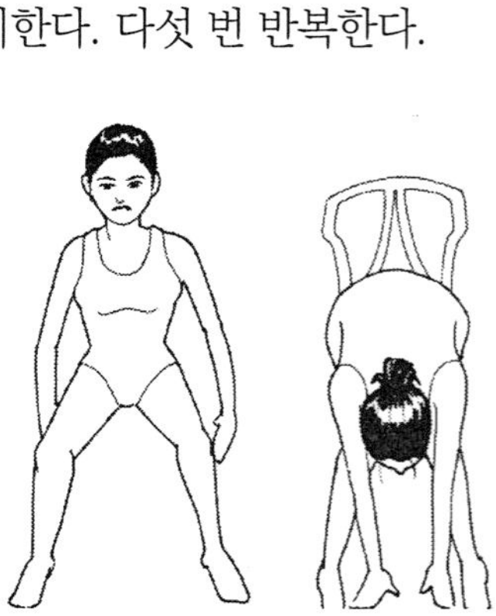

제1단계 운동은 4주간 매일 두 번씩 시행한다. 4주 후에 이 운동이 쉬워지면 제2단계 운동을 실시한다.

제2단계 운동

1. 바로 누운 자세에서 무릎을 세우고 골반과 다리를 좌우로 회전시킨다. 다섯 번 반복한다.

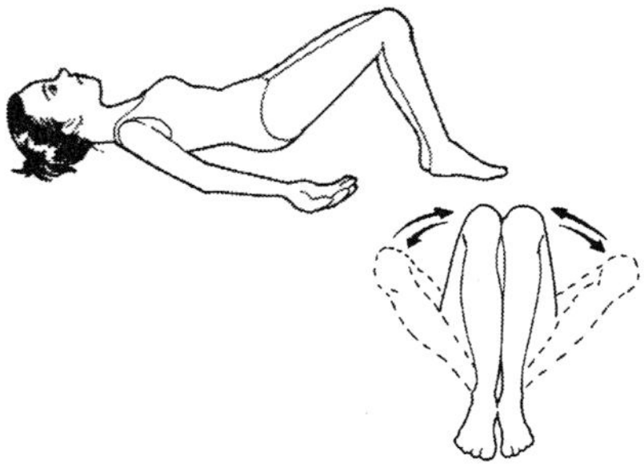

2. 바로 누운 자세에서 무릎을 펴고 양쪽 다리를 30㎝정도 들어올린다. 열 번 세고 천천히 내려놓는다. 다섯 번 반복한다.

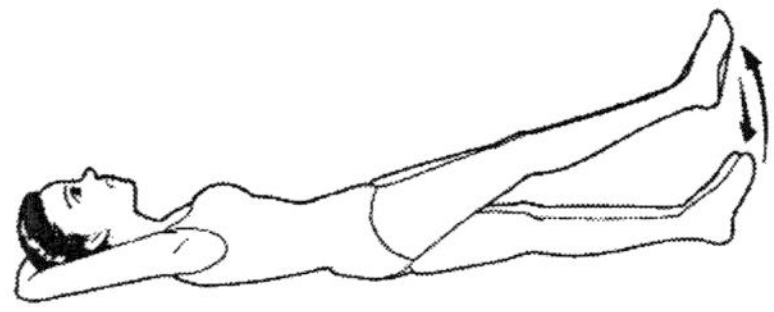

3. 똑바로 서서 의자 등받이나 테이블을 잡고 쪼그려 앉았다가 다시 일어난다. 의자 등받이나 테이블을 잡는 것은 균형을 잡기 위하여 살짝 잡아야 한다. 절대로 의지해서는 안된다.

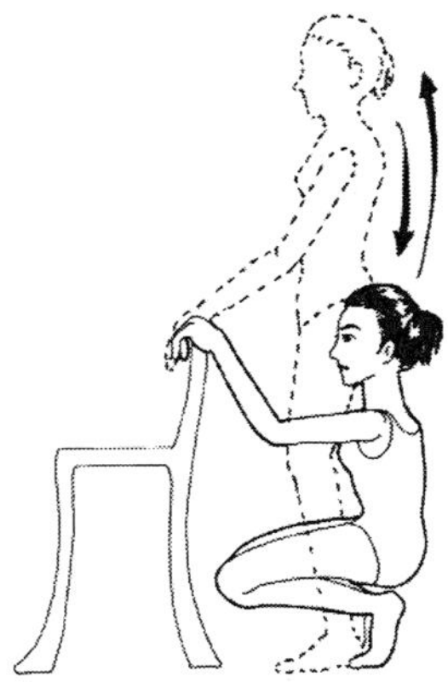

4. 바로 누운 자세에서 무릎을 펴고 한쪽 다리를 들어올린다. 천천히 다리를 내리고 반대편 다리도 같은 방법으로 들어올린다.

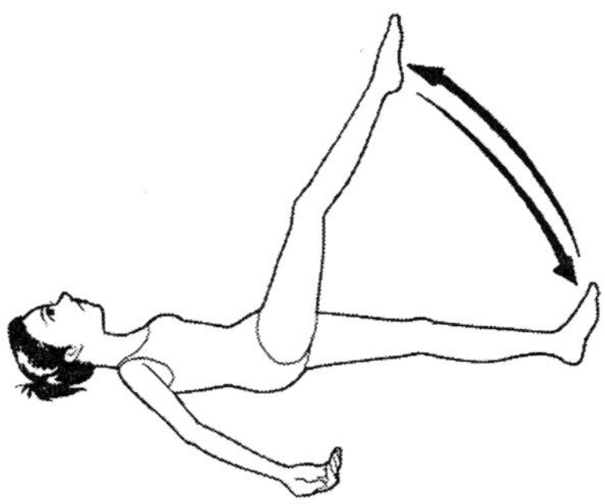

5. 바로 누운 자세에서 양쪽 다리를 펴고 오른쪽 발을 왼쪽 무릎 위에 올려놓고 구부린 무릎을 밖으로 벌렸다가 안으로 오므린다. 반대측도 같은 방법으로 운동한다.

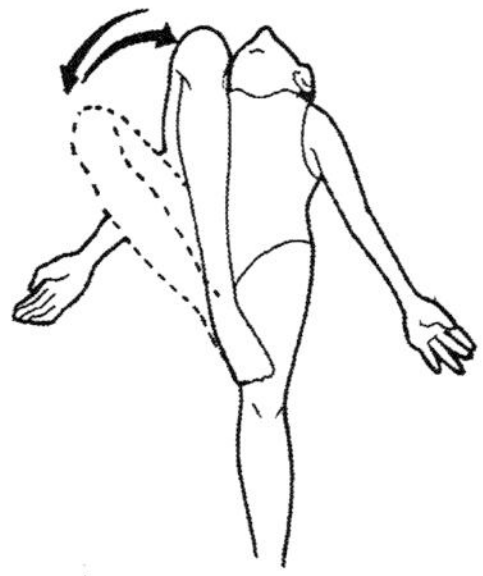

[그림 3-8] 윌리엄(William) 운동

요통의 예방과 치료

- 맥캔지 운동법 -

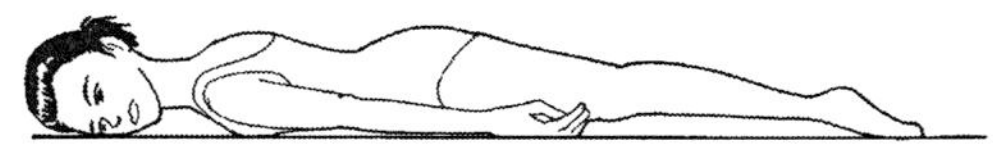

운동1

엎드려 누운자세를 유지하기

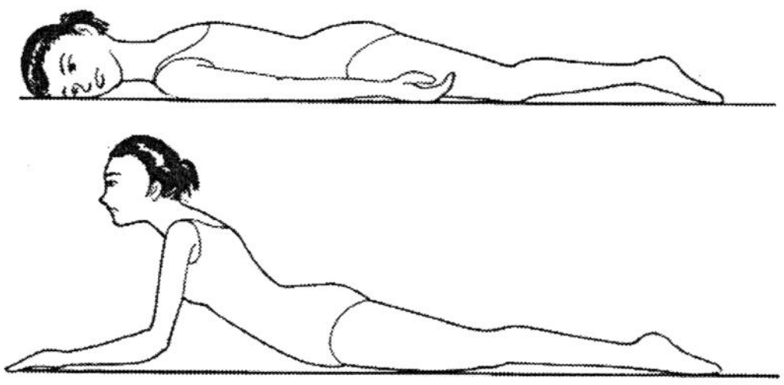

운동2

엎드려 누운자세에서 허리 젖히기 운동

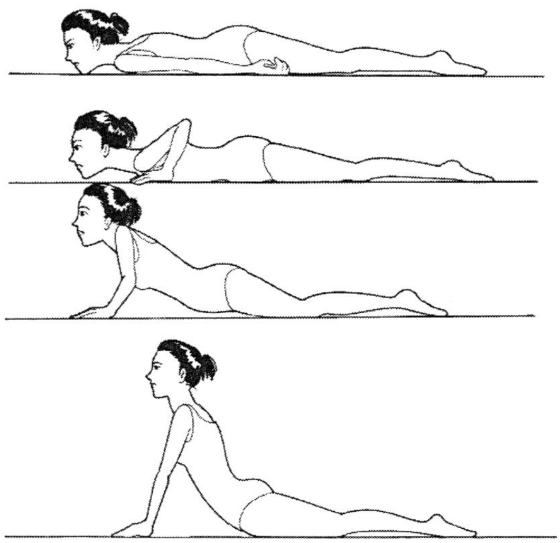

운동3

엎드려 누운자세에서 팔굽혀 허리젖히기 운동

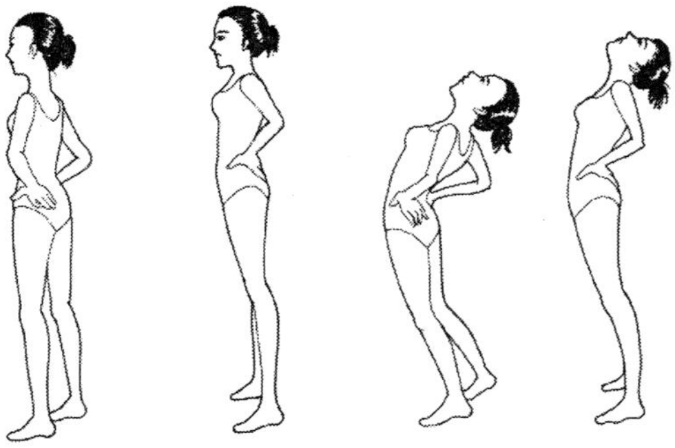

운동4

바로선 자세에서 허리 젖히기 운동

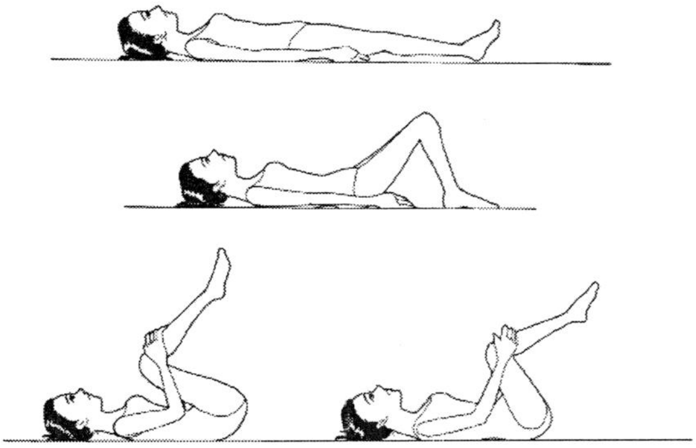

운동5

바로 누운 자세에서 허리구부리기 운동

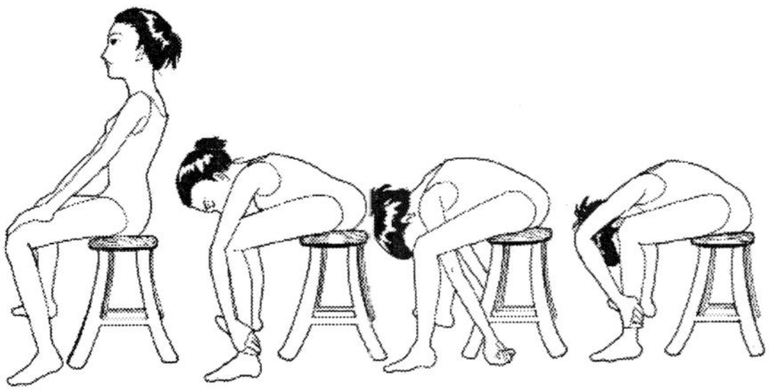

운동6

앉은 자세에서 허리 구부리기 운동

[그림 3-9] 맥캔지(Mckenzie) 운동

(2) 척골신경 : 팔굽터널 증후군(Cubital Tunnel Syndrome)

가이언 증후군(Canal of Guyon)

(3) 요골신경 : 요골터널 증후군(Radial Tunnel Syndrome)

후골간신경 증후군(Post Interosseous Nerve Syndrome)

바르텐베르그 증후군(Wartenburg's Syndrome)

(4) 흉곽출구 증후군(Thoracic Outlet Syndrome)

(5) 직업성 말초신경병(Occupational Induced Distal Neuropathy) :

중금속 취급자(납, 비소, 유기농약제 등)

(6) 수완진동 증후군(Hand-Arm Vibration Syndrome : HAVS)

나. 건초염

(1) 손과 손목의 건초염(Tendinitis of the Hand and Wrist)

㉮ 굴곡 건염(Flexor Tendinitis)

㉯ 트리거 손가락(Trigger Digits)

(2) 팔꿈치의 건초염(Tendinitis of the Elbow)

㉮ 외상과염(Lateral Epicondylitis) : Tennis Elbow

㉯ 내상과염(Medial Epicondylitis) : Golfer's Elbow

다. 근막통 증후군

① 경부 근육

② 견갑부 근육

3. 호발하는 질환의 원인, 증상, 관계되는 동작

가. 손목 터널 증후군(Carpal Tunnel Syndrome)(그림 3-10)

원인 : 손목의 압박, 반복적이고 지나친 손목의 굴곡과 신전(컴퓨터 장시간 사용자)(그림 3-11)

증상 : 손가락의 저림과 감각의 저하(단, 새끼손가락은 제외)

나. 전골간신경 증후군(Anterior Interosseous Syndrome)(그림 3-12)

원인 : 반복적인 팔꿈치의 굴곡, 회내

증상 : 엄지손가락과 집게 손가락의 집는 동작 약화

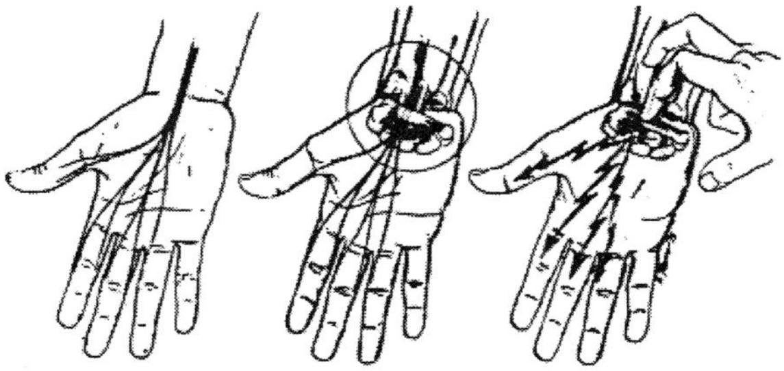

[그림 3-10] 손목터널 증후군

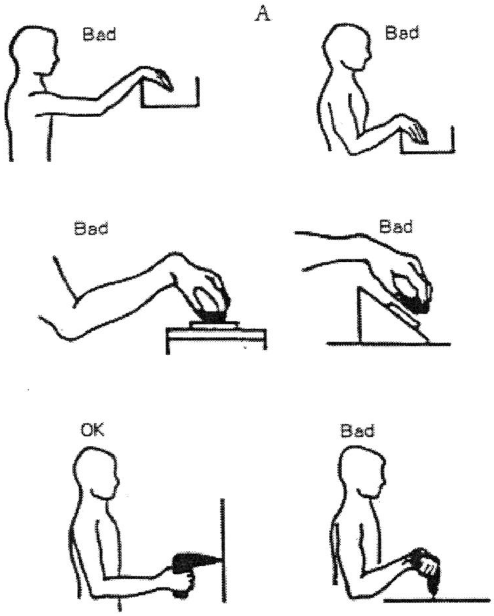

[그림 3-11] 손목터널 증후군과 직업

다. 회내근 증후군(Pronator Syndrome)(그림 3-12)

원인 : 서류 넘기는 동작, 망치질, 노젓기 동작

증상 : 제1~4 손가락의 저림, 손목굴곡 및 손가락 굴곡의 약화

라. 팔굽터널 증후군(Cubital Tunnel Syndrome)(그림 3-12)

원인 : 팔꿈치의 과도한 동작, 팔꿈치로 체중지탱

증상 : 새끼손가락의 저림, 팔꿈치를 굽히면 증상 악화

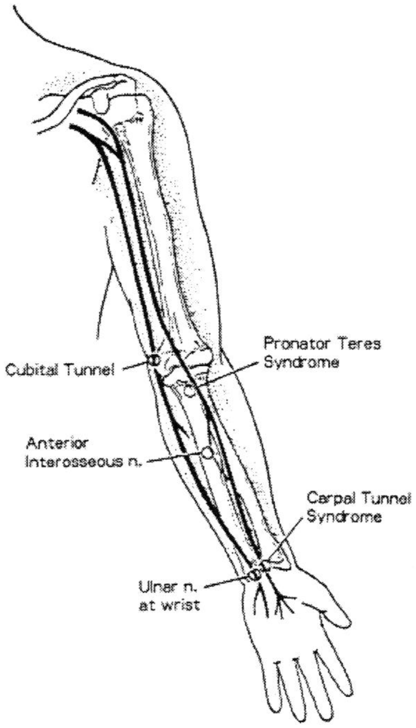

[그림 3-12] 정중신경과 척골신경의 압박부위

마. 가이언 증후군(Ulnar Nerve Syndrome : Canal of Guyon)(그림 3-12)

원인 : 손목을 바깥쪽으로 많이 굽히는 동작 및 손목 바깥쪽의 압박

증상 : 약지와 새끼손가락의 저림 및 손 악력의 저하

바. 바르텐베르그 증후군(Wartenburg's Syndrome)

원인 : 손목의 꽉끼는 밴드 및 장갑

증상 : 손등의 부분적인 감각저하

사. 테니스 엘보우(팔꿈치)(외상과염)(Tennis Elbow)(그림 3-13)

원인 : 과다한 손목동작(신전 및 회전), 손가락동작(신전), 테니스 백스트록, 집안 일

증상 : 팔꿈치 외측의 통증

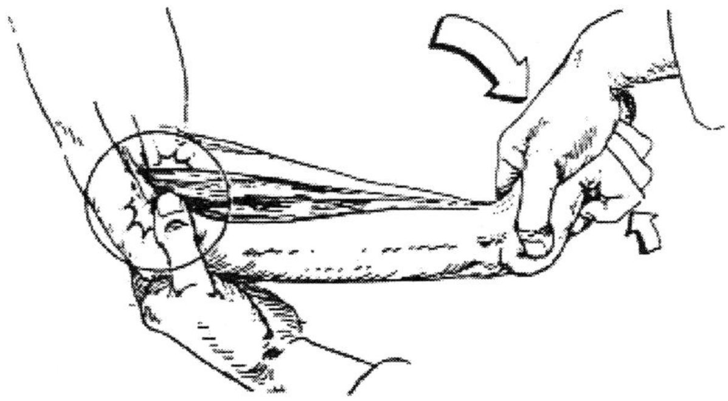

[그림 3-13] 테니스 엘보우

아. 내상과염(Medial Epicondylitis= =Golfer's Elbow)

원인 : 손목, 손가락 동작 굴곡 및 회전

증상 : 팔꿈치 내측의 통증

자. 흉곽출구 증후군(Thoracic Outlet Syndrome)

원인 : 견관절 과신전, 군대자세, 팔외전 수면습관

증상 : 손가락 저림 및 손가락 근력약화

차. 수완진동 증후군(Hand-Arm Vibration Syndrome : HAVS)

(1) 혈관수축

(2) 촉각의 양적저하(수지말단)

(3) 신경전도의 이상

카. 근막통 증후군(그림 3-14)

(1) 경부 근육

① 경추주위근(판상근)

② 승모근

(2) 견갑부 근육

① 승모근

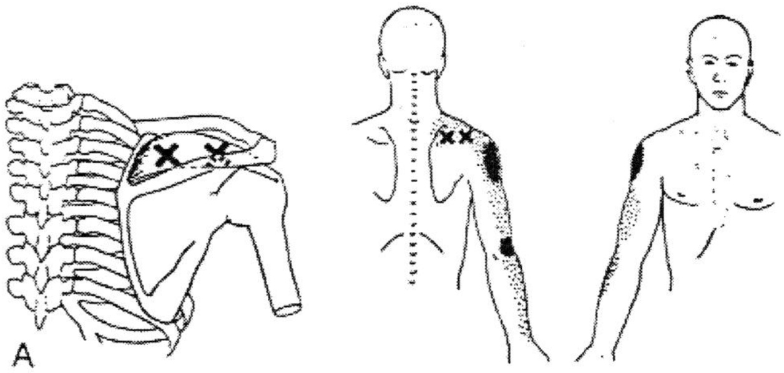

[그림 3-14] 근막통 증후군

② 견갑거근

③ 극상근, 극하근

④ 능형근

4. 근골격계질환의 이해를 돕기 위한 인체해부학

"근골격계질환"이라 함은 단순반복작업으로 인하여 기계적 스트레스가 신체에 누적되어 목·어깨·팔·팔꿈치·손목·손 등의 신경·건·근육 및 그 주변조직에 나타나는 질환을 말한다.

위에 기술된 것처럼 근골격계질환을 이해하기 위해서는 신체 부위인 목·어깨·팔·팔꿈치·손목·손과 인체를 구성하는 조직인 신경·건·근육 및 그 주변조직를 다루는 인체에 대한 해부학적 지식을 알아야 한다.

1) 기초적인 해부학 용어

(1) 인체의 면(그림 5-15)

인체는 입체이므로 3방향의 면을 생각할 수 있다.

① 시상면(Sagittal Plane)

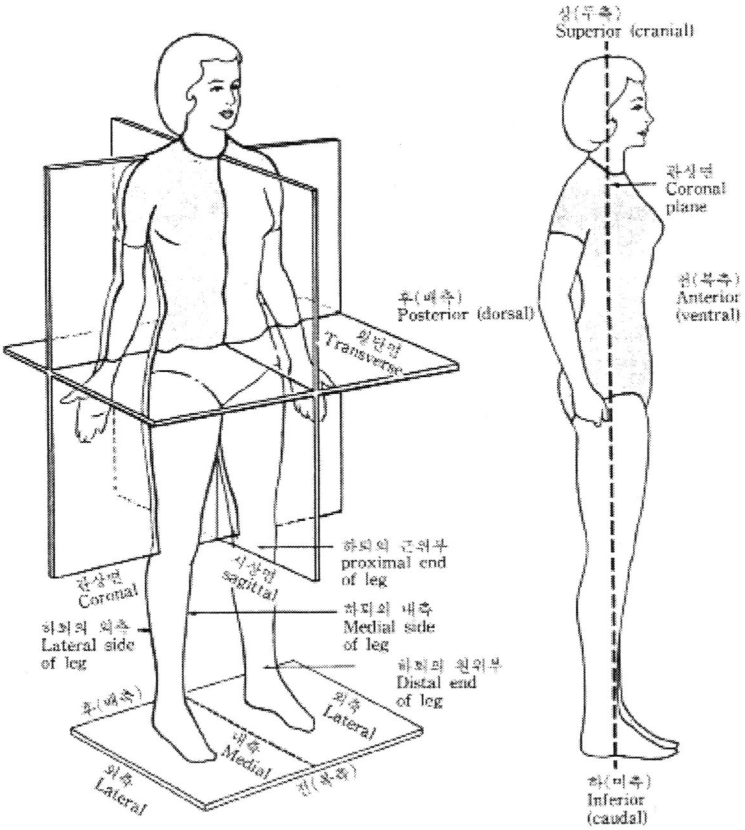

[그림 3-15] 인체의 면과 방향을 나타내는 용어

인체를 좌우로 나누는 전후방향의 면들, 그중에서 좌우 동형으로 나누는 중간의 대칭면을 정중면(Median Plane)이라 한다.

② 관상면(Coronal or Frontal Plane)

인체를 전후로 나누는 좌우방향의 면들

③ 횡단면(Transverse or Horizontal Plane)

인체를 상하로 나누는 면들

(2) 방향을 나타내는 용어

① 상측 또는 두측(Superior or Cranial) : 머리 상단에 가까운 쪽

② 하측 또는 미측(Inferior or Caudal) : 꼬리(발)에 가까운 쪽

③ 전측 또는 복측(Anterior or Ventral) : 인체의 전면에 가까운 쪽

④ 후측 또는 배측(Posterior or Dorsal) : 인체의 후면에 가까운 쪽

⑤ 내측(Medial) : 정중면에 가까운 쪽

⑥ 외측(Lateral) : 정중면에서 먼 쪽

⑦ 내(안, Internal or Inside) : 특히 속이 비어 있는 장기에서 내면 쪽

⑧ 외(밖, External or Outside) : 외면 쪽

⑨ 근위(Proximal) : 팔다리에서 흔히 사용되는 용어로서 몸통에서 가까운 쪽

⑩ 원위(Distal) : 몸통에서 먼 쪽

(3) 움직임을 나타내는 용어

① 굴절(Flexion) : 관절하고 있는 2개의 뼈가 형성하는 각이 적어지는 것이다. 즉 굴절운동은 굽히는 또는 접는 운동이다. 척주는 전방으로 굽히는 것이 굴절이고, 상완은 전방으로 나가는 것이 굴절이다.

② 신전(Extension) : 굴절운동의 반대이다. 즉 굽혀진 상태를 해부학적 자세를 지나서 계속되는 것을 과신전(Hyperextension)이라 한다. 예를 들면 머리를 앞으로 숙이는 운동을 굴절, 다시 수직상태로 되돌리는 운동을 신전, 그리고 계속해서 후방으로 굽히는 운동을 과신전이라 한다.

③ 외전(Abduction) : 신체의 정중면에서 멀어지는 운동을 외전이라 한다. 예를 들면 팔을 측방으로 들어 올리는 운동을 상완의 외전이라 한다.

④ 내전(Adduction) : 외전운동의 반대 즉 신체의 정중면 가까이 끌어 들이는 운동을 말한다. 예를 들면 외전성태의 상완을 몸의 측면에 끌어 붙이는 운동을 상완의 내전이라 하고, 손가락은 중지를 향하여, 발가락은 제2족지를 향하여 움직이는 운동을 각각 수지와 족지의 내전운동이라 한다.

⑤ 회전(Rotation) : 차축운동 즉 뼈의 장축을 중심으로 제자리에서 돌아가는

운동이다. 예를 들면 머리를 수직으로 세운 상태에서 좌우로 돌리는 운동을 두부의 회전운동이라 한다.

⑥ 회선(Circumduction) : 원뿔의 측면을 그리는 운동 즉 장골에서 근위단은 고정되고 원위단이 원을 그리며 돌아가는 운동이다. 이 운동은 굴절, 외전, 신전 및 내전운동의 연속동작이다. 예를 들면 머리를 휘젓는 운동을 두부의 회선운동이라 한다.

⑦ 기타 특수운동 : 회외(supination)는 해부학적 자세에서 손바닥이 전방으로 향하게 하는 전완의 운동이고, 회내(pronation)는 회외의 반대 즉 손바닥이 후방으로 향하게 하는 전완의 운동이다. 내번(inversion)은 발바닥이 내방으로 향하게 하는 족근관절(발)의 운동이고, 외번(eversion)은 내번의 반대 즉 발바닥이 외방으로 향하게 하는 발의 운동이다. 전진은 신체의 어떤 부분을 전방으로 나가게 하는 운동이고 후퇴는 전진운동의 반대이다.

2) 신체의 구조

(1) 뼈

우리 몸에는 200개가 넘는 많은 뼈가 있다. 이 뼈들은 서로 연결되어 뼈대를 이루어 우리 몸의 생김새를 유지하여 준다. 뼈는 근육이 붙는 자리가 되며 관절에서 운동이 일어날 때 지렛대와 같은 구실을 한다. 어떤 뼈는 속에 부드러운 장기를 감싸서 보호한다(머리뼈는 뇌, 늑골은 폐와 심장). 또 뼈속의 골수에서는 혈액세포를 만들며, 칼슘의 99%는 뼈에 저장되어 있다. 머리, 목, 몸통을 이루는 뼈를 몸통골격, 팔다리를 이루는 뼈를 사지골격이라고 한다. 각 골격을 이루는 뼈의 수는 몸통골격이 80개(머리뼈 28개, 설골 1개, 늑골 24개, 흉골 1개, 척추골 26개)이며, 사지골격은 126개(상지연결대(견갑골, 쇄골) 4개, 자유상지뼈 60개, 하지연결대(관골) 2개, 자유하지뼈 60개)로 총 206개이다.

(2) 근육

근육은 수축할 수 있는 근섬유(근세포)로 이루어져 있는 조직으로 우리 몸과 여러 장기에 운동이 일어날 수 있게 한다. 근육을 이루고 있는 근섬유의 구조에 따라 민무늬근(평활근)과 가로무늬근(횡문근)으로 나눈다. 가로무늬근은 다시 심장근과 골격근으로 나뉘어진다.

이중 골격근은 우리의 의지대로 수축할 수 있는 근육으로 우리 몸의 40%를 이루고 있다. 골격근은 대개 하나 이상의 관절을 가로질러 뼈에 붙으며, 그 근육이 수축할 때 해당관절에서는 운동이 일어나게 된다. 근섬유막, 근다발막, 근육바깥막과 같이 근육에 있던 결합조직들은 근육의 끝에서 모여 뼈에 붙게 된다. 이때 그 근육이 가락모양근이면 그 끝의 결합조직 모임은 띠나 끈 모양을 이루는데 이것을 힘줄이라고 한다. 모든 근섬유는 신경의 분포를 받는다. 근육에 분포하던 신경이 끊어지면 그 근육은 수축할 수 없으며 심한 위축도 일어나게 된다. 근육의 작용은 근육이 수축할 때, 즉 그 근육의 길이가 짧아질 때 일어나는 움직임을 말한다. 근육의 작용은 관절의 구조에 따라서도 달라진다.

(3) 신경계통

신경계통은 뇌와 척수로 이루어진 중추신경계통과 뇌신경과 척수신경으로 이루어진 말초신경계통으로 나눈다. 신경계통을 이루는 기본 단위는 신경원(신경세포)이다. 대개 신경에는 근육에 분포하는 운동신경섬유, 감각을 받아 들이는 감각신경섬유, 자율신경섬유 등 여러 기능을 갖는 신경섬유가 섞여 있게 된다.

(4) 순환기계통

순환기계통은 심장혈관계통과 림프계통을 합하여 일컫는 말이다. 심장질환계통은 심장과 혈관으로 되어 있다. 심장은 순환한 혈액을 받아 온몸으로 펌프질하는 구실을 한다. 심장에서 나가는 혈관을 동맥, 심장으로 들어오는 혈관을 정맥이라고 한다. 림프계통은 림프구를 만드는 장기와 림프관으로 이루어져 있다.

3) 신체의 각 부위

(1) 등

등은 몸통의 뒷부분을 가리키는 용어이다. 척주부위는 척주의 뒤를 덮는 등의 가운데 부분이고, 허리부위는 요추골의 외측 등의 부분이며, 천골부위는 천골의 뒤를 덮는 부분을 가리킨다. 견갑부위는 견갑골을 덮는 등의 부분이고, 견갑아랫부위는 견갑부위와 허리부위 사이, 즉 아래쪽 흉추골의 외측 부분을 가리킨다. 목의 뒷부분을 목덜미 부위라고 한다(그림 3-16).

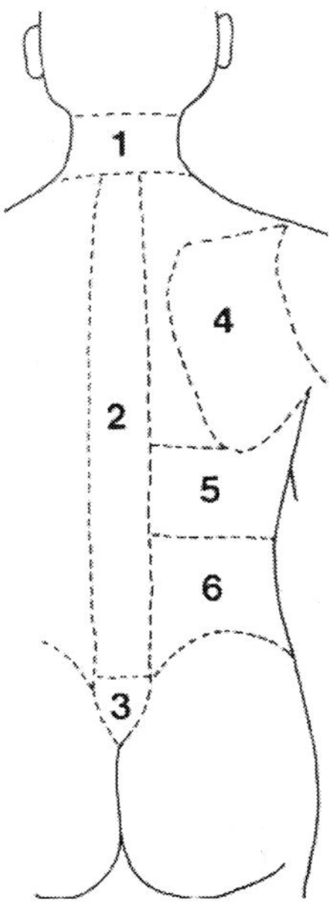

1. 목덜미부위
2. 척주부위
3. 천골부위
4. 견갑부위
5. 견갑아랫부위
6. 허리부위

[그림 3-16] 등의 부위

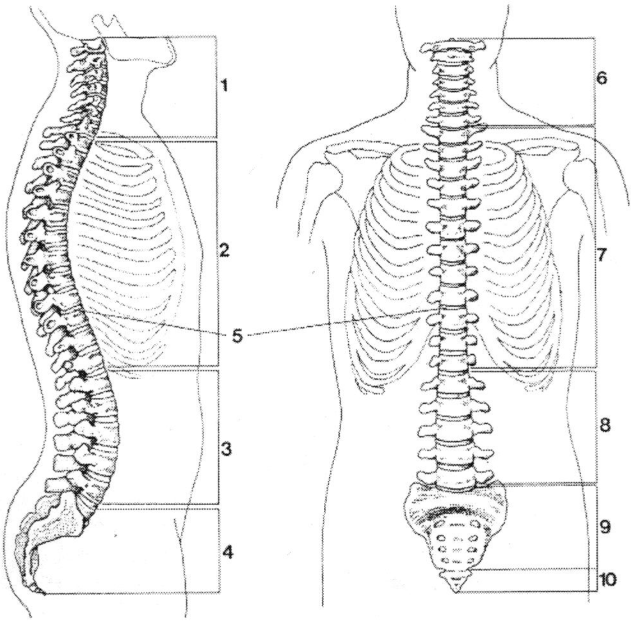

1. 목의 굽이
2. 가슴의 굽이
3. 허리의 굽이
4. 골반의 굽이
5. 척추사이원반
6. 경추골
7. 흉추골
8. 요추골
9. 천골
10. 미골

[그림 3-17] 척주의 앞면과 옆면

(2) 척주

척주는 몸통의 뒤쪽 가운데 있는 뼈기둥으로 위쪽으로 머리를 받치고, 양옆에는 늑골이 붙게 하고, 아래쪽은 관골과 연결되어 몸무게를 다리로 전달한다. 척주는 척추골로 이루어져 있으며, 척추골 사이에는 착추사이원반이 끼어 있다. 척추의 길이는 성인에서 70~75 cm 인데, 천골 이전 부분이 60 cm 정도이고, 이 중 약 1/4은 척추사이원반이 차지한다. 척추골은 33개가 형성되나 성인에서는 아래쪽의 5개가 합쳐져서 천골을 이루고, 4개가 합쳐져서 미골을 이룬다. 나머지 24개의 척추골은 부위에 따라 경추골 7개, 흉추골 12개, 요추골 5개로 분류된다. 성인의 척주를 옆에서 보면 4개의 굽이가 있다. 목과 허리의 굽이는 앞으로 볼록하며 가슴과 골반의 것은 앞쪽이 오목하다(그림 318, 319). 척주에서는 앞으로 굽히는 운동(굽힘), 뒤로 젖히는 것(펴짐), 옆으로 구부리는 것(외측 굽힘), 세로축을 중심으로 회전운동이 일어난다.

(3) 팔(상지)

삼각근부위는 삼각근을 덮는 부분을 가리킨다. 팔을 외향하였을 때 팔과 가슴 사이에 움푹 들어가는 부위를 겨드랑이라고 하며, 가장 깊이 들어가는 부분을 겨드랑 목이라고 한다. 위팔은 어깨에서 팔오금의 주름까지를 말하며, 앞부위와 뒷부위로 나눈다. 위팔앞부위는 상완 갈래근에 의해 솟아 있고, 이 근육의 내측과 외측 가장자리에는 홈이 생겨 있는데 각각 내측 및 외측 갈래근고랑이라고 한다. 팔오금과 팔꿈치부위를 합하여 팔굽이라고 한다(그림 3-18, 3-19).

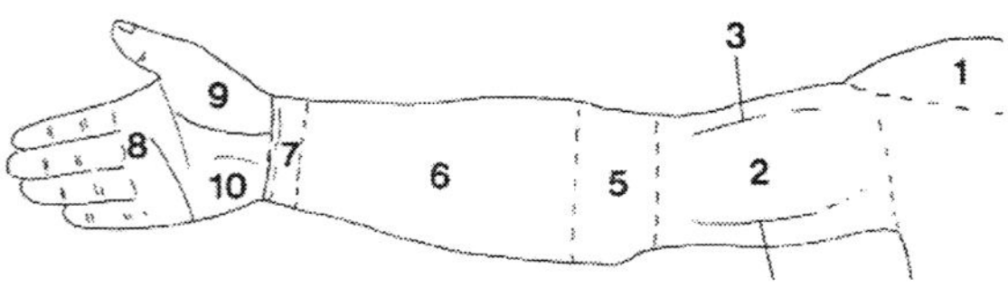

1. 삼각근부위
2. 위팔앞부위
3. 외측(상완)두갈래근고랑
4. 내측(상완)두갈래근고랑
5. 팔오금부위
6. 아래팔앞부위
7. 손목앞부위
8. 손바닥
9. 엄지두덩
10. 새끼두덩

[그림 3-18] 팔의 앞면 부위

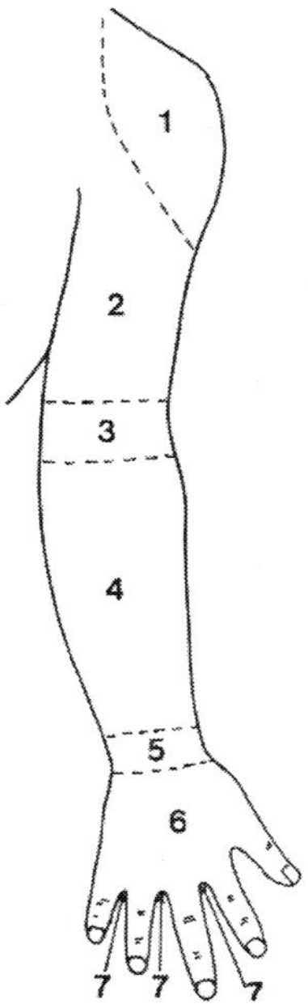

[그림 3-19] 팔의 뒷면 부위

팔의 뼈는 상지연결대를 이루는 쇄골과 견갑골, 그리고 자유상지뼈를 이루는 상완골, 척골, 요골, 손목뼈, 손바닥뼈(중수골), 손가락뼈로 이루어져 있다.

팔의 관절은 어깨관절, 팔굽관절, 손목관절로 이루어져 있다. 팔의 근육은 다음 6무리로 나눌 수 있는데, 이는 1) 팔과 척주를 잇는 근육, 2) 어깨의 근육, 3) 팔과 가슴벽을 잇는 근육, 4) 위팔(상완)의 근육, 5) 아래팔(전완)의 근육, 6) 손의 근육이 있다. 이중 인체의 관절 중에서 운동이 가장 자유로우며 운동범위가 가장 넓은 견관절을 움직이는 근육으로서 모두 9개가 있다(그림 3-20, 3-21, 표 3-2).

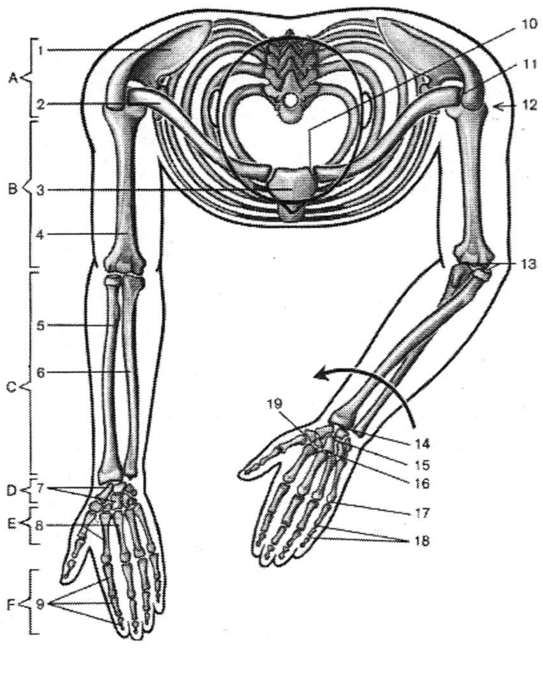

관절Joints

10. 흉쇄관절 Sternoclavicular joint
11. 견봉쇄골관절 Acromioclavicular joint
12. 견관절 Shoulder joint
13. 주관절 Elbow joint
14. 요골수근관절 Radiocar;al joint
15. 수근중앙관절 Midcarpal joint
16. 수근중수관절 Carpometacarpal joint
17. 중수지절관절 Metacarpophalangeal joint
18. 수지절간관절 Interphalangeal joints of fingers
19. 무지수근중수관절 Carpometacarpal joint

[그림 3-20] 상지대와 상지의 구조

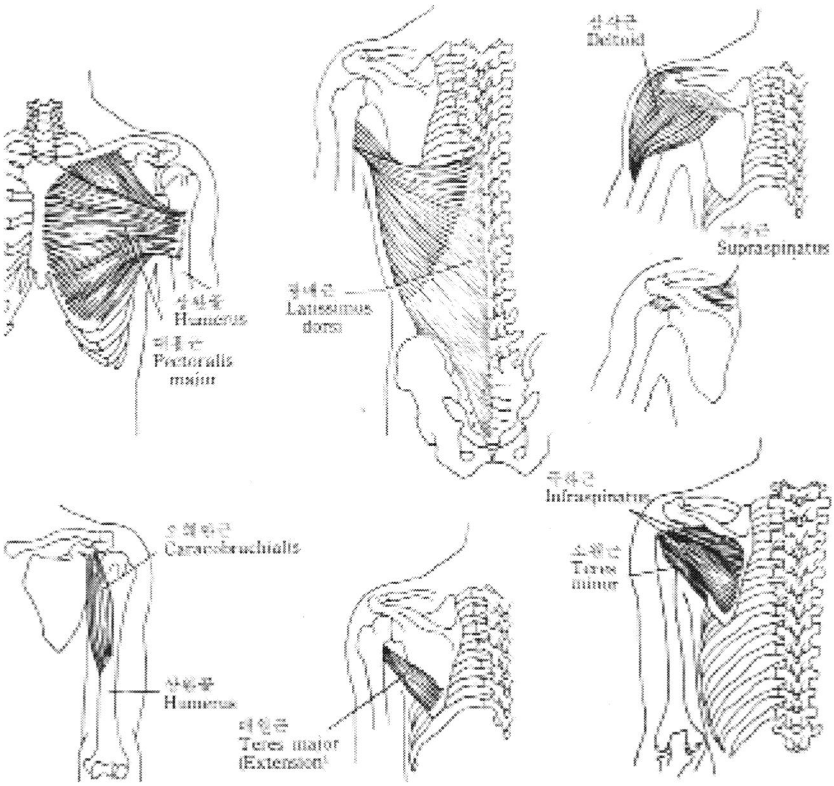

[그림 3-21] 상완을 움직이는 근육들

[표 3-2] 상완(견관절)을 움직이는 근육

근육	기시	정지	작용	신경지배
대흉근 pectoris major	쇄골의 내측 1/2, 흉골 및 상7개의 늑연골	상완골의 대결절릉	상완의 굴절 및 내전	내측 및 외측전흉신경 (anterior thoracic)

광배근 latissimus dorsi	흉추(하7개), 요추 및 천골의 극돌기, 장골능, 요배근막	상완골의 소결절릉	신전, 내전	흉배신경 (thoracodorsal)
삼각근 deltoid	쇄골, 견갑골의 극돌기와 견봉	상완골의 삼각근 결절	외전, 부분적으로 굴절 또는 신전	액와신경 (axillary)
극상근 supraspinatus	견갑골 극상와	상완골 대결절	외전	견갑상신경 (suprascapular)
극하근 infraspinatus	견갑골 극하와	상완골 대결절	외측 회전	견갑상신경 (suprascapular)
오훼완근 coracobrachialis	견갑골 오훼돌기	상완골 내측면	내전, (굴절과 내측 회전을 보조)	근피신경 (musculocutae-neous)
대원근 teres major	견갑골 외측연 하부	상완골 소결절릉	신전, 내전 및 내측 회전	견갑하신경 (subscapular)
소원근 teres minor	견갑골 외측연	상완골 대결절	외측회전	액와신경 (axillary)
견갑하근 subscapularis	견갑골 전면	상완골 소결절	내측회전	견갑하신경 (subscapular)

팔의 동맥으로 쇄골밑(하)동맥에서 계속되는 가지가 분포한다. 쇄골밑동맥은 첫째 늑골을 지나며 이름이 겨드랑동맥이 되고, 이것이 위팔에서는 상완동맥으로 이름이 바뀐다. 상완동맥은 팔오금에서 척골동맥과 요골동맥으로 나뉘어진다. 척골과 요골동맥의 가지가 손에서 만나 동맥궁을 이루고 이것에서 나온 가지가 손가락까지 분포한다(그림 3-22).

지속적으로 어깨 또는 팔을 들어올리는 작업과 관련한 흉곽탈출증후군(Thoracic outlet syndrome)은 이와 같은 전.중사각근 바로 원위부, 즉 제1늑골과 쇄골 사이의 협착의 위험성이 있다. 목을 신전시키고 턱을 손상받은 쪽으로 돌리면 전사각근에 긴장이 증가하여 쇄골하동맥이 압박되며, 결과적으로 쇄골 골상부에 잡음(Bruit)이 들리고 요골동맥의 맥이 없어진다.

팔의 신경은 다섯째 경수신경에서 첫째 흉수신경의 앞가지는 팔에 분포하는데, 이들은 서로 합쳐졌다가 각 신경들이 섞인 후 다시 나뉘어지기 때문에 그물같은 구조를 이룬다(그림 3-23, 3-24).

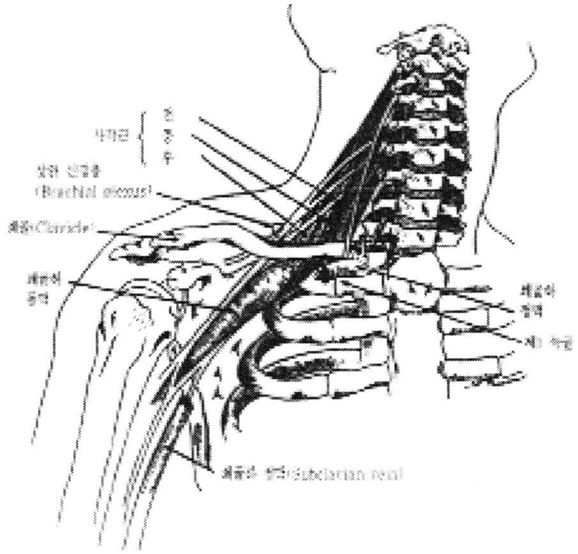

[그림 3-22] 상완신경총과 쇄골하동맥의 전사각근과 중사각근 사이로의 진행경로

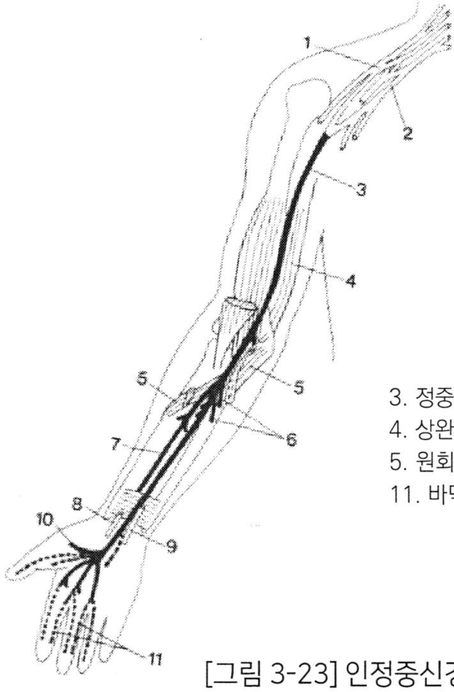

[그림 3-23] 인정중신경

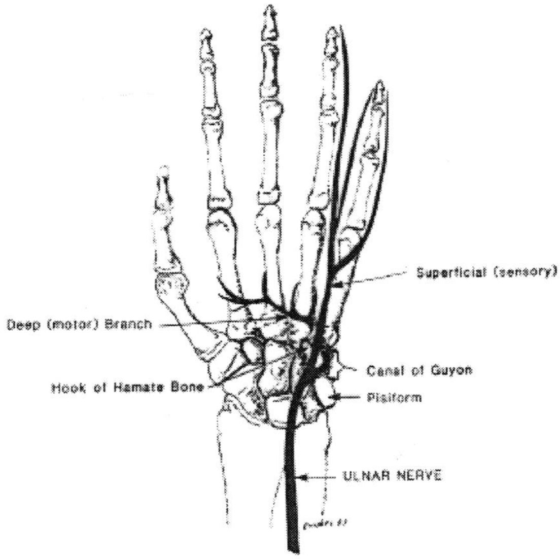

[그림 3-24] 척골신경

(4) 가슴과 배

가슴은 위쪽은 쇄골, 아래쪽은 늑골가장자리 사이의 부분이다. 이 부위의 대부분은 겨드랑이의 앞벽을 이룬다. 가슴의 근육은 팔의 뼈에 붙고, 혈관과신경도 팔에 분포하는 것과 관계가 많다. 앞가슴의 피부에는 경수신경과 흉수신경의 가지가 분포한다(그림 3-25, 3-26).

배(복부)는 위쪽은 횡격막, 아래쪽은 골반위 입구가 되는 평면 사이의 부분을 말한다.

(5) 다리(하지)

다리는 크게 둔부, 넓적다리, 무릎, 종아리, 발목, 발로 나뉜다. 둔부는 위쪽은 장골능선에 의해 등과 구분되고, 아래쪽은 둔부고랑에 의해 넓적다리와 구분된다. 무릎은 일반적으로 팔꿈치와 비슷하게 앞쪽에서 둥글게 뼈가 만져지는 부분을 말한다. 무릎뒷부위에서 힘줄 사이에 오목하게 들어간 곳을 오금이라고 한다. 종아

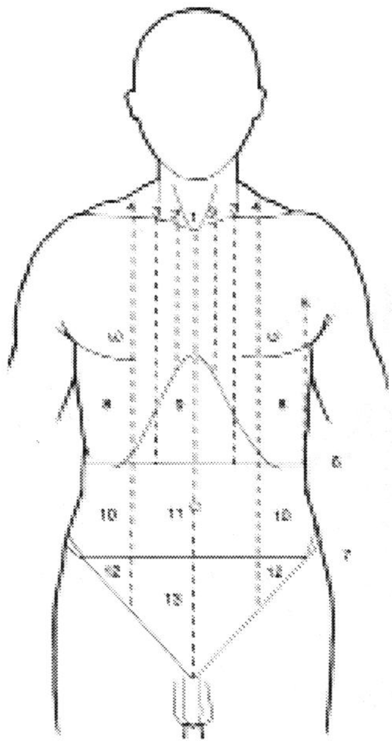

1. 정중선
2. 흉골선
3. 흉골방선
4. 유두선(쇄골중선)
5. 액와중선
6. 경유문면
7. 경결절면
8. 하늑부
9. 상위부
10. 측복부
11. 제부
12. 서혜부
13. 하복부

[그림 3-25] 전흉벽 및 전복벽의 부위

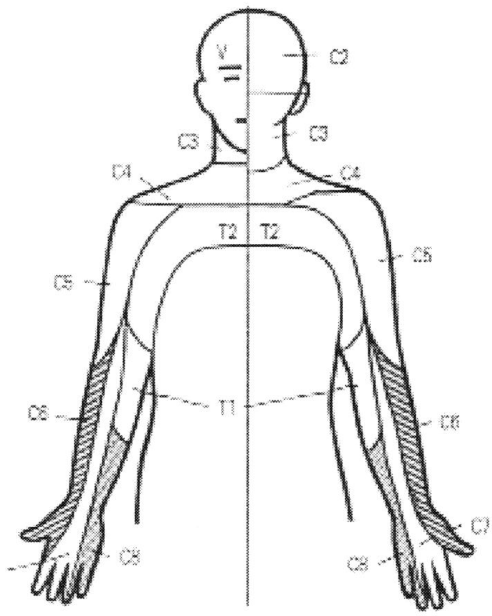

[그림 3-26] 상지의 피부분절

리는 무릎과 발목 사이의 부분이다. 발목은 보통 양쪽 복숭아뼈 바로 위에 잘룩한 부분을 가리키나 해부학에서는 복숭아뼈 사이에 주름이 진 부분을 가리킨다. 종아리뒷부위의 위쪽 부분은 장딴지근에 의해 불룩하게 솟아 있는데 이곳을 장딴지라고 한다. 발은 발등과 발바닥이 내측 및 외측모서리에 의해 구분된다(그림 3-27).

다리의 뼈는 다리와 몸통을 연결하는 뼈, 즉 하지연결대가 되는 관골, 넓적다리의 대퇴골, 종아리(하퇴)의 경골과 비골, 발목뼈 일곱개, 발바닥뼈 다섯개, 그리고 발가락뼈 열네개로 이루어져 있다.

다리의 관절은 대퇴관절, 무릎관절, 경골비골관절, 발목관절, 발관절로 이루어져 있다(그림 3-28).

다리의 근육은 몸을 지탱하기 때문에 운동은 제한되어 있고, 일어나는 운동도 팔과 비교하면 거칠며 걷기 등 자동적인 운동이 일어난다. 다리에 있는 근육 중 두 개 이상의 관절을 질러 달리는 것이 많은 것은 다리의 주된 역할이 걷는 것을 편리하게 하기 위함이다. 다리의 근육은 강한 근육들은 둔부, 넓적다리의 앞, 종아리의 뒤에 번갈아 발달되어 있다.

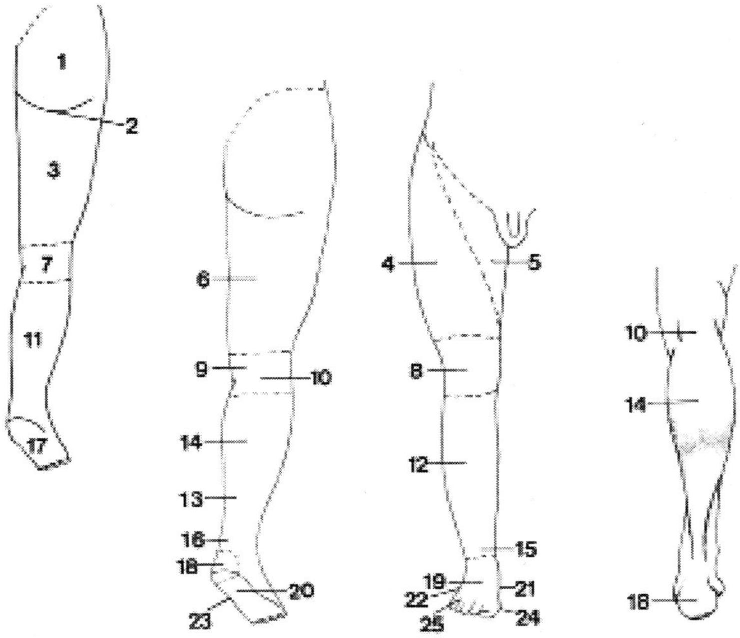

1. 둔부 Gluteal region
2. 둔부고랑 Gluteal sulcus
3. 넓적다리(대퇴) Thigh
4. 넓적다리앞부위 Anterior region of thigh
5. 넓적다리삼각 Femoral triangle
6. 넓적다리뒤부위 Posterior region of thigh
7. 무릎 Knee
8. 무릎앞부위 Anterior region of knee
9. 무릎뒤부위 Posterior region of knee
10. 오금 Popliteal fossa
11. 종아리 Leg
12. 종아리앞부위 Anterior region of leg
13. 종아리뒤부위 Posterior region of leg
14. 장딴지 Calf
15. 발목앞부위 Anterior region of ankle
16. 발목뒤부위 Posterior region of ankle
17. 발 Foot
18. 발꿈치 Heel
19. 발등 Dorsum of foot
20. 발바닥 Sole
21. 발내측모서리 Medial margin of foot
22. 발외측모서리 Lateral margin of foot
23. 발허리(중족) Metatarsus
24. 엄지(첫째)발가락 First toe
25. 새끼(다섯째)발가락 Fifth phalanx

[그림 3-27] 다리의 부위

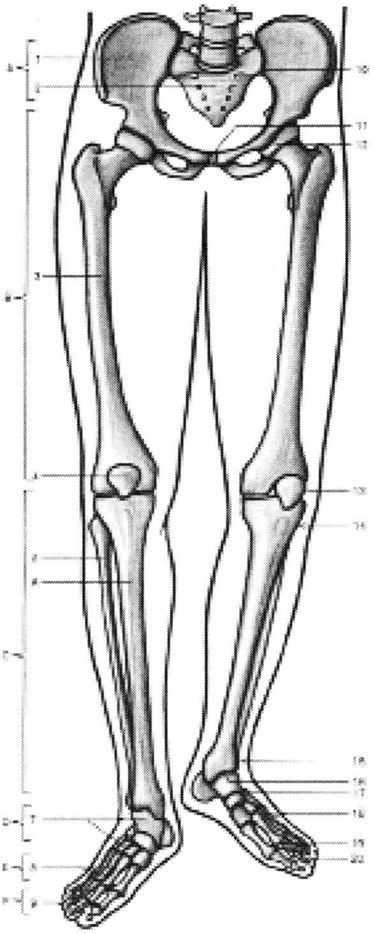

A. 하지대, B. 대퇴, C. 하퇴, D. 족근골,
E. 중족골, F. 지골
1. 우관골, 2. 천골, 3. 대퇴골, 4. 슬개골,
5. 비골, 6. 경골, 7. 족근골, 8. 중족골,
9. 지골, 10. 천장관절, 11. 치골결합, 12. 고관절,
13. 슬관절, 14. 상(근위)경비 관절,
15. 하(원위)경비 관절, 16. 거퇴관절,
17. 거종주관절, 18. 족근중족관절,
19. 중족지절관절, 20. 지절간관절

[그림 3-28] 하지대와 하지의 구성

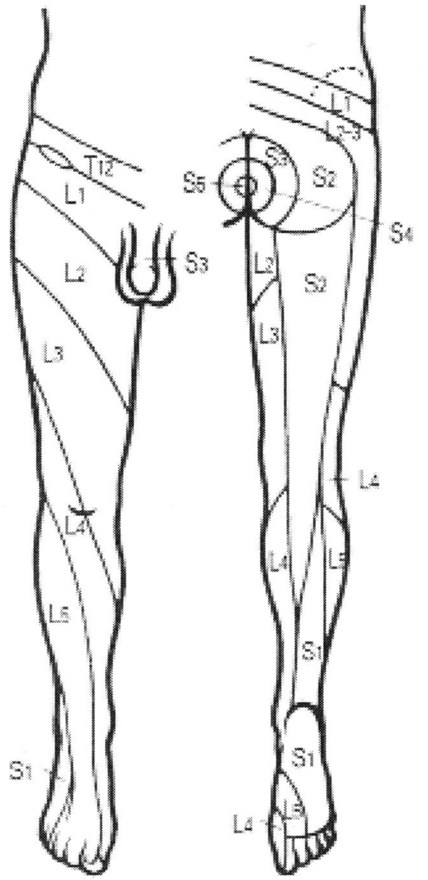

[그림 3-29] 하지의 피부분절

5. 주요 직업성 근골격계질환의 이해

1) 직업성 요통

산업 현장에서 발생하는 산업재해의 주요한 원인들은 크게 불안전한 행동, 불안전한 상태 등으로 분류할 수 있는데, 이러한 원인 가운데 불안전한 작업자세, 무리한 동작 및 표준 작업의 불이행 등에 의한 요통이 산업재해의 주요한 재해로 제기되고 있다. 이와 같은 무리한 동작 등에 의해 발생할 수 있는 재해 중 요추부 염좌는 생체역학적 자세의 불량, 퇴행성 변화, 심리적 원인 등 여러 가지 요인에 의해 발생하나 산업장에서의 주 요인은 스트레스에 의한 생체역학적 원인, 특히 중량물 취급으로 인한 과격한 근육작업으로 허리에 과도한 힘이 가중됨으로써 기인된다고 할 수 있다.

요통은 전 인구의 80% 이상이 일생중 한번은 경험하는 흔한 질환으로 사회활동이 왕성한 30대와 40대에 주로 발생하여 일상생활과 사회활동을 제약하는 가장 흔한 원인이라 할 수 있다. 구미 선진국에서는 직업성 요통은 전체 산업재해의 약 20-40% 정도를 차지하고 있으며(Bigos, 1986), 산업재해 환자의 재발중 약 70%가 요통 환자이다. 미국에서의 한 조사에 따르면 현장 근로자의 35~60%는 비교적 젊은 시절에 요통을 경험하고 있으며, 약 70%가 들기, 내리기, 밀기, 당기기, 나르기 등의 인력운반(Manual Materials Handling, MMH)작업에 의한 것임을 알 수 있다(Klein 등, 1984).

2) 수근관증후군

팔과 손의 통증이 올 수 있는 원인으로는 여러 가지가 있다(그림 5-36). 그중 흔한 직업성 근골격계질환이 수근관증후군이다. 수근관증후군은 여러 원인에 의하여 횡수근 인대 밑으로 지나가는 정중신경(그림 5-37)이 압박되어 일어나는 가장 흔한 말초신경 압박증후군이다. 수근관증후군의 원인은 관안의 공간을 감소시키는 질환에 의해 압력에 대한 신경의 민감도가 증가되어 발생한다고 생각되고 있다. 수근관의 압력은 수부굴곡(wrist flection), 요골편위(ulnar deviation), 특히 집는 운동(pinching movement)을 할 때의 수지굴곡(finger flection)상태에서 압력이 증가되며(Smith 등, 1977), 수근관증후군의 발생원인 중 상당부분이 수부와 수지의 반복적인 운동을 필요로 하는 직업적 요소에 의해 발생한다고 하여 직업적 요인이 중요한 발생원인이라 하였다(Tountas 등, 1983). CDC(Center for Disease Control; 1989)에서는 수근관증후군 중 47%에서 직업과 관련이 있다고 보고하였다. 임상증상은 정중신경의 압박으로 인하여 수근 관절 원위부에서 정중신경이 지배하는 지각영역인 무지, 인지, 중지 및 수장부에 지각신경 증상 즉 이상감각, 둔감, 작열통 등을 호소하고 어떤 경우에는 동통이 견갑절부위부터 경추부에까지 미치게됨으로써 타질환과 감별을 요할 때도 있으며 또 운동신경을 압박하여 무지구의 근육위축 및 무지의 근력 약화를 보이며, 이러한 임상적 증상으로 진단이 가능하나 조기진단은 어려울 때가 많다. 수근관증후군의 임상적 진단을 위하여 상세한 병력, 이학적검사와 함께 많은 유발검사를 사용하여 왔다. 그러나 동통, 둔감 및 이상감각 등의 증상이 다른 질환들에서도 관찰되게 되므로 전기진단학적 검사법의 도움을 받게 된다. 전기진단학적 검사법은 1956년 Simpson이 처음 도입한 이래로 수근관증후군 진단하는데 사용되는 가장 객관적이며 감수성이 높은 검사법으로 인정된다.

외국에서 수행한 연구들에 따르면 치과위생사, 진동공구를 사용하는 직종, 상점 현금출납계 근로자, 정원사, 도살업자, 고기포장업 근로자, 기계조립부서근로자, 의류제조업근로자 등에서 호발한다고 한다. 이들 고위험군 근로자들에서의 수근관증후군의 유병률에 대한 연구는 저자에 따라 다양한데, 설문지를 통한 일부 조사에 의하면 연구자에 따라 상점 현금출납계 근로자들 중 약 12%(Morgenstem 등, 1991)에서 62.5%(Margolis와 Kraus, 1987)까지 수근관증후군의 임상증상이 있는 것으로 보고하고 있다. 신경전도검사를 이용하여 진단된 수근관증후군의 유병률은 진동공구를 사용하는 근로자의 20%(Koskimies등, 1990), 악사에서 5.5%(Lederman, 1993), 치과위생사에서 6.4%(Macdonald 등, 1988)로 설문지를 이용하여 수근관증후군의 임상증상만으로 파악한 유병률보다는 떨어지나 연령 및 성보정 일반인구와 비교할 때 일반인구군에서 보다 높은 유병률을 보인다고 한다. 국내의 한 콘돔공장 근로자들의 폭로군에서의 수근관증후군의 유병률은 12.8%(강중구 등, 1996), 포장부서 근로자의 경우는 21.4%(이원진 등, 1992)의 유병률을 보여 의미있게 높았다. 대상 선정기준이 달라 바로 비교할 수 없지만 김규상 등(1998)의 연구에서도 수근관증후군 관련 자각증상(self-reported carpal tunnel syndrome)으로 파악한 유병률이 35.4%, 진찰소견상(medically called carpal tunnel syndrome)으로는 유병률이 25.0%이었으며, 이들 선정된 자중 신경전도검사상 61.4%에서 전기생리학적으로 수근관증후군을 확진하였다.

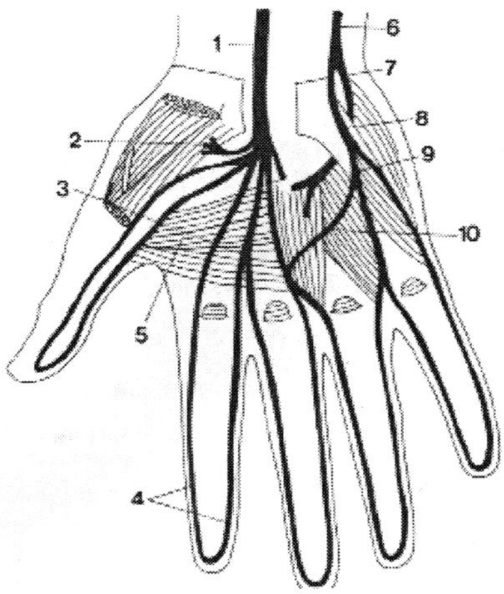

1. 정중신경
2. 되돌이가지
3. 공통바닥쪽손가락신경
4. 고유바닥쪽손가락신경
5. 엄지향내근
6. 척골신경
7. 깊은가지
8. 얕은가지
9. 공통바닥쪽손가락신경
10. 정중신경과 연결되는 가지

[그림 3-30] 손 얕은 층의 신경분포

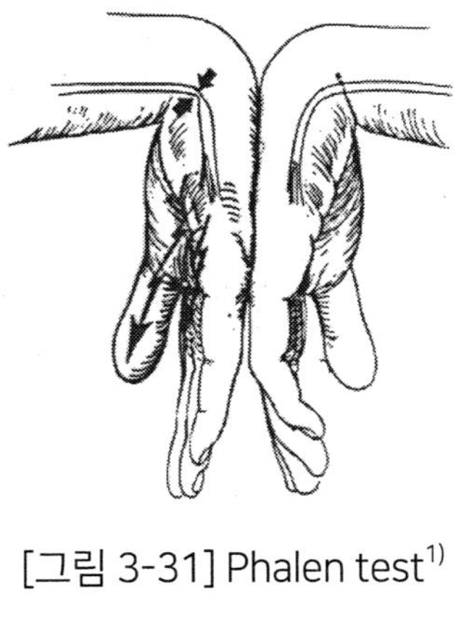

[그림 3-31] Phalen test[1)]

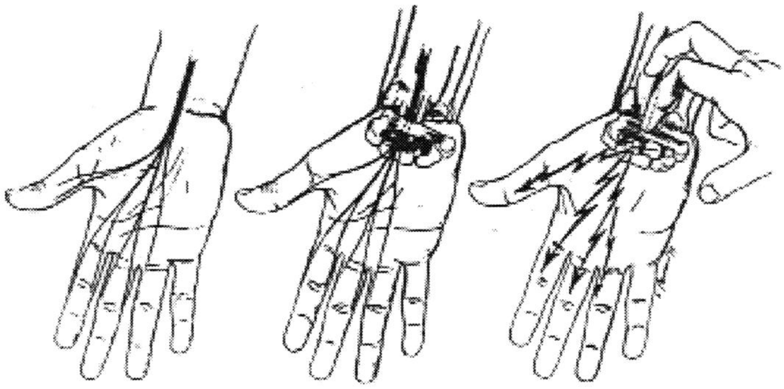

[그림 3-32] Tinel test[2)]

[표 3-2] 손과 손목의 작업요인으로 인한 근골격계질환

손과 손목의 근골격계질환의 작업 위험요인
Repetition Force Posture extremes Vibration Mechanical contact Duration of work Work organization
작업 위험요인에 의한 손과 손목의 근골격계질환
Nonspecific hand and wrist pain or paresthesia Tendinitis Tenosynovitis

---

1) ① 검사자세 : 환자는 앉거나 서서 손목관절이 최대로 굴곡되도록 하여 두 손등을 완전히 접촉시킨다.
② 작용 : 지속적인 압박력은 환자 수근관절이 1분간 최대로 굴곡시킴으로써 환자 전완을 통해 적용시킨다.
③ 반응 : 손가락의 정중신경분포지역(엄지 2, 3번째 손가락, 4번째 손가락 외측면)에 따끔거림(tingling)과 저림(numbness)은 정중신경압박에 따른 수근관증후군을 의미한다.

2) ① 검사자세 : 환자는 앉는다.
② 작용 : 검사자 환자 손목관절 복측면에 수근관위를 두드린다.
③ 반응 : 엄지, 2, 3번째 손가락, 4번째 손가락의 요골측 1/2지역에 저림, 마비, 통증이 나타난다. 이것은 수근관에서 정중신경압박을 의미한다.
④ 고려사항 : 정중 신경경로의 어느 지점에서 파열이 있다면 손목에서 이 검사의 반응이 나타난다. 그러므로 다른 병변으로 인한 주관절, 견관절, 목에서 정중신경병변 평가를 잊어서는 안된다.

Finger tendinitis
Wrist tendinitis
Stenosing tenosynovitis
Carpal tunnel syndrome
Ganglion cysts
Hand-arm vibration syndrome
Osteoarthritis
Hypothenar hammer syndrome
Guyon tunnel syndrome
Gamekeeper's thumb
Digital neuritis

수근관증후군의 고위험 직업군	손, 손목 및 팔의 근골격계질환의 고위험군
Oyster, crab, clam packing	Butcher
Meat, poultry dealers	Packer
Packing house	Food industry worker
Fish canneries	Sawmill worker
Carpentry	Shoe maker
Fruit and vegetable canning	Seamstress
Egg production	Food processors
Box, shook, pallet, bin manufacturing	Electrical mechanic
Sawmills	Serial production worker
Steel-casting foundries	Textile worker
Logging	Paper industry worker

Data from Franklin GM et al: Occupational carpal tunnel syndrome in Washington State, 1984, Am J Pub Health

3) 누적외상성 질환(Cumulative Trauma Disorder)

고도의 분업화된 현재 산업환경에서, 장기간의 지속적인 반복동작에 의해 근육,관절, 혈관,신경에 미세 손상이 누적.(컴퓨터작업, 단순조립작업, 연속 반복동작)

4) V.D.T. 증후군이란 ?

(1) VDT는 Video Display Terminal의 약자로서 영상표시단말기를 뜻하고 음극선관(Cathode Ray Crt : CRT)화면, 액정표시(Liquid Crystal Display : LCD) 화면, 가스플라즈마(Gasplasma) 등을 말한다.

(2) VDT 증후군이란-영상표시단말기를 취급하는 작업으로 인하여 발생하는 경견완증후군 및 근골격계 증상, 시각 계통의 질환 증상, 호흡기 계통 증상, 피부증

상, 정신신경계 증상 등의 복합적인 질환증상을 말한다.

(3) 원인은 단말기 등의 장비, 나쁜자세, 부적절한 환경, 휴식부족 등이다.

(4) 예방은 최적의 작업자세를 유지하고 조명 및 사무기기 등의 작업환경을 개선하고 일정한 시간 작업을 한후 가벼운 건강체조 등을 하면서 충분한 휴식을 취하도록 한다.

5) 흔한 C.T.D. 질환

(1) 추간판 탈출증(Herniated Disc Disease)

(2) 근막통 증후군(Myofascial Pain Syndrome)

(3) 수근관증후군(Carpal Tunnel Syndrome)

(4) 외상과염(Lateral Epicondylitis)

(5) 내상과염(Medial Epicondylitis)

(6) 견관절부 : 견봉하점액낭염, 이두박근건초염

(7) 수부 : 데퀴벵건초염, 방아쇠수지, 결절종

6) 근골격계 스트레칭의 원칙

(1) 관절이 아니라 근육을 스트레칭 해야 한다

(2) 천천히 스트레칭하고, 호흡을 멈추지 않아야.

(3) 스트레칭 마지막 지점에서 5초 이상 유지해야 한다.

(4) 과도한 스트레칭은 피하고, 반동을 이용하지 말아야

(5) 편하게, 기분좋게, 쉽게, 안전하게 스트레칭 한다.

7) 바른 자세와 바른 동작

(1) 모든 근골격계 질환은 나쁜 자세에서 시작

(2) 나쁜 자세는 다른 예방법들을 무력화.

(3) 나쁜 자세는 근육을 과도 긴장시켜 여러 질환의 원인이다.

(4) 경추의 나쁜 자세는 목디스크의 중요한 원인, 목-어깨 근육의 잘 유발.

(5) 움추린 어깨는 목과 어깨 근육을 과긴장시킨다.

8) 경추의 바른 자세

(1) 경추는 전만이다. 7개의 척추뼈가 앞으로 볼록한 곡선이다.

(2) 경추의 바른 자세란, 목을 앞으로 숙이지 않는 것이다.

(3) 목을 앞으로 숙이면, 경추전만은 없어지고, 직선이 된다.

(4) 사람이 일에 몰두하다 보면, 목을 앞으로 숙이게 된다. 특히 협소한 공간에서 정밀한 일을 할 때는 더욱 숙인다.

(5) 목의 모든 근골격계 질환은 경추전만의 상실에서부터 시작.

(6) 경추의 바른 자세와 전만을 유지 위해 멕켄지 운동을 한다.
멕켄지 운동은, 바르게 앉은 자세에서 양손으로 턱을 감싸쥐고 턱을 수평으로 뒤쪽으로 서서히 미는 방법이다.

9) 요추의 바른 자세

(1) 요추도 전만이다. 요추는 5개의 척추가 앞으로 볼록한 곡선을 이루고 있다.

(2) 사람이 오래 앉아 있거나 앞으로 숙이면, 이 곡선이 없어진다.

(3) 이 곡선이 없어지면, 나쁜 자세가 되고, 요통의 근원이 된다.

(4) 이러면, 허리 근육이 긴장되고, 허리 디스크 압박이 증가한다.

(5) 이런 자세가 오래 누적이 되면, 요추 염좌, 요추 근막통증후군, 요추 디스크의 위험성이 점점 높아진다.

(6) 이런 상태에서 무거운 물건을 잘못 들면 디스크가 발생한다.

10) 근골격계 질환의 요양 단계

1단계 :급성기 (초기, 휴지기) => 1-2 주, : 염증, 부종의 진행
: 스프린트, 물리치료, 약물치료, 주사치료

2단계 :아급성기(중기,관절가동회복기) => 1-2 주 : 통증감소, 가동범위회복
: 근력운동 시작, 근력강화, 일상동작 수행

3단계 :재활기 (후기, 근력회복기) => 1-2주 : 무증상, 직업동작 시작

: 자세 및 동작 교정, 기능적, 작업 동작 훈련

4단계 : 복귀기 (직업복귀 전단계) -> 직업 복귀

11) 철저한 재활

(1) 외(내)상과염의 근력강화

(2) 근막통증후군의 근력강화

(3) 데퀴벵 병의 근력강화

(4) 요통 교실, 경부통 교실,

(5) 어깨통증교실, 스트레칭교실

12) 철저한 요양관리

(1) 객관적, 공정하게 진단된 환자들은 신뢰하고, 최대한 치료 받도록 배려

(2) 전문성과 객관성이 부족한 경우, 근로복지공단 경유 3차 대학병원에 특진 의뢰한다.

(3) 요양기간 중에는 적극적인 치료를 유도하고, 치료 받는 상태와 경과를 관리한다.

(4) 치료뿐만 아니라, 재활 과정의 중요성도 강조한다.

13) 복귀의 기준과 사후 관리

(1) 휴지기 통증 뿐만 아니라, 동작 통증이 없어야 한다.

(2) 관절운동범위가 정상의 90% 이상

(3) 근력의 회복은 정상의 90% 이상

(4) 작업동작과 같은 동작을 1 시간 - 반나절 시행시, 하루 동안 증상이 없어야.

(5) 작업동작과 같은 동작을 하루 시행시, 3일 동안 증상이 나타나지 않아야 한다.

(6) 일정기간마다 본인과 연락, 통증과 피로유무 판단, 재활 운동 처방을 한다.

(7) 3~6개월 이내에 재검사, 최소 년1회 검사가 바람직하다.

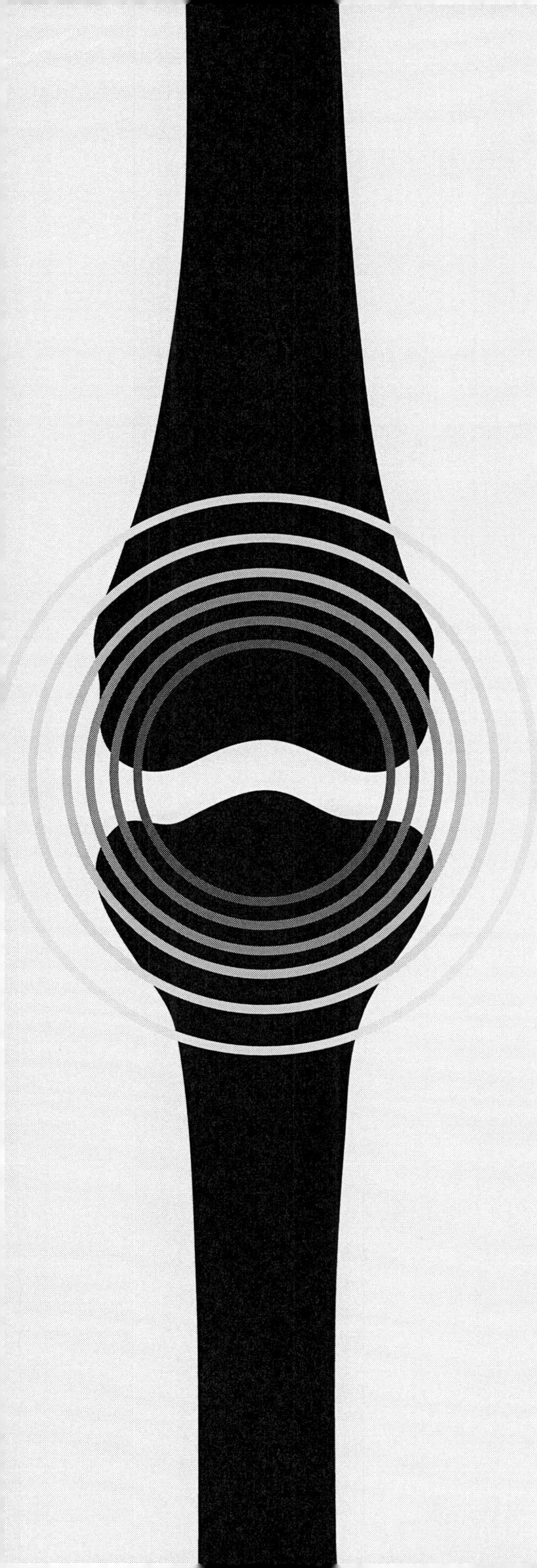

4장

인간공학적 평가도구 (근골격계부담작업 유해요인조사)

4-1 근골격계질환 유해요인

1. 근골격계질환에 대한 인식변화

(1) 과거 : 일부업종 발생, 인식부족, 사후적관리

(2) 현재 : 산업계 전반적인 문제, 인식은 향상, 현실인정과 인식의 차이점 존재
아직은 사후적 관리에 치중, 예방을 위한 노력 진행, 안전보건보다는 정치경제적 논리의 우선(산업현장)

(3) 미래 : 전반적 사회문제화, 유병율 증가, 예방을 위한 노력 요구
학계의 이견존재(81년 국제회의 : 감소예상 - 현재 증가추세)

2. 근골격계질환(MSD) = 누적외상성질환(CTD) + 요통(BACK PAIN))

3. 발생요인 : 반복성, 힘, 자세, 작업/휴식 비율

근본적으로는 생산방식의 변화에 기인(노동강도, 작업방법...)

4. 대책 마련과정 : 작업 분석 및 인간공학적 평가 도구 활용

5. 대책

(1) 사후적(치료, 보상, 규제, 재활)

(2) 사전적 예방대책

- 단기적 대책 : 작업장 구조, 공구, 작업방법 개선
- 장기적 대책 : 위해요인의 발견

첫째, 단기적인 대책으로는 작업자들의 신체조건에 적합한 작업장의 개선이 이루어져야 할 것이다. 이를 위해서는 인간과 작업의 조화를 추구하는 인간공학적 원리를 적용하여 작업자의 체적 조건을 반영한 작업대의 높이의 조절, 공구의 개선 등과 같은 작업장의 개선이 이루어져야 할 것이다.

둘째는 생산방식의 변화와 작업내용의 변화에 따른 안전한 작업조건의 설정을 위한 장기적인 연구가 이루어져야 할 것이다. 즉 앞에서 언급된 근골격계질환의 발생요인으로 파악된 주요 작업조건의 변화에 따른 안전한 작업조건 등에 여러 요인에 관한 광범위한 연구가 이루어져야 할 것이다.

6. 예방대책의 단계

① 현상의 파악

② 원인의 규명, 분석

③ 개선 및 예방 Program의 적용

④ 효과분석 및 검증

(1) 현상의 파악

- 정확한 MSD의 현황파악(교육, 홍보, 조사)
- 인정기준의 객관성, 일관성, 적절한 평가도구의 적용
- 진단의 방법과 분류 : 유병자, 유소견자,
- OSHA의 MSD incident
  ① Work restriction
  ② Medical treatment beyond first aid
  ③ MSD sign & symptoms that persist 7 or more days after reports
- MSD sign : deformity, strength, range of motion, loss of function
- 진단방법의 다양화, 간편화, 신속화
- MSD 진단의 간편성, 신속성이 객관성과 상충

(2) 원인의 규명, 분석, 예방 및 개선 Program의 개발(학계 및 연구분야의 역할)

- 사회학적, 직업적, 개인적 요인
- 요인별 인과관계 및 영향정도의 파악

- 예방 및 개선 Program의 기준 및 방향 개발
- 성공사례의 정리 및 요인분석

(3) 개선 및 예방 Program의 적용

- 개선 및 예방 Program의 적용을 위한 법적 제도 마련
  : 현재 관련법규가 권고적 지침에 그침
    ☞ 법제화와 규제장치의 강화(미국 29 CFR 1910 ergonomic Program)
- 노동강도의 조정시 노사의 모순적 대립관계 발생(정부 및 전문가 조정)

(4) 효과분석 및 검증

- 유병율, 강도율 등의 효과분석 및 검증의 기준 설정
- 효과분석 및 검증을 위해서는 객관적이고 일관성있는 MSD 인정기준 및 재해율의 산정기준의 정립이 선결되어야 함
- 분석결과에 따른 정보의 주기적 공개 및 Feedback.

4.1.7 예방 프로그램에서 평가도구가 차지하는 위치

인간공학분야에서 근골격계질환의 발생과 관련한 직업적 요인의 위험도에 대한 평가도구가 다수 개발되어 사용되고 있다. 하지만 이러한 평가도구는 그 결과가 해당 작업의 근골격계질환 관련성을 직접적으로 입증하는 결정도구라기 보다는, 부적절한 작업장의 구조와 불편한 작업자세 등의 근골격계질환 발생요인에 분석을 통하여 작업환경에 포함된 재해 위험요인을 파악하고 이를 개선 제거함으로서 근골격계질환의 예방을 위한 자료로 활용되어야 할 것이다. 즉 평가도구는 보다 포괄적인 작업장의 분석과 개선을 위한 보조도구로서 사용되어져야 할 것이다.

[표 4-1] 주요 평가도구의 종류와 특징 요약

평가도구명 (Analysis Tools)	평가되는 위해요인	관련된 신체부위	적용대상 작업 종류	한 계 점
REBA (Rapid Entire Body Assessment)	반복성 힘 불편한 자세	전신 손목, 팔, 어깨, 목, 상체, 허리, 다리	간호사, 청소부 주부 등의 작업이 비고정적인 형태의 서비스업계통.	반복성 미 고려
OWAS (Ovaco Working Posture Analysing System)	자세 힘 노출시간	상체, 허리, 하체	중량물취급	중량물작업 한정 반목성 미 고려
JSI(작업긴장도지수) (Job Strain index)	반복성 힘 불편한 자세	손, 손목	경조립작업, 검사, 육류가공, 포장, 자료입력, 세탁...	손, 손목부위 작업 한정, 평가의 객관성
RULA (Rapid Upper Limb Assessment)	반복성 힘 불편한 자세	손목, 팔, 팔꿈치, 어깨, 목, 상체	조립작업, 목공작업, 정비작업, 육류가공, 교환대, 치과	반복성과 정적자세의 고려가 다소 미흡, 전문성 요구
NLE : NIOSH Lifting Equation (NIOSH 들기작업지침) : RWL = 23kg*HM*VM*DM*AM*CM*FM (수평거리, 수직높이, 이동거리, 비틀기, 손잡이, 반복회수)	반복성 힘 불편한 자세	허리	물자취급(운반, 정리), 음료수운반, 4kg 이상의 중량물취급, 과도한 힘을 요하는 작업, 고정된 들기작업	전문성 요구

4-2 RULA(Rapid Upper Limb Assessment)의 사용과 적용방법

1. RULA의 개발

(1) McAtamney & Corlett(1993)이 개발

(원문:McAtamney, L. and Corlett, E.N., "RULA: A Survey Method for the Investigation of Work-related Upper Limb Disorders", Applied Ergonomics, 1993 24(2) 91-99)

(2) EU의 VDU 작업장의 최소안전 및 건강에 관한 요구 기준과 영국(UK)의 직업성 상지질환의 예방지침의 기준을 만족하는 보조도구로 사용

(3) 근골격계질환(직업성상지질환)과 관련한 위해인자에 대한 개인작업자의 노출정도를 평가하기 위한 목적으로 개발되었으며, 개발과정에서 의류산업체의 재단, 재봉, 검사, 포장 작업 그리고 VDU 작업자 등을 포함하는 다양한 제조업의 작업을 그 분석연구의 대상으로 하여 개발하였다.

2. RULA의 개발 목적

(1) 작업자 근골격계질환(직업성상지질환)과 관련한 위해인자에 대한 개인작업자의 노출정도를 신속하게 평가하기 위한 방법을 제공하기 위하여

(2) 근육의 피로를 유발시킬 수 있는 부적절한 작업자세, 힘, 그리고 정적이거나 반복적인 작업과 관련한 신체적인 부담요소를 파악하고

(3) 그에 따른 보다 포괄적인 인간공학적 평가를 위한 결과를 제공하기 위한 목적으로 개발되었다.

3. RULA의 개요

(1) RULA의 평가표는 크게 각 신체부위별 작업자세를 나타내는 그림과 3개의 배점표로 구성되어있다.

(2) 평가대상이 되는 주요 작업요소로는 반복수, 정적작업, 힘, 작업자세, 연속작업시간 등이 고려되어 지게 된다.

(3) 평가방법은 크게 신체부위별로 A와 B그룹으로 나누어지면 A, B의 각 그룹별로 작업자세 그리고 근육과 힘에 대한 평가로 이루어진다. 그림 3-1에 RULA의 평가과정에 대한 개요가 나타나 있다.

(4) 평가에 결과는 1에서 7사이의 총점으로 나타내어지며 점수에 따라 4개의 조

치 단계(Action level)로 분류되어진다

(5) 전술한 바와 같이 RULA는 작업장에 존재하는 근골격계질환과 관련한 위해작업요인의 존재유무와 그 정도를 신속히 파악하기 위한 간이평가도구로서 추후 포괄적인 작업장의 인간공학적 분석과 개선을 위한 참고적 보조도구로 사용되어져야 할 것이다.

(6) RULA는 보조도구라는 한계가 있지만 잘 훈련된 전문가에 의하여 활용될 경우 작업장의 위해요인파악과 개선을 위한 선도적 도구(Initiator)로서 사용될 수 있는 장점을 지니고 있다고 할 것이다.

(7) RULA를 비롯한 많은 평가도구들이 결국은 보편성(Generality)과 민감성(Sensitivity)의 상충이라는 한계를 지니고 있으므로 평가도구를 익히는 과정에서 충분한 훈련과 반복을 통하여 평가의 신뢰도와 일관성을 높일 수 있도록 하여야 할 것이다.

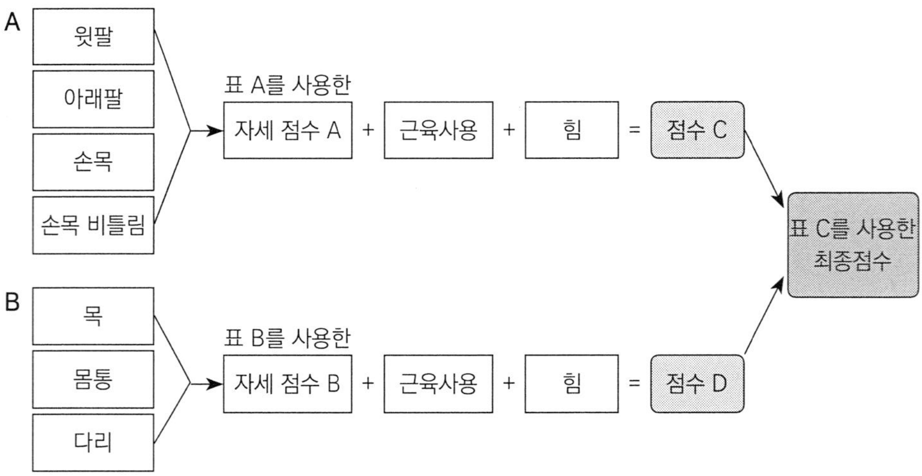

A
윗팔
아래팔
손목
손목 비틀림
표 A를 사용한
자세 점수 A
+
근육사용
+
힘
=
점수 C
B
목
몸통
다리
표 B를 사용한
자세 점수 B
+
근육사용
+
힘
=
점수 D
표 C를 사용한
최종점수

[그림 4-1] RULA의 평가과정 개요

4. RULA 평가표의 사용방법

(1) 평가그룹 A : 팔과 손목 분석

① 신체부위중 윗팔(Upper Arm), 아랫팔(Lower Arm), 소목에 대하여 평가한다.

② 양쪽팔의 자세가 다를 경우 각각에 대하여 분리 평가한다.

[제1단계] – 윗팔(Upper Arm)의 위치에 대한 평가

• 작업 중 윗팔의 자세가 아래의 5가지 자세 중 어디에 주로 속하는 가에 따라 해당 점수를 부여함

• 윗팔의 위치가 상체의 움직임에 따라 변화함에 상관없이 평가의 기준은 상체를 앞뒤로 나누는 관상면(Frontal Plane)과 윗팔사이의 각도로 평가한다.

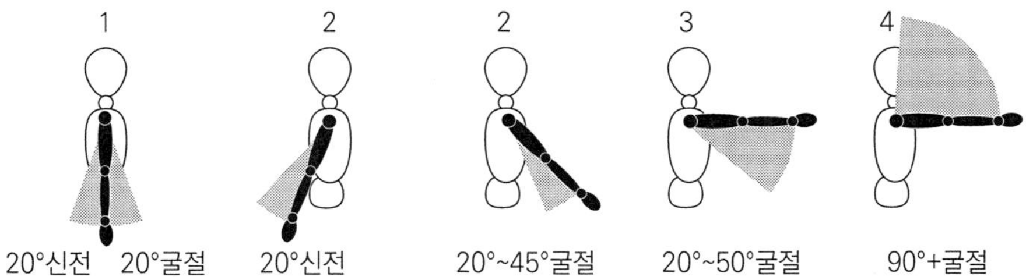

추가 점수 부여 - 자세가 아래의 사항에 해당 될 경우 위의 해당점수에 추가 점수를 합산한다.

① 어깨가 들려 있는 경우 : +1점

② 윗팔이 몸에서부터 벌려져 있는 경우 : +1점

③ 팔이 어딘가에 지탱되어 지거나 기댄 상태일 때 : -1점

[제2단계]– 아래팔(Lower Arm)의 위치에 대한 평가

•작업 중 아래팔의 자세가 위의 2가지 자세 중 어디에 주로 속하는 가에 따라 해당 점수를 부여함

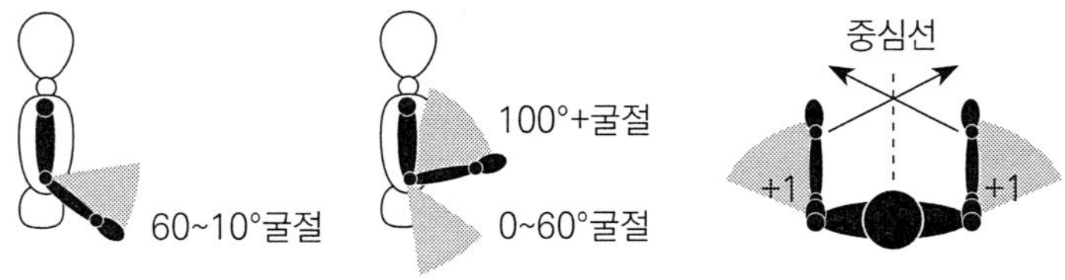

추가 점수 부여 - 자세가 아래의 사항에 해당 될 경우 위의 해당점수에 추가 점수를 합산(위의 세 번째 그림 참조)

① 팔이 몸의 중앙을 교차하여 작업하는 경우 : +1점

② 팔이 몸통을 벗어나 작업하는 경우 : +1점

[제3단계] – 손목(Wrist)의 위치에 대한 평가

•작업 중 손목의 자세가 위의 3가지 자세 중 어디에 주로 속하는 가에 따라 해당 점수를 부여함

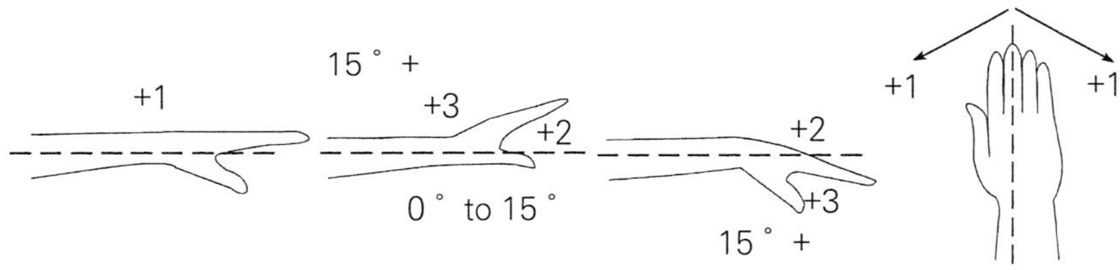

추가 점수 부여 - 자세가 아래의 사항에 해당 될 경우 위의 해당점수에 추가 점수를 합산(위의 네 번째 그림 참조)

① 손목이 위의 그림처럼 중앙선을 기준으로 좌우로 구부러져 있는 경우 : +1점

[제4단계]– 손목(Wrist)의 비틀림(Twist)에 대한 평가

•작업 중 손목의 비틀림의 정도가 아래의 2가지 평가 기준 중 어디에 주로 속하는 가에 따라 해당 점수를 부여함

① 작업 중 손목이 최대치의 절반이내에서 비틀어진 경우 : +1점

② 작업 중 손목이 최대치 범위까지 비틀어진 상태인 경우 : +2점

•손목의 비틀림은 아랫팔의 축을 중심으로 한 Pronation, Supination을 말한다.

[제5단계]- 평가 점수의 환산

•위에서 평가한 4가지 단계의 점수에 따른 줄과 칸을 따른 점수를 평가표 Table A에서 찾아 평가그룹 A에서의 점수로 기록한다.

[제6단계]- 근육 사용 정도에 대한 평가

•작업 중 근육의 사용정도를 평가하는 부분으로 작업 시 몸의 경직성 여부와 작업의 반복빈도를 평가하는 부분.

•작업시 작업자세가 고정된 자세를 유지하거나(예를 들어 10분 이상 한 자세를 유지하는 경우) 또는 분당 4회 이상의 반복작업을 하는 경우 : +1점

•정적자세(Static Postures)의 경우 사용되는 근력의 정도는 일반적으로 1시간 작업시 보통 최대수의근력(MVC)의 5%를 초과하지 않도록, 8시간의 경우 MVC의 2%를 초과하지 않도록 한다.(또는 최대 근력사용시 10초이하, 보통의 근력사용시 1분이하, 약한 근력사용시 4분이하 정적자세 유지)

[제7단계]- 무게나 힘이 부가 될 경우에 대한 평가

•작업 중 공구나 작업물을 들어 나르는 경우 아래의 4가지 사항 중 어디에 속하는가에 따라 해당 점수를 부여한다.

① 간헐적으로 2kg이하의 짐을 드는 경우 : 0점

② 간헐적으로 2kg에서 10kg사이의 짐을 드는 경우 : +1점

③ 정적작업이거나 반복적으로 2kg에서 10kg사이의 짐을 드는 경우 : +2점

④ 정적, 반복적으로 10kg이상의 짐을 들거나, 또는 갑작스럽게 물건을 들거나 충격을 받는 경우 : +3점

[제8단계]- 팔과 손목 부위에 대한 평가 점수의 환산

•제5단계에서 환산된 점수A에 제6단계와 제7단계의 점수를 합하여 평가그룹 A에

서의 팔과 손목 부위에 대한 평가 점수C를 계산한다.

(2) 평가그룹 B : 목, 몸통, 다리의 분석

[제9단계]- 목의 위치에 대한 평가

•작업 중 목의 자세가 아래의 4가지 자세 중 어디에 주로 속하는 가에 따라 해당 점수를 부여함

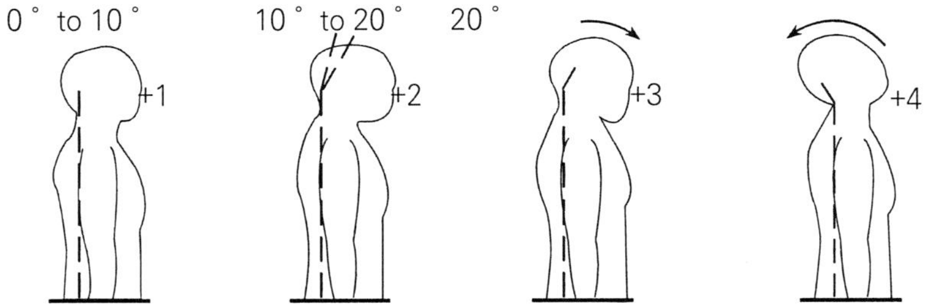

추가 점수 부여 - 자세가 아래의 사항에 해당 될 경우 위의 해당점수에 추가 점수를 합산

① 작업 중 목이 회전(비틀림)되는 경우 : +1점

② 작업 중 목이 옆으로 구부러지는 경우 : +1점

[제10단계]- 몸통의 위치에 대한 평가

•작업 중 몸통의 자세가 아래의 4가지 자세 중 어디에 주로 속하는 가에 따라 해당 점수를 부여함

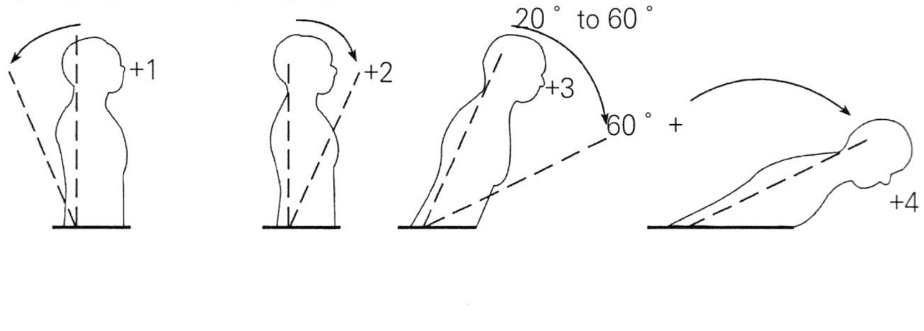

※ 뒤로 젖혀진 경우

1. 선자세는 10°, 앉은 자세는 20°

2. 앉은 경우 등이 잘 지지되면 1점 아니면 2점 부과

추가 점수 부여 - 자세가 아래의 사항에 해당 될 경우 위의 해당점수에 추가 점수를 합산

① 작업 중 몸통이 회전(비틀림)하는 경우 : +1점

② 작업 중 몸통이 옆으로 구부러지는 경우 : +1점

[제11단계]- 다리와 발의 상태에 대한 평가

• 작업 중 다리와 발의 상태가 아래의 2가지 자세 중 어디에 주로 속하는 가에 따라 해당 점수를 부여함

① 다리와 발이 지탱되어지고 균형이 잡혀 있을 경우 : +1점

② 그렇지 않을 경우 : +2점

[제12단계]- 평가 점수의 환산

• 위에서 평가한 3단계의 점수를 Table B에서 찾아서 평가점수 C를 계산한다.

[제13단계]- 근육 사용 정도에 대한 평가

• 작업 중 근육의 사용정도를 평가하는 부분으로 작업 시 몸의 경직성 여부와 작업의 반복빈도를 평가하는 부분.

• 작업 시 작업자세가 경직(예를 들어 10분 이상 한 자세를 유지하는 경우)되어 있거나 분당 4회 이상의 반복작업을 하는 경우 : +1점

[제14단계]- 무게나 힘이 부가 될 경우에 대한 평가

• 작업 중 공구나 작업물을 들어 나르는 경우 다음의 4가지 사항 중 어디에 속

하는가에 따라 해당 점수를 부여함

① 간헐적으로 2kg이하의 짐을 드는 경우 : 0점

② 간헐적으로 2kg에서 10kg사이의 짐을 드는 경우 : +1점

③ 정적이거나 반복적으로 2kg에서 10kg사이의 짐을 드는 경우 : +2점

④ 정적, 반복적으로 10kg이상의 짐을 들거나, 또는 갑작스럽게 물건을 들거나 충격을 받는 경우 : +3점

[제15단계]- 목과 몸통, 다리 부위에 대한 평가 점수의 환산

- 제 12단계에서 환산된 점수B에 제13단계와 14단계의 점수를 합하여 목과 몸통, 다리 부위에 대한 평가 점수D를 계산한다.

5. 결과 해석

최종단계 - 총점(Final Score)의 계산과 조치수준(Action Level)의 결정

- 8단계와 15단계에서 계산된 점수 C와 점 B를 각각 Table C에서의 세로축과 가로축의 값으로 하여 최종 점수를 계산한다.
- 최종점수의 값은 1에서 7점사이의 값으로 계산되면 그 값의 범위에 다음과 같은 조치를 취하게 된다.

[표 4-2] 조치단계의 결정

최종점수	조치
1~2	수용가능한 작업(Acceptable job)
3~4	계속적 추적관찰요함(Investigate further)
5~6	계속적 관찰과 빠른 작업개선요함 (Investigate further and change soon)
7<	정밀조사와 즉각적인 개선이 요구됨

RULA Employee Assessment Worksheet

Complete this worksheet following the step-by-step procedure below. Keep a copy in the employee's personnel folder for future reference.

A. Arm & Wrist Analysis

Step 1 : Locate Upper Arm Position

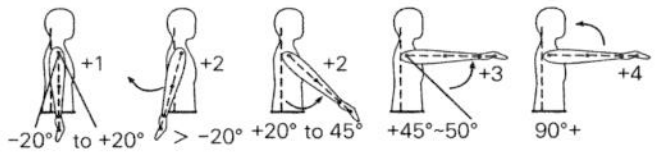

Step 1a : Adjust...
If shoulder is raised : +1
If upper arm is abducted : +1
If arm is supported or person is leaning : -1

Final Upper Arm Score = ☐

Step 2 : Locate Lower Arm Position

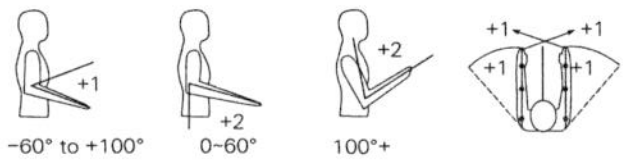

Step 2a : Adjust...
If arm is working across midline of the body : +1
If arm out to side of body : +1

Final Lower Arm Score = ☐

Step 3 : Locate Wrist Position

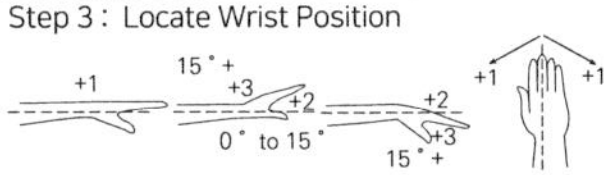

Step 3a : Adjust...
If wrist is bent from the midline : +1

Final Wrist Score = ☐

Step 4 : Wrist Twist
If wrist is twisted mainly in mid-range = 1
If twist at or near end of twisting range = 2

Wrist Twist Score = ☐

Step 5 : Look-up Posture Score in Table A
Use values from steps 1, 2, 3, 4, to lacate Posture Score in table A.

Posture Score = ☐

+

Step 6 : Add Muscle Use Score
If posture mainly static (i.e. held for longer than 1 minute) or ;
If action repeatedly occure 4 times per minute or more : +1

Muscle Score = ☐

+

Step 7 : Add Lorce/load Score
If load less than 2 kg (intermittent) : +0
If 2 kg to 10 kg (intermittent) : +1
If 2 kg to 10 kg (static or repeated) : +2
If more tha 10 kg load or repeated or shocks : +3

Force/load Score = ☐

=

Step 8 : Find Row in Tabel C
The completed score from the Arm/wrist analysis is used to find the row on Table C.

Final Wrist & Arm Score = ☐

SCORES

Table A

Upper Arm	Lower Arm	Wrist 1 Wrist Twist 1	Wrist 1 Wrist Twist 2	Wrist 2 Wrist Twist 1	Wrist 2 Wrist Twist 2	Wrist 3 Wrist Twist 1	Wrist 3 Wrist Twist 2	Wrist 4 Wrist Twist 1	Wrist 4 Wrist Twist 2
1	1	1	2	2	2	2	3	3	3
	2	2	2	2	2	3	3	3	3
	3	2	3	3	3	3	3	4	4
3	1	2	3	3	3	3	4	4	4
	2	3	3	3	3	3	4	4	4
	3	3	4	4	4	4	4	5	5
3	1	3	3	4	4	4	4	5	5
	2	3	4	4	4	4	4	5	5
	3	4	4	4	4	4	5	5	5
4	1	4	4	4	4	4	5	5	5
	2	4	4	4	4	4	5	5	5
	3	4	4	4	5	5	5	6	6
5	1	5	5	5	5	5	6	6	7
	2	5	6	6	6	6	7	7	7
	3	6	6	6	7	7	7	7	8
6	1	7	7	7	7	7	8	8	9
	2	8	8	8	8	8	9	9	9
	3	9	9	9	9	9	9	9	9

Table C

	1	2	3	4	5	6	7+
1	1	2	3	3	4	5	5
2	2	2	3	4	4	5	5
3	3	3	3	4	4	5	6
4	3	3	3	4	5	6	6
5	4	4	4	5	6	7	7
6	4	4	5	6	6	7	7
7	5	5	6	6	7	7	7
8+	5	5	6	7	7	7	7

Final Score =

B. Neck, Trunk & Leg Analysis

Step 9 : Locate Neck Position

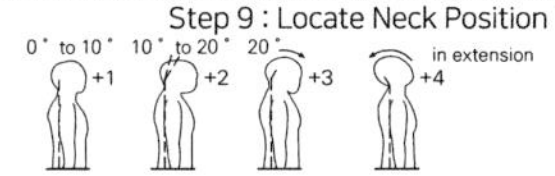

Step 9a : Adjust...
If neck is twisted : +1 ;
If neck is side-bending : +1

Final Neck Score = ☐

Step 10 : Locate Trunk Position

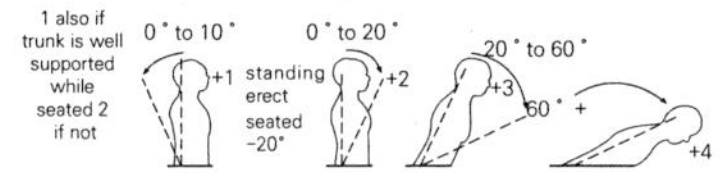

Step 10a : Adjust...
If trunk is twisted : +1 ;
If trunk is side-bending : +1

Final Trunk Score = ☐

Step 11 : Legs
If legs &feet supported and balanced : +1
If not : +2

Final Legs Score = ☐

Table B

Trunk Posture Score

Neck	1 legs 1	1 legs 2	2 legs 1	2 legs 2	3 legs 1	3 legs 2	4 legs 1	4 legs 2	5 legs 1	5 legs 2	6 legs 1	6 legs 2
1	1	3	2	3	3	4	5	5	6	6	7	7
2	2	3	2	3	4	5	5	5	6	7	7	7
3	3	3	3	4	4	5	5	6	6	7	7	7
4	5	5	5	6	6	7	7	7	7	7	8	8
5	7	7	7	7	7	8	8	8	8	8	8	8
6	8	8	8	8	8	8	8	9	9	9	9	9

Step 12 : Look-up Posture Score in Table B
Use values from steps 8, 9 & 10 to locate Posture Score in Table B

☐ = Posture B Score

+

Step 13 : Add Muscle Use Score
If posture mainly static or ;
If action 4/minute or more : +1

☐ = Muscle Use Score

+

Step 14 : Add Force/load Score
If load less than 2 kg (intermittent) : +0
If 2 kg to 10 kg (intermittent) : +1
If 2 kg to 10 kg (static or repeated) : +2
If more than 10 kg load or repeated or shocks : +3

☐ = Force/load Score

=

Step 15 : Find Column in Table C
The com;oeted score from the Neck/Trunk & Leg analysis is used to find the column of Chart C

☐ = Final Neck, Trunk & Leg Score

Subject : ____________		Date: ____ / ____ / ____
company : ____________	Department : ____________	Scorer : ____________

FINAL SCORE : 1 or 2 = Acceptable ; 3 or 4 investigate further ; 5 or 6 investigate further and change soon ; 7 investigate and change immediately

4-3 REBA(Rapid Entire Body Assessment)

1. REBA의 개발

(1) Hignett & McAtamney(2000)이 개발

(원문:Hignett, S., and McAtamney, L. "Technical Note: Rapid Entire Body Assessment(REBA)", Applied Ergonomics, 2000, 31(2000) 201-205)

(2) 근골격계질환(직업성상지질환)과 관련한 위해인자에 대한 개인작업자의 노출정도를 평가하기 위한 목적으로 개발되었으며, 특히 상지작업을 중심으로한 RULA와 비교하여 간호사 등과 같이 예측이 힘든 다양한 자세에서 이루어지는 써비스업에서의 전체적인 신체에 대한 부담정도와 위해인자에의 노출정도를 부석하기 위한 목적으로 개발되었다.

2. REBA의 개요

(1) REBA의 평가표는 크게 각 신체부위별 작업자세를 나타내는 그림과 4개의 배점표로 구성되어 있다.

(2) 평가대상이 되는 주요 작업요소로는 반복성, 정적작업, 힘, 작업자세, 연속작업시간 등이 고려되어 지게 된다.

(3) 평가방법은 크게 신체부위별로 A와 B 그룹으로 나누어지면 A, B의 각 그룹별로 작업자세 그리고 근육과 힘에 대한 평가로 이루어진다.

(4) 평가에 결과는 1에서 15점 사이의 총점으로 나타내어지며 점수에 따라 5개의 조치단계(Action level)로 분류되어진다.

REBA WORKSHEET

(점검 내용은 표의 오른쪽 그림을 참고하시기 바랍니다.)

<table>
<tr><td rowspan="5">몸통</td><td>움직임</td><td>점수</td><td>추가 점수</td><td rowspan="5">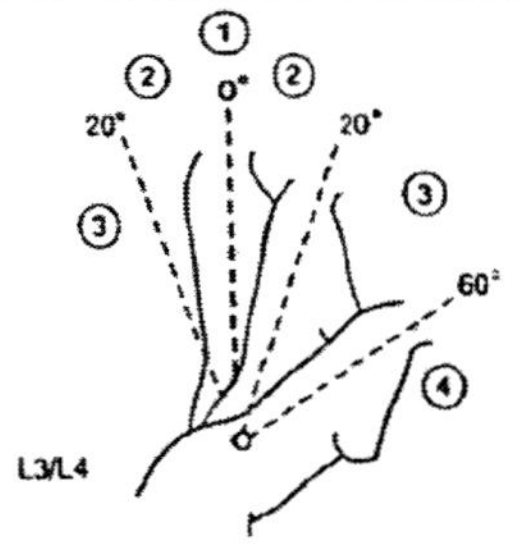</td></tr>
<tr><td>곧바로 선자세</td><td>1</td><td rowspan="4">•몸통이 비틀리거나 옆으로 구부러질 시 : +1</td></tr>
<tr><td>0° ~ 20°구부림,
0° ~ 20°뒤로젖힘</td><td>2</td></tr>
<tr><td>20° ~ 60°구부림,
20°이상의 젖힘시</td><td>3</td></tr>
<tr><td>60°이상의 구부림</td><td>4</td></tr>
<tr><td rowspan="3">목</td><td>움직임</td><td>점수</td><td>추가 점수</td><td rowspan="3">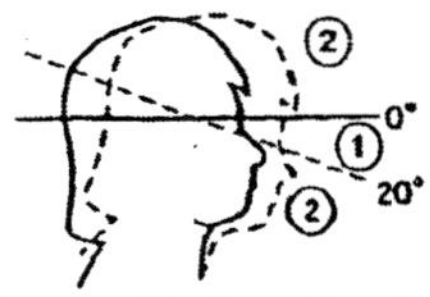</td></tr>
<tr><td>0°~20°구부림</td><td>1</td><td rowspan="2">•목이 비틀리거나 옆으로 숙일 시 : +1</td></tr>
<tr><td>20°이상의 구부림,
뒤로 젖혀질 시</td><td>2</td></tr>
<tr><td rowspan="3">다리</td><td>움직임</td><td>점수</td><td>추가 점수</td><td rowspan="3">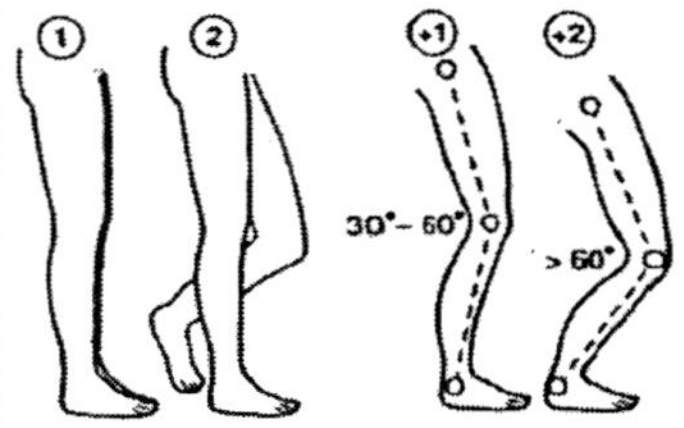</td></tr>
<tr><td>두 다리가 모두 나란하거나 걷거나 앉아 있을시</td><td>1</td><td rowspan="2">무릎이
•30°~60°사이로 구부러질 시 : +1
•60°이상일 시 : +2
(앉은자세 제외)</td></tr>
<tr><td>발바닥이 한발만 땅에 지지되어질시</td><td>2</td></tr>
<tr><td rowspan="5">윗팔</td><td>움직임</td><td>점수</td><td>추가 점수</td><td rowspan="5">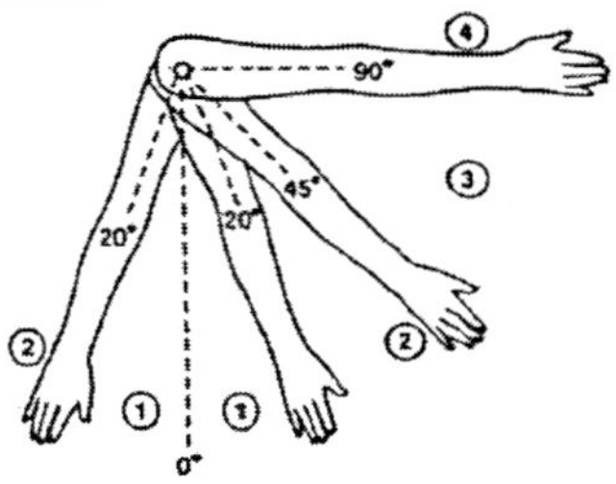</td></tr>
<tr><td>20°안에서의 움직임</td><td>1</td><td rowspan="4">•윗팔이 벌어지거나 회전 시 : +1
•어깨가 들려진다면: +1
•팔이 무엇인가에 지탱되거나 기대어질 시 : -1</td></tr>
<tr><td>20°~45°의 들림,
20°이상의 젖힘</td><td>2</td></tr>
<tr><td>45°~90°사이의 들림</td><td>3</td></tr>
<tr><td>90°이상의 들림</td><td>4</td></tr>
<tr><td rowspan="3">아래팔</td><td>움직임</td><td>점수</td><td>추가 점수</td><td rowspan="3">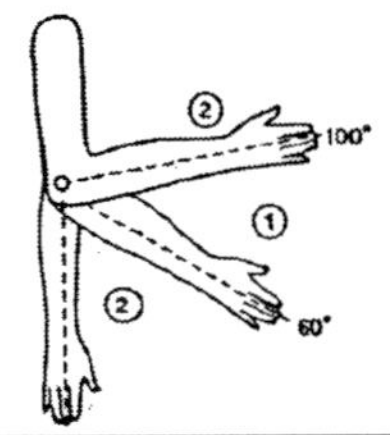</td></tr>
<tr><td>60°~100°사이의 들림</td><td>1</td><td rowspan="2">추가 내용 없음</td></tr>
<tr><td>100°이상의 들림,
0°~60°의 들림</td><td>2</td></tr>
<tr><td rowspan="3">손목</td><td>움직임</td><td>점수</td><td>추가 점수</td><td rowspan="3">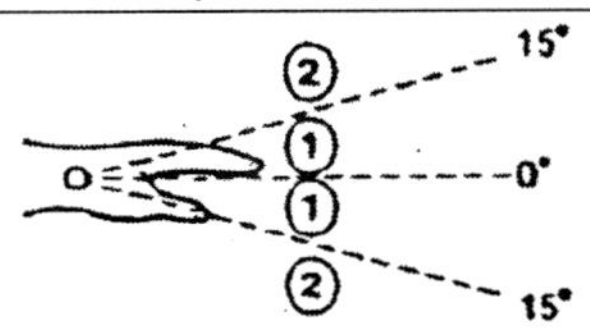</td></tr>
<tr><td>0°~15°사이의 꺽임이나 들림</td><td>1</td><td rowspan="2">•손목이비틀어질 시 : +1</td></tr>
<tr><td>15°이상의 꺽임이나 들림</td><td>2</td></tr>
</table>

Table A (목/몸통)

Trunk		Neck 1				Neck 2				Neck 3			
1	Legs	1	2	3	4	1	2	3	4	1	2	3	4
		1	2	3	4	1	2	3	4	3	3	5	6
2		2	3	4	5	3	4	5	6	4	5	6	7
3		2	4	5	6	4	5	6	7	5	6	7	8
4		3	5	6	7	5	6	7	8	6	7	8	9
5		4	6	7	8	6	7	8	9	7	8	9	9

Table B and Coupling

Table B

Upper arm		Lower arm 1			Lower arm 2		
1	Legs	1	2	3	1	2	3
		1	2	2	1	2	3
2		1	2	3	2	3	4
3		3	4	5	4	5	5
4		4	5	5	5	6	7
5		6	7	8	7	8	8
6		7	8	8	8	9	9

Table C

	Score B												
Score A		1	2	3	4	5	6	7	8	9	10	11	12
	1	1	1	1	2	3	3	4	5	5	7	7	7
	2	1	2	2	3	4	4	5	6	6	7	7	8
	3	2	3	3	3	4	5	6	7	7	8	8	8
	4	3	4	4	4	5	6	7	8	8	9	9	9
	5	4	4	4	5	6	7	8	8	9	9	9	9

	6	6	6	6	7	8	8	9	9	10	10	10	10
	7	7	7	7	8	9	9	9	10	10	11	11	11
	8	8	8	8	9	10	10	10	10	10	11	11	11
	9	9	9	9	10	10	10	11	11	11	12	12	12
	10	10	10	10	11	11	11	11	12	12	12	12	12
	11	11	11	11	11	12	12	12	12	12	12	12	12
	12	12	12	12	12	12	12	12	12	12	12	12	12

Coupling

0(Good)	1(Fair)	2(Poor)	3(Unacceptable)
무게 중심에 위치한 튼튼하고 고정된 적절한 손잡이가 되어 있는 경우	어느 정도 적절한 손잡이가 있는 경우 이거나 대상으로 사용 가능한 경우	비록 들 수는 있으나 손으로 들기에 적절하지 않고 손잡이가 있으나 부적절한 경우	손잡이가 없거나 위험한 형태의 손잡이가 있는 경우

Activity score & REBA action levels

Activity score

+1 : 한군데 이상 신체부위가 고정되어 있는 경우. 예를 들어, 1분 이상 잡고 있다.
+1 : 좁은 범위에서 반복적인 작업을 하는 경우. 예를 들어, 분당 4회 이상 반복하기(걷기는 포함되지 않음)
+1 : 급하게 넓은 범위에서 변화되는 행동 또는 불안정한 하체의 자세

REBA action levels

Action level	REBA score	Risk level	조치(추가 정보조사 포함)
0	1	무시해도 좋음	필요없음
1	2-3	낮음	필요할지도 모름
2	4-7	보통	필요함
3	8-10	높음	곧 필요함
4	11-15	매우 높음	**지금** 즉시 필요함

REBA Assessment Worksheet

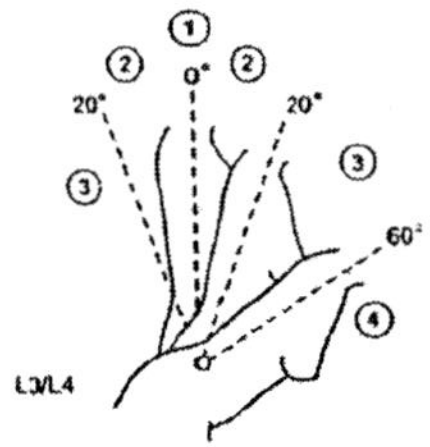

몸을 비틀거나 옆으로 굽힘 : +1

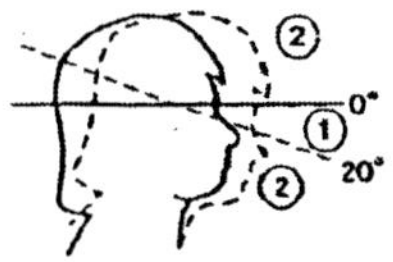

목을 비틀거나 옆으로 숙임 : +1

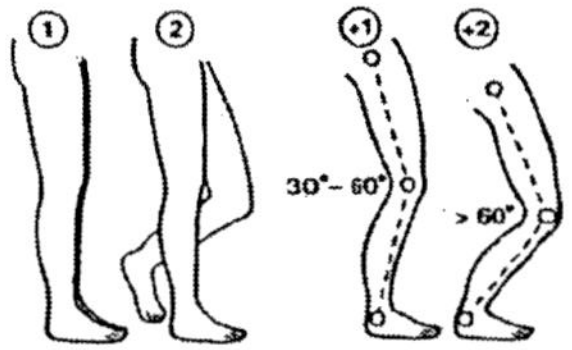

무릎이 30-60° 사이로 굽힘 : +1
60도 이상 일때(앉은자세제외) : +2

Table A

Trunk	Neck 1				Neck 2				Neck 3			
Legs	1	2	3	4	1	2	3	4	1	2	3	4
1	1	2	3	4	1	2	3	4	3	3	5	6
2	2	3	4	5	3	4	5	6	4	5	6	7
3	2	4	5	6	4	5	6	7	5	6	7	8
4	3	5	6	7	5	6	7	8	6	7	8	9
5	4	6	7	8	6	7	8	9	7	8	9	9

\+

Load/Force

0	1	2	+1
<5 kg	5-10 kg	>10 kg	충격 또는 갑작스런 힘 사용

Table B

Upper arm	Lower arm 1			Lower arm 2		
Legs	1	2	3	1	2	3
1	1	2	2	1	2	3
2	1	2	3	2	3	4
3	3	4	5	4	5	5
4	4	5	5	5	6	7
5	6	7	8	7	8	8
6	7	8	8	8	9	9

\+

Coupling

0(good)	1(fair)	2(Poor)	3(Unacceptable)
무게 중심에 위치한 튼튼하고 잘 고정된 적절한 손잡이가 있는 경우	어느 정도 적절한 손잡이가 있는 경우이거나 대상물의 한 부위가 손잡이 대용으로 사용 가능한 경우	비록 들 수는 있으나 손으로 들기에 적절하지 않고 손잡이가 있으나 부적절한 경우	손잡이가 없거나 위험한 형태의 손잡이가 있는 경우

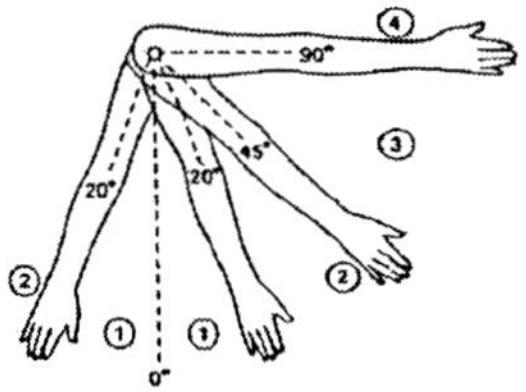

윗팔이 벌어지거나 회전 : +1
어깨가 들려짐 : +1
팔이 지지되거나 기대어짐 : −1

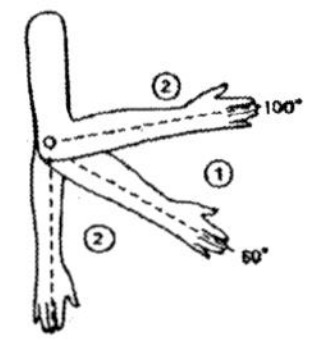

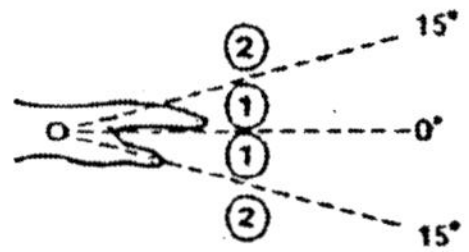

손목이 비틀어짐 : +1

Table C

Score A	Score B 1	2	3	4	5	6	7	8	9	10	11	12
1	1	1	1	2	3	3	4	5	5	7	7	7
2	1	2	2	3	4	4	5	6	6	7	7	8
3	2	3	3	3	4	5	6	7	7	8	8	8
4	3	4	4	4	5	6	7	8	8	9	9	9
5	4	4	4	5	6	7	8	8	9	9	9	9
6	6	6	6	7	8	8	9	9	10	10	10	10
7	7	7	7	8	9	9	9	10	10	11	11	11
8	8	8	8	9	10	10	10	10	10	11	11	11
9	9	9	9	10	10	10	11	11	11	12	12	12
10	10	10	10	11	11	11	11	12	12	12	12	12
11	11	11	11	11	12	12	12	12	12	12	12	12
12	12	12	12	12	12	12	12	12	12	12	12	12

\+

Activity Score

- +1 : 1 or more body parts are static. e.g. held fee longer than 1 min.
- +1 : Repeated small range actions, e.g. repeated more than 4times per minute(not including walking)
- +1 : Action causes rapid large range changes in postures or an unstable base

REBA Action Level

조치단계	REBA 점수	위험단계	조치(추가 정보조사 포함)
0	1	무시해도 좋음	None necessory
1	2-3	낮음	May be necessory
2	4-7	보통	Necessory
3	8-10	높음	Necessory soon
4	11-15	매우 높음	Necessory NOW

[표1] 표 A와 하중

표 A													
		목											
몸통		1				2				3			
	다리	1	2	3	4	1	2	3	4	1	2	3	4
1		1	2	3	4	1	2	3	4	3	3	5	6
2		2	3	4	5	3	4	5	6	4	5	6	7
3		2	4	5	6	4	5	6	7	5	6	7	8
4		3	5	6	7	5	6	7	8	6	7	8	9
5		4	6	7	8	6	7	8	9	7	8	9	9

하중/힘			
<5 kg	5-10 kg	>10 kg	충격 또는 갑작스런 힘의 사용
0	1	2	+1

[표2] 표 B와 손잡이

표 B							
		아래팔					
윗팔		1			2		
	손목	1	2	3	1	2	3
1		1	2	3	1	2	3
2		1	2	3	2	3	4
3		3	4	5	4	5	5
4		4	5	5	5	6	7
5		6	7	8	7	8	8
6		7	8	8	8	9	9

REBA 점수 환산표

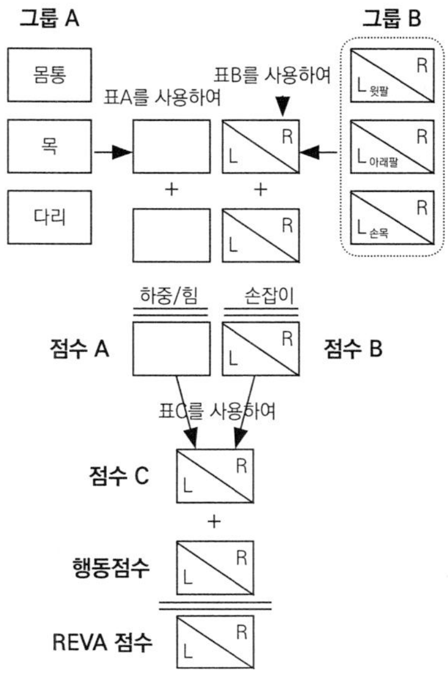

손잡이			
좋음	보통	나쁨	채택할 수 없음
무게 중심에 위치한 튼튼하고 잘 고정된 적절한 손잡이가 있는 경우	어느 정도 적절한 손잡이가 있는 경우이거나 대상물의 한 부위가 손잡이 대용으로 사용 가능한 경우	비록 들 수는 있으나 손으로 들기에 적절하지 않고 손잡이가 있으나 부적절한 경우	손잡이가 없거나 위험한 형태의 손잡이가 있는 경우
0	1	2	3

[표3] 표 C와 행동점수

표 C													
		점수 B											
		1	2	3	4	1	2	3	4	1	2	3	4
점수 A	1	1	1	1	2	3	3	4	5	5	7	7	7
	2	1	2	2	3	4	4	5	6	6	7	7	8
	3	2	3	3	3	4	5	6	7	7	8	8	8
	4	3	4	4	4	5	6	7	8	8	9	9	9
	5	4	4	4	5	6	7	8	8	9	9	9	9
	6	6	6	6	7	8	8	9	9	10	10	10	10
	7	7	7	7	8	9	9	9	10	10	11	11	11
	8	8	8	8	9	10	10	10	10	10	11	11	11
	9	9	9	9	10	10	10	11	11	11	12	12	12
	10	10	10	10	11	11	11	11	12	12	12	12	12
	11	11	11	11	11	12	12	12	12	12	12	12	12
	12	12	12	12	12	12	12	12	12	12	12	12	12

행동점수	
• +1	한군데 이상 신체부위가 고정되어 있는 경우. 예를 들어, 1분 이상 잡고 있다.
• +1	좁은 범위에서 반복적인 작업을 하는 경우. 예를 들어, 분당 4회 이상 반복하기(걷기는 포함되지 않음)
• +1	급하게 넓은 범위에서 변화되는 행동 또는 불안정한 하체의 자세

[표4] REBA 조치단계

조치단계	REBA 점수	위험단계	조치(추가 정보조사 포함)
0	1	무시해도 좋음	필요없음
1	2-3	낮음	필요할지도 모름
2	4-7	보통	필요함
3	8-10	높음	곧 필요함
4	11-15	매우 높음	**지금** 즉시 필요함

4-4 작업 부하(긴장) 지표(SI)

1. 작업 긴장도 지수

[표 4-3] 작업 긴장도 지수(Job Strain Index)

구분	강도	사이클당 %	분당회수	손/손목 자세	작업의 속도	일일 작업 시간
1	약함 1	< 10 0.5	< 4 0.5	매우 좋음 1	매우 느림 1	< 1 0.25
2	다소 힘듬 3	10~29 1	4~8 1	좋음 1	느림 1	1~2 0.5
3	힘듬 6	30~49 1.5	9~14 1.5	보통 1.5	보통 1	2~4 0.75
4	매우 힘듬 9	50~79 2	15~19 2	나쁨 2	빠름 1.5	4~8 1
5	한계치에 가까움 13	≥ 80 3	≥ 20 3	아주 나쁨 3	매우 빠름 2	≥ 8 1.5

2. 해석기준표 : 근골격계 긴장지표에 관한 설명

가. 1단계 : 점수 결정 기준

평가 기준	Borg Scale B	가한 힘
약함	2 이하	이완된 상태
다소 힘듬	3	의식적 힘을 부가
힘듬	4~5	현저히 힘을 사용, 얼굴 무표정
매우 힘듬	6~7	과다한 힘 사용, 얼굴표정 변함
극한에 가까움	7 이상	힘을 주기 위해 어깨나 몸통 사용

(1) 강도

(2) 사이클 결정

사이클당 % = 100×(힘 부가 시간 (초) / 전체 측정시간 사이클 (초)) = %

(3) 분당 회수

분당 회수 = 힘을 가한 회수 / 총 관찰 시간 (분)

(4) 손 / 손목 자세

평가 기준	손목신장각도	손목굴절각도	외전 각도	감지 자세
매우 좋음	0 ~ 10	0 ~ 5	0 ~ 10	완전히 중립
좋음	11 ~ 25	6 ~ 15	11 ~ 15	거의 중립
보통	26 ~ 40	16 ~ 30	16 ~ 20	중립이 아님
나쁨	41 ~ 60	31 ~ 50	21 ~ 25	현저히 굽어짐
아주 나쁨	60도 이상	50도 이상	25도 이상	극한

(5) 작업의 속도

평가 기준	손목신장각도	감지 속도
매우 느림	80이하	매우 이완되고 느린 속도
느림	81 ~ 90	고유한 시간의 속도
보통	91 ~ 100	보통의 동작 속도
빠름	101 ~ 115	서드름, 속도유지 요구
매우 빠름	115 % 이상	속도유지 불가능 정도

나. 2단계 : 가중치에 따른 환산 점수 결정

평가 기준	강도	사이클	분당회수	손 자세	작업속도	작업시간
1	1	0.5	0.5	1	1	0.25
2	3	1	1	1	1	0.5
3	6	1.5	1.5	1.5	1	0.75
4	9	2	2	2	1.5	1
5	13	3	3	3	2	1.5

다. 3단계 : 평가결과

SI(근골격계 긴장지표) = 각 요소의 환산점수의 곱

(강도×사이클%×분당회수×손/손목자세×작업속도×작업시간)

- **결과 해석**
  - SI score ≤ 3 : 안전하다.
  - 5 SI score <7 : 작업이 상지 질환으로 초래될 수도 있다.
  - SI score ≥ 7 : 매우 위험하다.

4-5 OWAS(Ovako Working posture Analysing System)

1. 각종 작업자세 평가법과 OWAS

특정 직종의 특정 작업의 작업자세 평가에는 그 때마다 인간공학 전문가가 평가 목적과 수행중인 작업에 적절한 기록법이나 평가법을 개발하고 이용해 왔다. 그러나, 다른 업종간의 비교나 장기적인 작업자세 관찰을 하는 것 같은 상황에서는 표준적인 방법을 사용할 필요가 있다. 예를 들면, 각종 작업 자세 평가법 중에서 전신의 자세 평가에 이용할 수 있고, 특별한 용구를 필요로 하지 않으며, 현장에서 기록 및 해석할 수 있으며, 평가 기준을 완비하고 있으며, 분명하고, 간편하게 평가할 수 있는 것이 바로 OWAS이다.

OWAS는 Finland의 제철 회사(Ovako Oy)에 근무하고 있던 Karhu와 Finland 노동 위생 연구소(Institute of Occupational Health)의 Kuorinka에 의해 1973년에 개발되었다. 본 기법을 처음으로 소개한 Karhu의 1977년의 논문에서는 자세 분류밖에 기재되고 있지 않았지만, Stoffert의 1985년의 논문에서는 평가법까지 포함한 완전한 방법이 상술되고 있다. 측정자간의 자세 판별의 일치율은 90% 이상으로 높고, 20개 이상의 업종에서 테스트되었다. 1980년대 후반부터 OWAS를 통한 작업조사나 작업개선이 이루어지고 있다.

2. OWAS에 의한 작업 자세의 기록법

[표 4-4]에 나타내는 것처럼, OWAS에서는 작업 시작점의 작업 자세를 허리. 상지. 하지. 무게의 4항목으로 나누어 이것을 코드화한 4항의 숫자(자세코드)로 기록한다. 이 자세 분류는 불쾌감의 주관적평가, 자세에 의한 건강 영향 평가, 실용 가능성을 고려해 결정된 것이다.

[표 4-4] OWAS 코드

허리	1) 똑바로 폄 2) 20도이상 앞/뒤로 굽힘 3) 20도이상 옆으로 굽히거나 비틈 4) 20도이상 앞/뒤로 굽힌 상태에서 옆으로 굽히거나 비틈
상지	1) 양팔이 모두 어깨보다 밑 2) 한 팔이 어깨의 높이 혹은 그것보다 위(팔꿈치가 어깨보다 위) 3) 양팔이 모두 어깨의 높이 혹은 그것보다 위
하지	1) 앉은 경우 2) 양발로 똑바로 선 경우 3) 한쪽 발에 중심을 두고 똑바로 선 경우 4) 양발을 굽혀 선 경우(엉거주춤) 5) 한쪽 발에 중심을 두고 무릎을 굽혀 선 경우(엉거주춤) 6) 한쪽 또는 양발의 무릎을 바닥에 대고 있는 경우 7) 걷거나 이동하는 경우
무게(힘)	1) 10㎏이하인 경우 2) 10~20㎏인 경우 3) 20㎏이상인 경우
목/머리	1) 정위치 2) 20도이상 앞으로 굽힘 3) 20도이상 옆으로 굽힘 4) 20도이상 뒤로 굽힘 5) 20도이상 비틈

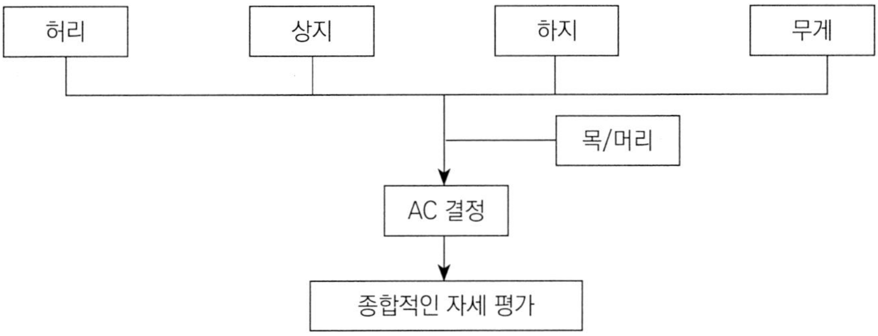

[그림 4-2] 작업분석 절차

3. OWAS에 의한 작업 자세의 평가법

OWAS에서는 자세의 부담도와 개선 요구도를 이하의 4단계에서 판정하는 AC (Action Category)를 사용한다. [표 4-5]는 AC 판정표를 나타낸 것이다.

AC1 : 이 자세에 의한 근골격계 부담은 문제없다. 개선은 불필요하다.
AC2 : 이 자세는 근골격계에 유해하다. 근시일 동안에 개선해야 한다.
AC3 : 이 자세는 근골격계에 유해하다. 가능한 한 조기에 개선해야 한다.
AC4 : 이 자세는 근골격계에 매우 유해하다. 바로 개선해야 한다.

※ AC판정표를 이용하는 것으로 이하와 같은 평가를 할 수 있다.

(1) 문제가 있는 자세의 평가 : 각 시각의 자세코드의 AC를 구한다. AC가 3이나 4의 데이터를 평가하는 것으로, 어느 시각의 작업 자세에 문제가 있는가를 조사할 수 있다. 작업 개선에 이용할 경우는 AC가 3이나 4의 시각의 작업을 [표 5-2]를 참고로 해서 보다 낮은 AC의 작업 자세가 되도록 개선한다.

(2) 작업의 전체적 평가나 작업간의 비교 : 각 시각의 자세코드의 AC를 구하고, 단순 집계한 것과 각 AC의 비율을 구한다. 이 중 AC4 또는 AC3+AC4의 비율은 작업의 전체적 부담도를 나타내는 지표로서 이용할 수 있다. 작업간은 AC4 또는 AC3+AC4의 비율을 비교하면, 어느 쪽의 자세 부담이 높은지를 비교할 수

있다. 작업 개선의 효과도 AC4 또는 AC3+AC4의 비율이 높은 어떤 것만 낮추는 것으로 평가할 수 있다.

[표 4-5] AC 판정표

AC값		(1)			(2)			(3)			(4)			(5)			(6)			(7)		
		(1)	(2)	(3)	(1)	(2)	(3)	(1)	(2)	(3)	(1)	(2)	(3)	(1)	(2)	(3)	(1)	(2)	(3)	(1)	(2)	(3)
(1)	(1)	1	1	1	1	1	1	1	1	1	2	2	2	2	2	2	1	1	1	1	1	1
	(2)	1	1	1	1	1	1	1	1	1	2	2	2	2	2	2	1	1	1	1	1	1
	(3)	1	1	1	1	1	1	1	1	1	2	2	3	2	2	3	1	1	1	1	1	2
(2)	(1)	2	2	3	2	2	3	2	2	3	3	3	3	3	3	3	2	2	2	2	3	3
	(2)	2	2	3	2	2	3	2	3	3	3	4	4	3	4	4	3	3	4	2	3	4
	(3)	3	3	4	2	2	3	3	3	3	3	4	4	4	4	4	4	4	4	2	3	4
(3)	(1)	1	1	1	1	1	1	1	1	2	3	3	3	4	4	4	1	1	1	1	1	1
	(2)	2	2	3	1	1	1	1	1	2	4	4	4	4	4	4	3	3	3	1	1	1
	(3)	2	2	3	1	1	1	2	3	3	4	4	4	4	4	4	4	4	4	1	1	1
(4)	(1)	2	3	3	2	2	3	2	2	3	4	4	4	4	4	4	4	4	4	2	3	4
	(2)	3	3	4	2	3	4	3	3	4	4	4	4	4	4	4	4	4	4	2	3	4
	(3)	4	4	4	2	3	4	3	3	4	4	4	4	4	4	4	4	4	4	2	3	4

4-6 NIOSH 들기작업 평가(NLE)

개정 NIOSH 중량물 취급 기준
(Revised NIOSH Lifting Equation ; NLE)

4.6.1 개요

본 기준은 중량물을 취급하는 작업에 대한 요통 예방을 목적으로 작업 평가와 작업 설계를 지원하기 위해서 만들어진 것이다. 중량물을 취급하는 작업에 의해 수반되는 건강 장해를 막기 위한 기준은 여러 나라에서 설정되어 있지만, 그 대부분이 최대

OWAS 작업분석 SHEET			
부서명		작업설명	
공정명			
분석자			
날짜	. . .		

자료 입력 및 분석

신체부위	작업자세형태						
허리	(1)똑바로 폄 구부림 	(2) 20도 이상 구부림 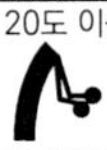	(3) 20도 이상 비틈 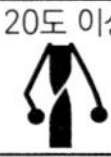	(4) 20도 이상 비틀어 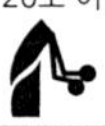			
상지	(1) 양팔 어깨 아래 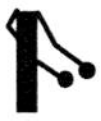	(2) 한팔 어깨 위 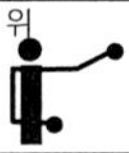	(3) 양팔 어깨 위 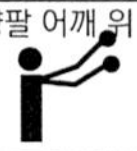				
하지	(1) 앉음 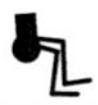	(2) 양발 똑바로 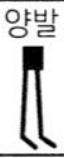	(3) 한발 똑바로 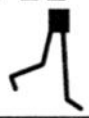	(4) 양무릎 굽힘 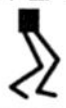	(5) 한무릎 굽힘 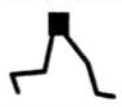	(6) 무릎 바닥 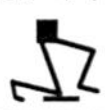	(7) 걸음 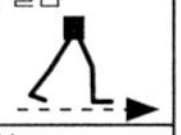
무게	(1) 10kg 미만 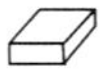	(2) 10~20kg 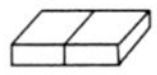	(3) 20kg 이상 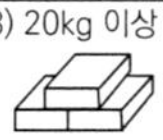				
목/머리	(1) 정위치 틈 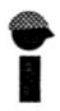	(2) 20도 이상 굽힘 	(3) 20도 이상 옆으로 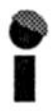	(4) 20도 이상 뒤로 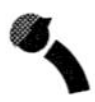	(5) 20도 이상 비 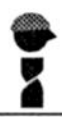		

AC값		(1)			(2)			(3)			(4)			(5)			(6)			(7)		
		(1)	(2)	(3)	(1)	(2)	(3)	(1)	(2)	(3)	(1)	(2)	(3)	(1)	(2)	(3)	(1)	(2)	(3)	(1)	(2)	(3)
(1)	(1)	1	1	1	1	1	1	1	1	1	2	2	2	2	2	2	1	1	1	1	1	1
	(2)	1	1	1	1	1	1	1	1	1	2	2	2	2	2	2	1	1	1	1	1	1
	(3)	1	1	1	1	1	1	1	1	1	2	2	3	2	2	3	1	1	1	1	1	2
(2)	(1)	2	2	3	2	2	3	2	2	3	3	3	3	3	3	3	2	2	2	2	3	3
	(2)	2	2	3	2	2	3	2	3	3	3	4	4	3	4	4	3	3	4	2	3	4
	(3)	3	3	4	2	2	3	3	3	3	3	4	4	4	4	4	4	4	4	2	3	4
(3)	(1)	1	1	1	1	1	1	1	1	2	3	3	3	4	4	4	1	1	1	1	1	1
	(2)	2	2	3	1	1	1	1	1	2	4	4	4	4	4	4	3	3	3	1	1	1
	(3)	2	2	3	1	1	1	2	3	3	4	4	4	4	4	4	4	4	4	1	1	1
(4)	(1)	2	3	3	2	2	3	2	2	3	4	4	4	4	4	4	4	4	4	2	3	4
	(2)	3	3	4	2	3	4	3	3	4	4	4	4	4	4	4	4	4	4	2	3	4
	(3)	4	4	4	2	3	4	3	3	4	4	4	4	4	4	4	4	4	4	2	3	4

AC값		
최종 평가	AC 1, 2	AC 3, 4
	관망의 작업	재설계가 필요한 작업
개선 방향		

한국산업안전공단

취급 중량과 두 손 취급 회수 또는 두 손의 총 취급 중량 등 만을 규정하고 있을 정도이다.

이것에 비해 본 기준은 취급 중량과 취급 회수뿐만 아니라, 중량물 취급 위치·인양 거리·신체의 비틀기·중량물 들기 쉬움 정도 등 여러 요인을 고려하고 있으며, 보다 정밀한 작업 평가·작업 설계에 이용할 수 있게 되어 있다. 본 기준은 중량물 취급에 관한 생리학·정신물리학·바이오메카니컬 해석·역학(병리학)의 각 분야에서의 연구 성과를 통합한 결과이다.

그러나, 본 기준의 실용성은 현시점에서는 완전하게는 확인되고 있지 않다. 향후, 데이터를 집약해 검토를 거듭할 필요가 있다.

2. 본 기준의 적용 범위

본 기준은 다음과 같은 중량물을 취급하는 작업에는 적용할 수 없다.

① 한 손으로 물건을 취급하는 경우

② 8시간 이상 물건을 취급하는 작업을 계속하는 경우

③ 앉거나 무릎을 굽힌 자세로 작업을 하는 경우

④ 작업 공간이 제약된 경우

⑤ 밸런스가 맞지 않는 물건을 취급하는 경우

⑥ 운반이나 밀거나 끌거나 하는 것 같은 작업에서의 중량물 취급

⑦ 손수레나 운반카를 사용하는 작업에 따르는 중량물 취급

⑧ 빠른 속도로 중량물을 취급하는 경우(약 75cm/초를 넘어가는 것)

⑨ 바닥면이 좋지 않은 경우(지면과의 마찰 계수가 0.4미만의 경우)

⑩ 온도/습도 환경이 나쁜 경우(온도 19~26℃, 습도 35~50%의 범위에 속하지 않는 경우)

3. 단일작업 해석 : RWL(와)과 LI

본 방법에는 거의 동일한 조건의 중량물을 취급하는 작업을 하는 경우의 해석(단일작업 해석, Single-task analysis)과, 조건이 다른 중량물을 취급하는 작업을 실시하는 경우의 해석(복수작업 해석, Multi-task analysis)이 있다. 여기에서는 먼저 단일작업 해석의 방법을 해설한다.

단일작업 해석에서는 먼저 중량물을 옮기려는 거리나 들기 회수 등의 작업 조건으로부터 RWL(Recommended Weight Limit, 추천 중량 한계)이라고 하는 수치를 계산한다. 이 RWL(단위: kg)은 건강한 작업자가 그 작업 조건에서 작업을 최대 8시간 계속해도 요통의 발생 위험이 증대되지 않는 취급물 중량의 한계값이다. RWL은 이하의 식으로 계산한다. 각 계수는 다음절에서 설명한다.

$$RWL = LC \times HM \times VM \times DM \times AM \times FM \times CM$$

여기에서, LC는 부하 상수, HM은 수평 계수, VM은 수직 계수, DM은 거리 계수, AM은 비대칭성 계수, FM은 빈도 계수, CM은 결합 계수이다.

RWL이 계산된 다음에 아래식으로 LI(Lifting Index, 들기 지수)를 구한다.

$$LI = L / RWL$$

여기에서 L은 실제의 작업에서 취급하는 물건의 중량(Load Weight, 부하 중량)이다. LI는 식에 나타내었듯이 실제의 작업이 추천 한계인 RWL의 몇 배가 될지를 나타내는 값이다. 결국 L이 주어진 작업 조건에서 중량물을 취급하는 작업의 한계 중량인 RWL을 넘어가고 있는 지를 알아보는 것이다. LI가 1 보다 크게 되는 것은 요통의 발생 위험이 높은 것을 나타낸다. 그러므로, LI가 1 이하가 되도록 작업을 설계/재설계할 필요가 있다.

4. 각 계수의 개요

가. LC(Load Constant, 부하 상수)

RWL을 계산하는 데 있어서의 상수로 23kg 이다. 다른 계수 HM, VM, DM, AM, FM, CM은 전부 0~1의 범위를 취하므로 결국 본 기준에서는 어떠한 경우도 RWL은 23kg를 넘어가지 않게 된다.

나. HM(Horizontal Multiplier, 수평 계수)

발의 위치에서 물건을 보관유지하고 있는 손의 위치까지의 수평 거리(H, Horizontal Location, 수평 위치. 단위 : cm)로부터 아래식을 이용해 구한다. 발의 위치는 발목의 위치로 하고, 발의 전후로 교차하고 있는 경우는 좌우의 발목의 위치의 중점을 다리 위치로 한다. 손의 위치는 중앙의 위치로 하고, 좌우의 손위치가 다른 경우는 좌우의 손위치의 중점을 이용한다.

$$HM = 1 \quad (H \leq 25cm)$$
$$= 25/H \quad (25 \sim 63cm)$$

주) 본 기준은 두 손으로 물건을 취급하는 작업만을 대상으로 하고 있다.

다. VM(Vertical Multiplier, 수직 계수)

지면으로부터 중량물을 보관유지하고 있는 손위치까지의 수직 거리(V, Vertical Location, 수직 위치. 단위 : cm)로부터 다음의 식을 이용해 구한다. 손의 위치는 HM의 경우와 같이 정의한다.

$$VM = 1-(0.003 \times |V-75|) \quad (0 \leq V \leq 175)$$
$$= 0 \quad (V > 175cm)$$

라. DM(Distance Multiplier, 거리 계수)

중량물을 들고 내리는 수직 방향의 이동 거리의 절대치(D, Vertical Travel Distance, 수직 이동 거리. 단위 : cm)로부터 다음의 식을 이용해 구한다. 수직 이동 거리 D는 중량물의 이동전 원래 지점(Origin)과 이동 지점(Destination)의 위치에서의 수직 위치 V의 차의 절대치이다.

$$DM = 1 \quad (D \le 25cm)$$
$$= 0.82+4.5/D \quad (25 \sim 175cm)$$

주)본 기준에서는 들기 속도를 취급하지 않는다. 따라서, 대단히 빠른 들기 동작(약 1초이내에 75cm이상의 거리를 오르내림하는 동작)이나 던지는 등의 중량물을 취급하는 동작에는 적용할 수 없다.

마. AM(Asymmetric Multiplier, 비대칭성 계수)

중량물이 몸의 정면에서 몇 도 어긋난 위치에 있는지 나타내는 각도 A (Asymmetry Angle, 비대칭각. 단위 : 도. 바닥에 있어서의 양발목 중점을 각도계측의 중심으로 하고 몸의 정면에 중량물이 있는 경우를 0도, 몸의 바로 옆에 있는 경우가 90도가 된다)로부터 아래식을 이용해 구한다.

$$AM = 1-0.0032 \times A \quad (0 \le A \le 135도)$$
$$= 0 \quad (A > 135도)$$

주)여기서 정의한 비대칭각 A는 중량물의 위치를 가리키는 값이고, 실제의 몸이 비틀기 양을 나타내는 값은 아니다.

바. FM(Frequency Multiplier, 빈도 계수)

원칙적으로 들기 빈도 F(Lifting Frequency. 단위 : 회/분), 작업 시간 LD(Lifting Duration), 수직위치 V(Vertical Location. VM에서 해설 함)로부터 다음표를 이용해

결정한다.

들기 빈도 F(회/분)	작업 시간 LD(Lifting Duration)					
	LD ≤ 1시간		1시간 < LD ≤ 2시간		2시간 < LD	
	V < 75cm	V ≥ 75cm	V < 75cm	V ≥ 75cm	V < 75cm	V ≥ 75cm
< 0.2	1.00	1.00	0.95	0.95	0.85	0.85
0.5	0.97	0.97	0.92	0.92	0.81	0.81
1	0.94	0.94	0.88	0.88	0.75	0.75
2	0.91	0.91	0.84	0.84	0.65	0.65
3	0.88	0.88	0.79	0.79	0.55	0.55
4	0.84	0.84	0.72	0.72	0.45	0.45
5	0.80	0.80	0.60	0.60	0.35	0.35
6	0.75	0.75	0.50	0.50	0.27	0.27
7	0.70	0.70	0.42	0.42	0.22	0.22
8	0.60	0.60	0.35	0.35	0.18	0.18
9	0.52	0.52	0.30	0.30	0.00	0.15
10	0.45	0.45	0.26	0.26	0.00	0.13
11	0.41	0.41	0.00	0.23	0.00	0.00
12	0.37	0.37	0.00	0.21	0.00	0.00
13	0.00	0.34	0.00	0.00	0.00	0.00
14	0.00	0.31	0.00	0.00	0.00	0.00
15	0.00	0.28	0.00	0.00	0.00	0.00
> 15	0.00	0.00	0.00	0.00	0.00	0.00

들기 빈도 F는 적어도 15분간 작업을 관찰해서 구하는 것이 기본이지만, 빈도가 일정하지 않을 경우에는 보다 긴 시간의 관찰로 구할 필요가 있다. 빈도가 다른 작업이 조합되어 있는 경우는 그것을 해석하는 것이 마땅하지만, 전체적인 평균 빈도를 이용한 해석하는 것도 가능하다.

들기 작업이 15분 이상 계속되지 않는 경우에는 다음과 같은 특별 순서를 취한다. 예를 들어, 한 Cycle이 8분간의 들기 작업(들기 빈도는 10회/분)과 7분간의 들지 않는 작업인 휴식이 반복되는 경우에 있어서 15분간의 평균 들기 빈도 F는 10회/분×8분

÷15분 = 5.33회/분으로 계산한다. 같은 방법으로 한 Cycle이 1분간의 들기 작업(들기 빈도는 10회/분)과 2분간의 들지 않는 작업으로 구성되어 있는 경우에는 15분간 작업하는 것으로 계산하기 위해서는 5 Cycle이 실행되는 것이 되므로, 이때의 들기 빈도 F는 10회/분×1분×5Cycle/분÷15분 = 3.4회/분과 같이 계산된다. 이러한 경우의 작업 시간 LD의 분류는 반복되는 Cycle의 시간으로 하고, Cycle중에 들기 작업이 짧기 때문이 1시간 미만의 분류(LD≤1시간)로 하지 않는다.

작업 시간 LD의 분류는 작업 시간 WT(Work Time. 중량물 들기 작업 시간)와 회복 시간 RT(Recovery Time. 중량물 들기 작업 이외의 가벼운 작업 또는 휴식)의 관계로 다음과 같이 정한다.

(1) **LD ≤ 1시간** : 1시간 이하의 들기 작업 시간 WT이 있고 잇따라 WT의 1.2배 이상의 회복 시간 RT가 있는 경우가 이것에 속한다. 예를 들어, 45분간 들기 작업을 해 60분간 휴식하는 경우가 이 분류에 포함된다. RT가 짧아서 WT의 1.2배가 되지 않는 경우에는 들기 작업을 계속하고 있다고 볼 수 있으므로 보다 긴 LD로 분류해야 한다. 예를 들면, 30분간 들기 작업을 하고 10분간 휴식하고 다시 45분간 들기 작업을 한 경우, RT인 휴식시간이 10분간으로 앞의 WT인 들기 작업 30분에 비해 짧기 때문에 들기 작업 시간은 30+45분 = 75분으로 계산되어야 한다. 따라서, WT는 1시간을 넘어가는 것으로 분류해야 한다.

(2) **1시간 < LD ≤ 2시간** : 1시간에서 2시간 이하의 들기 작업 시간 WT가 있고 잇따라 WT의 0.3배이상의 회복 시간 RT가 있는 경우가 이것에 속한다. 예를 들면, 90분간 들기작업을 하고 30분간 휴식한 경우가 이것에 분류된다. RT가 짧아서 WT의 0.3배가 안되는 경우는 들기 작업을 계속하고 있다고 볼 수 있으므로 보다 긴 LD로 분류해야 한다.

(3) **2시간 < LD ≤ 8시간** : 2시간부터 길게 8시간까지 들기 작업의 경우가 이에 속한다. 본 기준에서는 들기 작업이 8시간 이상 지속하는 경우의 기준치는 제

공되고 있지 않는다.

들기 빈도 F가 0.2회/분보다 작은 경우에 있어서의 F는 0.2회/분으로 한다. F가 거의 없는 0.1회/분인 경우는 충분히 긴 휴식 시간이 포함되어 있음으로 작업 시간 LD가 1시간 이하의 분류(LD≤1시간)의 빈도 계수 FM(FM≥1.00)을 항상 이용한다.

표에 값이 없는 경우는 근방의 값으로부터 직선보간법을 이용해서 구한다.

사. CM(Coupling Multiplier, 결합 계수)

중량물을 들기 쉬움에 관한 계수로, 결합타입(Coupling Type)과 수직위치 V (Vertical Location. VM에서 설명했음)로부터 다음 표를 이용해 결정한다.

결합 타입	수직 위치 V	
	V < 75cm	V ≥ 75cm
양호(Good)	1.00	1.00
보통(Fair)	0.95	1.00
불량(Poor)	0.90	0.90

결합 타입의 분류는 이하 같이 정한다.

(1) **양호**(Good) : 최적으로 설계된 용기(상자이나 운반용 나무상자 등)를 사용하면서, 최적의 손잡이나 손을 넣을 수 있는(Hand-hold cut-out) 용기 형태인 경우는 이것으로 분류한다(주1~3 참조). 또는, 용기에 넣어 운반하지 않을 것 같은 원재료 등이나 부드러운(Loose) 물건이나 부정형(Irregular)의 물건을 사용하면서 그것을 손으로 싸거나 쉽게 잡아서 드는 것이 용이하면 이것으로 분류한다(주6 참조).

(2) **보통**(Fair) : 최적으로 설계된 용기를 사용하면서, 손잡이가 보통이거나 손을 넣을 수 있는 용기가 최적이 아니면 이것으로 분류된다(주1~4 참조). 손잡이가 보통이거나 손을 넣을 수 있는 용기가 아니거나, 부드러운 물건이나 부정형의

물건을 사용하면서, 손을 용기의 밑에 넣어 거의 90도 이상 굴곡시킬 수 있다면 이것으로 분류된다(주4 참조).

(3) **불량(Poor)** : 최적으로 설계되지 않은 용기, 부드러운 물건, 부정형의 물건 등이 부피가 크고, 들기 힘들고, 각이 날카로운 물건의 경우에 이것으로 분류하고(주5 참조), 딱딱하지 않아서 들면 한 가운데가 튀어나와 버리는 것 같은 물건도 이것으로 분류된다.

주1) 최적으로 설계된 손잡이란, 물건의 직경이 1.9~3.8cm, 물건의 길이가 11.5cm이상, 손잡이와 물건사이의 여유(Clearance)가 5cm이상, 물건의 형태가 원통형으로 표면은 매끈매끈하지만 미끄러지지 않는 것이다.

주2) 최적으로 설계된 손을 넣을 수 있는 용기란, 손을 넣을 수 있는 폭이 3.8cm 이상, 길이가 11.5cm이상, 반타원형(Semi-oval), 물건과의 사이의 여유(Clearance)가 5cm이상, 매끈매끈하지만 미끄러지지 않고, 두께가 0.6cm 이상(예, 골판지의 2배의 두께)이라는 것이다.

주3) 최적으로 설계된 용기란, 가로가 40cm이하, 높이가 30cm이하로, 매끈매끈하지만 미끄러지지 않는 표면의 것을 말한다.

주4) 바닥으로부터 골판지상자를 드는 경우, 상자의 밑에 약 90도 굴곡시켜 드는 것이 가능해야 한다.

주5) 가로가 40cm보다 길거나, 높이가 30cm보다 높고, 거칠거나 미끄러지기 쉬운 표면, 각이 날카로운 상자, 밸런스가 맞지 않고, 불안정한 내용물, 장갑을 사용할 필요가 있는 경우의 용기는 최적으로 설계되었다고 할 수 없다. 부드러운 물건은 손으로 잡는 밸런스를 취하기 힘든 부피가 큰 것을 말한다.

주6) 손목이 과도하게 꺾이거나, 부자연스러운 자세 없이 물건을 드는 경우와 잡는데 쓸데없는 힘이 들어가는 것 같은 것이 없는 경우를 말한다.

아. 특별 제어 : 이동 전 위치와 이동 후 위치의 어느 쪽의 조건으로 계산할지를 결정

이동 전 조건으로 계산하는 것이 기본이지만, 중량물을 먼저 이동할 때에 다음과 같은 특별 제어(Significant Control)가 요구되는 경우에는 이동 전과 이동 후의 양방의 RWL, LI를 계산하지 않으면 안 된다. 이 자리합, DM(거리 계수). AM(비대칭성 계수). FM(빈도 계수)은 이동 전과 같은 값을 이용하면 좋다. 이동 전과 이동 후의 RWL를 함께 구한 경우, 작업 전체의 RWL은 양자 중이 작은 편의 값을 선택한다.

(1) 이동 장소 부근에서 쥐기를 바꿀 필요가 있는 경우 : 이동 전과 이동 후의 수직 위치가 크게 다르기 때문에 중량물을 들기가 바뀌는 경우나 기구의 기계 장착 같이 이동 장소에서 물건 들기가 바꿀 필요가 있는 경우가 이것에 해당한다.

(2) 이동 장소 부근에서 중량물을 들어 보관유지할 필요가 있는 경우 : 이동 후, 두는 타이밍이 요구되기 때문에, 중량물을 든채로 조금 대기할 경우가 이것에 해당한다.

(3) 이동 후 중량물을 정확한 위치에 둘 필요가 있는 경우 : 중량물을 자연스럽게 쌓아올리는 경우나 기기의 가이드에 접촉해 부품을 장착해야 하는 경우 등이 이것에 해당한다.

자. 작업중에 작업 조건이 바뀌는 경우

쌓아올려진 중량물을 내리는 작업에서는 최초의 중량물이 높은 위치에 있는 것으로 수직 위치 V는 높지만, 중량물을 내리는 작업이 계속될 수록 수직 위치 V는 낮아지게 된다. 이러한 경우는 다른 계수도 고려해 가장 좋지 않은 조건(통상은 V가 최저/최고의 위치)의 값을 선택한다.

5. 작업 설계나 작업 개선에 이용

가. LI에 대하여

LI는 주어진 작업 조건이 어느 정도 요통의 발생 위험을 가지고 있을지를 나타내는 종합적인 평가 지수로 이용할 수 있다. 값은 작을수록 좋다. 1이하로 하면 요통의 발생 위험은 억제할 수 있다. LI가 1~2가 되면 어느 정도 요통 발생이 실제 증가된다.

LI의 양적 평가에 대해서는 충분한 정보는 아직 제공되고 있지 않고, 차후의 연구를 기다릴 필요가 있다.

LI는 복수의 작업의 비교에도 이용할 수 있다. 통상, 달랐던 조건의 작업 부담도의 강약을 비교하는 것은 곤란하지만, LI를 작업마다 구해 비교하면 작업의 부담도있는 것은 개선의 중요도 순위 결정이 가능하게 된다.

LI는 특별 제어(Significant Control)의 영향 평가에도 이용할 수 있다. 예를 들어, 만약 이동 후보다 이동 전의 LI가 클 경우는 특별 제어가 불필요하도록 작업 개선을 할 수 없을까를 검토하는 의의가 있다고 판단된다.

나. 각계수에 대하여

HM, VM, DM, AM, FM, CM의 계수의 값을 비교하는 것으로, 통상은 곤란한 작업 조건의 어디를 개선하는 것이 가장 유효한지를 작업 요인의 순위 결정이 가능하게 된다.

HM, VM, DM, AM, FM, CM의 계수는 전부 0~1의 범위를 취하지만, 이 중 최고로 작은 값을 취하는 계수가 가장 큰 부담도를 가지는 요인으로 값이 작은 계수로부터 개선을 진행시켜가면 효과적이다. 각 계수를 1에 가깝게 하는 일반적인 개선법으로 다음과 같은 것이 있다.

(1) HM(수평 계수)

작업자와 중량물사이의 거리를 짧게 하는 것과 같이 장해물을 없애거나 중량물의 크기를 작게 한다. 상부에서 중량물을 취급하지 않도록 하며(발이 방해가 되어 작업자와 중량물사이의 거리가 길게 되기 때문). 만약 그것이 불가능하면 발사이에 중량물을 넣을 수 있도록 해야한다.

(2) VM(수직 계수)

이동 전이나 이동 후의 높이를 바꾼다. 상부나 어깨보다 높은 위치에서의 중량물 취급은 피한다.

(3) DM(거리 계수)

들거나 내리는 거리를 짧게 한다.

(4) AM(비대칭성 계수)

몸을 비틀지 않고 끝나는 것처럼, 이동 전과 이동 후의 위치를 근접하게 한다. 또는, 걸어서 몸 전체로 방향을 바꿔 이동 전과 이동 후의 위치를 뗀다.

(5) FM(빈도 계수)

중량물의 들기 회수나 작업 시간을 줄인다. 휴식 시간이나 중량물 들기가 아닌 가벼운 작업 시간을 늘린다.

(6) CM(결합 계수)

중량물과 손잡이를 최적인 것으로 개선한다.

다. 복수작업해석에 대하여

CLI가 1보다 크면 어느 정도의 장해를 발생시킬 위험이 있다고 판단한다. 작업이 다른 LI인 STLI는 그것이 1이하인 것이 바람직하다. 개선은 가장 큰 값의 STLI를 나타낸 작업으로부터 개선을 시도한다. 모든 작업의 STLI가 1이하여도 CLI가 1보다 큰 값의 경우도 같이 개선을 할 필요가 있다. 작업내의 개선에 대해서는 단일작업의 경우와 같이 가장 작은 계수를 나타내는 요인을 중점적으로 개선한다.

6. 계산예

가. 단일작업해석

(1) 데이터 수집

취급 중량(평균 중량 Lav와 최대 중량 Lmax), 중량물의 이동 전과 이동 후의 조건(수평 위치 H와 수직 위치 V), 비대칭각 A, 들기 빈도 F, 결합 타입 C, 작업 시간

LD, 특별 제어의 유무에 관한 데이터를 수집한다.

취급하는 중량		이동 전 위치		이동 후 위치		비대칭각도 A(도)	들기 빈도 F(회/분)	결합 타입	작업 시간 LD(시간)	특별 제어
Lav (kg)	Lmax (kg)	H (cm)	V (cm)	H (cm)	V (cm)					
10	10	30	50	30	90	0	1	양호	1	있음

(2) 각 조건의 계수 계산

식이나 표로부터 계수를 구한다.

구분	부하정수 LC	수평계수 HM	수직계수 VM	이동계수 DM	비대칭계수 AM	빈도계수 FM	결합계수 CM
이동 전 위치	23	0.83	0.93	0.93	1	0.94	1
이동 후 위치	23	0.83	0.96	0.93	1	0.94	1

주1) 거리 계수 DM은 이동 전과 이동 후의 V의 차로부터 구한다.

주2) 특별 제어가 없는 경우, 이동 전을 계산하면 된다.

(3) RWL과 LI의 산출

여기에서는 특별 제어가 있는 것으로 이동 전과 이동 후의 RWL를 계산한다. 그리고, 값이 작은 즉, 엄한 편의 RWL(여기에서는 이동 전)를 선택해 LI를 계산한다.

구 분	RWL(=LC×HM×VM×DM×AM×FM×CM)	LI(= L_{av} / RWL)
이동 전 위치	23×0.83×0.93×0.93×1×0.94×1= 15.5	10/15.5 = 0.65
이동 후 위치	23×0.83×0.96×0.93×1×0.94×1= 16.0	10/16.0 = 0.625

(4) 해석

여기에서 LI는 0.65가 1보다 작기 때문에 이 작업 조건에 의해 근골격계 장해의 위험이 낮다고 판단된다. 위험을 더 경감하기 위해서는 먼저 가장 작은 값을 나타낸 계수의 개선을 검토한다. 여기에서는 수평 계수가 0.83로 가장 작기 때문에 수평 거리 H(중량물과 몸의 거리)를 작게 하도록 개선한다(여기에서 수평 거리 H는 그다지 크지 않기 때문에 얻어지는 개선도는 작다).

인간공학적 작업분석 정밀평가(NLE) 사례

공정명	프레스 가공	작업명	1000톤 가공 적재

1000톤 프레스에 의해 가공된 제품을 5개 묶음으로 모아 팔렛트 위 적재 시 허리에 가해지는 위험을 평가함

현실태 및 문제점

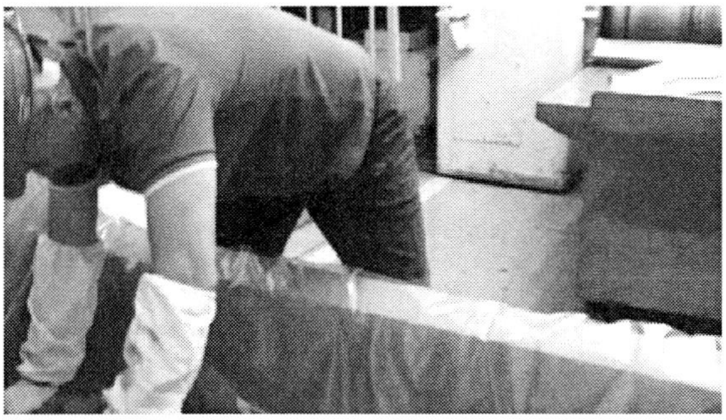

- 프레스 가공물 들기 작업 조건

1. 수직높이 :20cm(최하단)
2. 수평거리 : 50cm (최하단)
3. 빈도: 1회
4. 무게:15.2kg
5. 손잡이 상태 : 보통
6. 이동거리:45cm
7. 비틀림: 10도

작업분석 평가기법 및 결과

단계 1. 작업 변수 측정 및 기록

중량물 무게kg)		손 위치(cm)				수직거리(cm)	비대칭 각도(도)		빈도	지속 시간	커플링
		시점		종점			시점	종점	회수/분	(시간)	
L(평균)	L(평균)	H	V	H	V	D	A	A			C
15.2	15.2	30	75	50	20	-55	0	10	1	2	fair

단계 2. 계수 및 RWL 계산

	RWL=	23	HM	VM	DM	AM	FM	CM	
시점	RWL=	23	0.833333	1	1	1	0.88	1	= 16.867kg
종점	RWL=	23	0.5	0.835	1	0.968	0.88	0.95	= 7.771kg

단계 3. LI 들기 지수 계산

시점 들기지수(LI) $= \frac{\text{중량물 무게}}{\text{RWL}} = \frac{15.2}{16.86667} =$ **0.901**

종점 들기지수(LI) $= \frac{\text{중량물 무게}}{\text{RWL}} = \frac{15.2}{7.770804} =$ **1.956**

개선 대책

최상의 들기 작업 조건

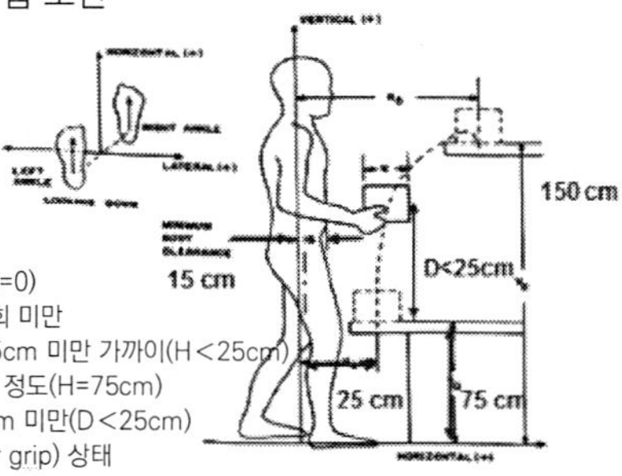

- 허리 비틀림 없음(A=0)
- 들기 작업 5분에 1회 미만
- 작업들이 몸에서 25cm 미만 가까이(H<25cm)
- 수직위치는 손 놀이 정도(H=75cm)
- 수직 이동거리 25cm 미만(D<25cm)
- 손잡이 좋은(power grip) 상태

- 시점에서는 RWL값이 17kg, LI(들기지수)값 =0.9로 현재 중량물 취급이 허용되는 작업조건이나, 물건을 팔레트에 내리는 종점에서의 작업은 들기지수가 1.96으로 작업개선이 시급히 요구되는 위험작업으로 평가됨
따라서, 공학적 대책으로 팔레트(현재 바닥에 놓여 있는 팔랫트를 지그위에 올리고 팔레트는 실린더에 의하여 작업자 앞으로 기울어지게 함)를 지그위에 올려 작업자의 들기작업의 수평·수직거리를 단축시킴

공정명	작업명 (근로자수)	문제점 및 개선의견
press 가공	1000 톤 프레스 가공물 적재 작업	• 문제점 : 프레스 가공물(개당 3.04kg)을 5개씩모아(15.2kg) 작업대에서 팔레트에 적재하는 과정에서 과도한 허리숙임 자세발생 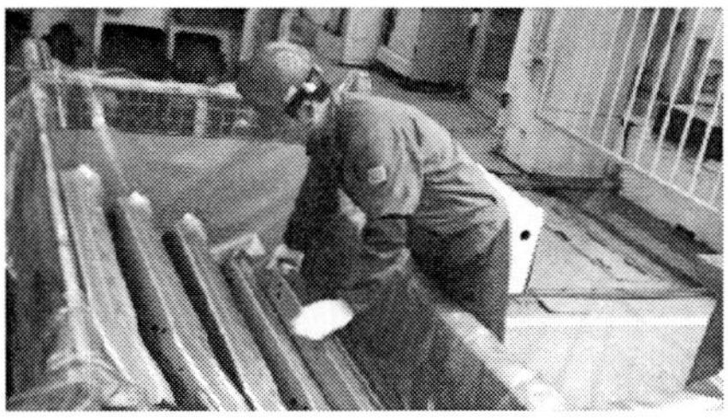 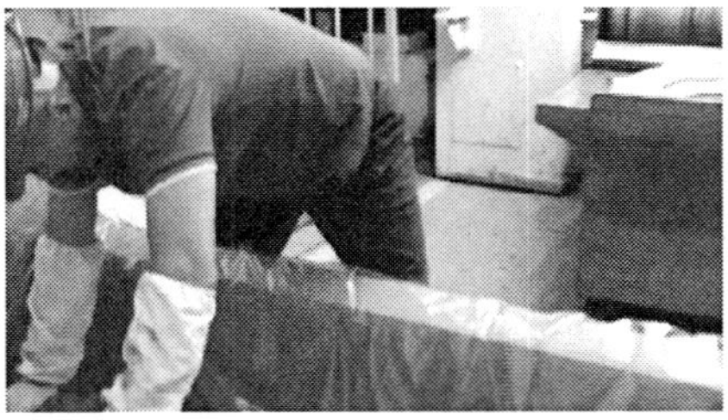 • 개선 방안 아래 그림과 같이 팔레트(현재 바닥에 놓여 있는 팔레트를 가위형 지그위에 올리고 팔레트는 아래 그림2와 같이 실린더에 의하여 작업자 앞으로 기울어지게 함)를 지그위에 올려 수직높이를 조절하여 허리 굽힘을 제거하고 수평거리를 단축시켜 허리에 가해지는 부담을 감소시킴 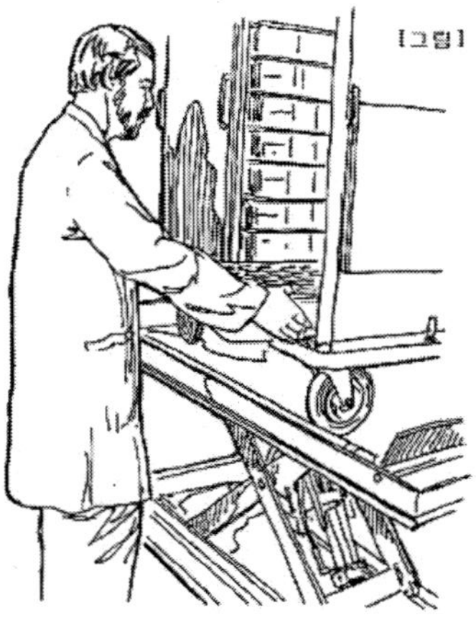

press 가공	1500톤 프레스 가공 및 검사 적재	• 문제점 : 현재 2인 1조로 프레스 가공물을 검사후 뒤집어 적재하는 과정에서 반복에 의한 어깨 팔 손목의 근골격계부담 발생 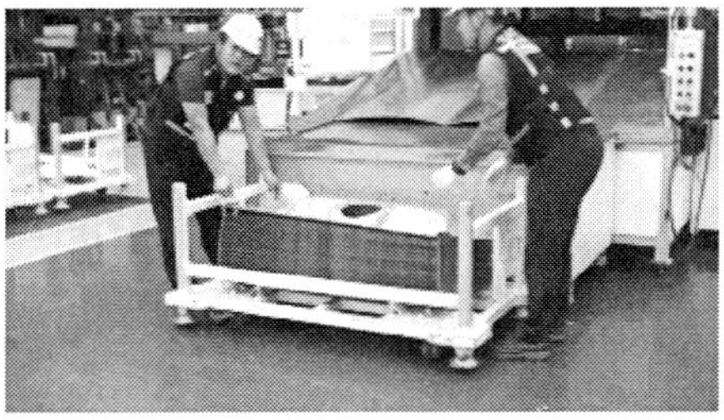 • 개선 방안 아래 그림과 같이 프레스 가공제품을 자석 리프트를 이용하여 들어 검사하고 좌측에 적재하는 1인 작업으로 전환

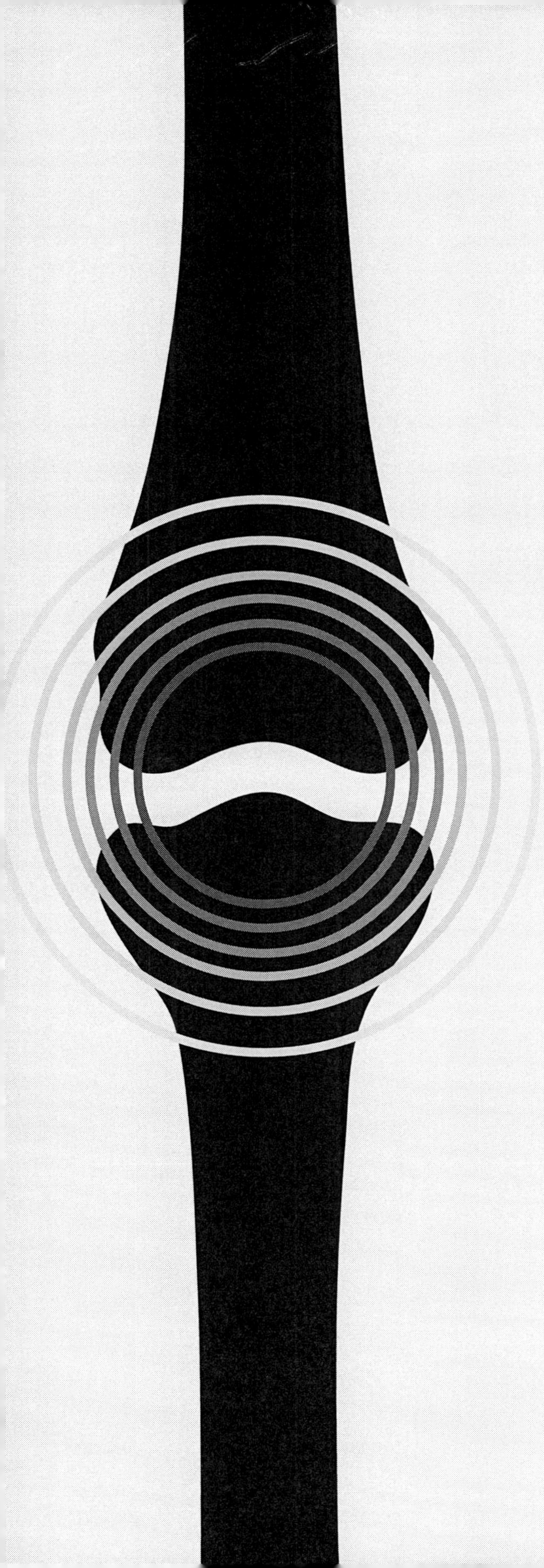

5장

근골격계질환 예방관련 법규 및 관련지침

5-1 근골격계질환 예방 법규 개요

1. 개론

최근 작업환경이 근로자의 상병구조에서도 나타나 작업이 단순반복화 되며 다양한 작업공구를 반복적으로 사용하게 되어 작업속도와 작업량이 많아지고 운동부족으로 인한 근력의 악화 등으로 근골격계질환이 증가할 수 있는 산업사회로 급속히 변화하고 있다.

노동부가 발표한 산업재해 통계를 보면 2020년 기준 우리나라에서 산업재해자는 14만명 발생했다. 이 가운데 사고로 인한 재해자는 12만 5천 명이었고, 나머지 1만 5천 여명이 질병으로 인한 재해자로 나타났으며 직업병 가운데 가장 많은 비중을 차지하는 것이 근골격계질환이다. 2020년 기준 우리나라 근로자 중 약 9,200여 명이 근골격계질환으로 산업재해 요양을 승인받았다. 이로 인한 근로자의 삶의 질은 물론 결근에 의한 노동력 손실, 제품불량 증가, 산재보상비용 지출 증가 등 사회·경제적으로 문제의 심각성을 더해주고 있다. 따라서 근골격계질환에 대한 올바른 이해를 통해 이를 예방할 수 있도록 작업 환경을 개선해주는 것은 매우 중요하다.

[표 5-1] 업무상질병 요양자 비교표

구분	총계	직업병							작업관련성 질병				
		소계	진폐	난청	금속 및 중금속 중독	유기화합물 중독	기타 화확물질 중독	기 타	소 계	뇌심혈관 질환	신체부담 작업	요 통	기 타
2019년	14,030	3,428	1,065	1,986	7	7	81	282	10,602	957	4,988	4,276	381
2020년	14,816	4,135	876	2,711	12	6	65	465	10,681	704	5,252	4,177	548
증감	786	707	-189	725	5	-1	-16	183	79	-253	264	-99	167
(%)	5.60	20.62	-17.75	36.51	71.43	-14.29	-19.75	64.89	0.75	-26.44	5.29	-2.32	43.83

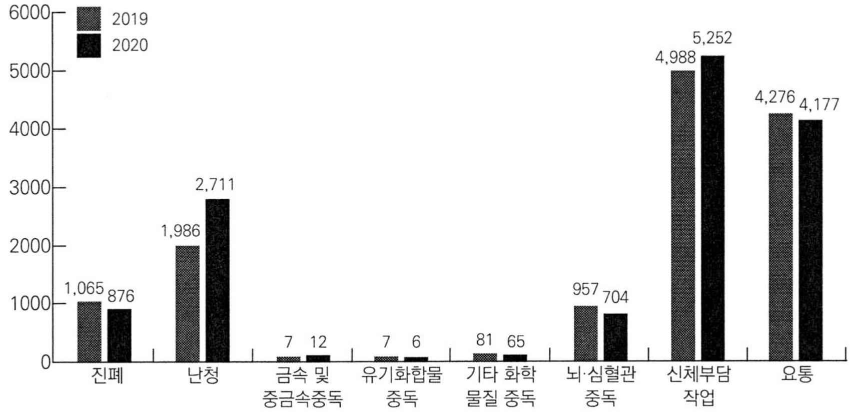

[그림 5-1] 업무상질병 요양자 비교도

근골격계부담작업 유해요인조사는 근골격계질환(Musculoskeletal disorders, MSDs) 예방 제도의 중요한 요소 중 하나로서 근거 법규가 2002년 12월 산업안전보건법(이하 산안법이라 한다)에 신설되었고, 2003년 7월에 시행되기 시작하였다.

유해요인조사는 산안법 제24조, 같은 법 산업안전보건기준에 관한 규칙(이하 안전보건규칙이라 한다) 제656조~제662조, 고용노동부고시 제2017-41호에 규정되어 있으며, 세부적인 가이드라인은 한국산업안전보건공단 안전보건기술지침(KOSHA Guide)으로 규정되어 있다(한국산업안전보건공단, 2017).

최근 3년(2014~2016) 동안 우리나라 산업재해 통계에서 근골격계질환자는 업무상질병 요양자 중 차지하는 비율이 평균 73.3%이었다(한국산업안전보건공단, 2017). 근골격계질환자가 업무상 질병요양자 중 70%를 초과하는 현상은 이미 10여년 가까이 이어지고 있는 실정이다. MSD로 인한 경제적·사회적 손실 또한 적지 않다. 2015년 산재보험 보상급여 자료에 의하면, MSD의 경우 보상급여 총지급액은 1,270억 정도이었고, 업무상질병 중 보상지급액 순위는 진폐, 뇌혈관질환에 이어 세 번째이었다(근로복지공단, 2016; 박정근 등, 2016).

2. 근골격계질환예방의 법적 근거

가. 관련 법규

(1) 산업안전보건법

① 산업안전보건법(이하 "법"이라 한다) 제39조 제1항 제5호를 (신설'02.12.30, 개정'21.5.18) 하여 사업주에게 보건상의 조치로 근골격계질환 예방의무 부과('03.7.1일 시행)

- 동조 제2항에서 근골격계질환 예방을 위한 사업주의 구체적인 보건상의 조치사항을 산업보건기준에 관한 규칙(이하 "보건규칙"이라 한다)에서 정하도록 위임

법 제39조(보건상의 조치)

① 사업주는 사업을 행함에 있어서 발생하는 다음 각호의 건강장해를 예방하기 위하여 필요한 조치를 취하여야 한다.
1.~4. 생략
5. 단순반복작업 또는 인체에 과도한 부담을 주는 작업으로 인한 건강장해
6. 생략
② 제1항의 규정에 의하여 사업주가 하여야 할 보건상의 조치사항은 노동부령으로 정한다.

② 근로자는 법 제6조 및 법 제39조의 규정에 의하여 근골격계질환의 예방을 위하여 사업주가 실시하는 보건상의 조치를 준수하고 따라야 함

법 제6조(근로자의 의무)

근로자는 이 법과 이 법에 의한 명령에서 정하는 산업재해예방을 위한 기준을 준수하여야 하며, 사업주 기타 관련 단체에서 실시하는 산업재해의 방지에 관한 조치를 따라야 한다.

법 제40조(근로자의 안전보치 및 보건조치 준수)

근로자는 제38조 및 제39조의 규정에 의하여 사업주가 행한 조치로서 노동부령이 정하는 사항을 준수하여야 한다.

(2) 산업보건기준에관한규칙

① 법 제39조 제1항 제5호의 신설에 따라 보건규칙을 개정('21.5.18)하여「제12장 근골격계부담작업으로 인한 건강장해의 예방(제656조~제666조)」을 신설('03.7.12일 시행, 2021.11.19. 일부개정)

- 보건규칙에서는 근골격계부담작업에 대한 유해요인조사 및 그 결과에 따른 작업환경개선, 유해성의 주지, 의학적 관리, 예방관리프로그램 작성·시행 및 중량물 작업 특별조치 등 사업주의 구체적인 보건상의 조치사항을 규정

② 근골격계부담작업의 범위는 보건규칙 제656조 제1항에서 노동부장관이 정하도록 위임

보건규칙 제656조(정의)
이 장에서 사용하는 용어의 정의는 다음 각호와 같다. 1. "근골격계부담작업"이라 함은 법 제39조제1항제5호의 규정에 의한 작업으로서 작업량·작업속도·작업강도 및 작업장 구조 등에 따라 노동부장관이 정하여 고시하는 작업을 말한다. 2.~3. 생략

(3) 노동부 고시(근골격계질환 예방)

① 보건규칙 제656조 제1호의 규정에 따라 근골격계부담작업의 범위(노동부고시 제2020-12호)를 제정·고시('20.11)

- 컴퓨터작업, 반복작업, 부적절한 작업자세, 무리한 동작 및 중량물작업 등 근골격계부담작업에 해당되는 11개 작업기준

(4) 한국산업안전보건공단(이하 "공단"이라 한다) KOSHA GUIDE

① 근골격계부담작업 유해요인조사 지침(H-9-2018)

- 보건규칙 제12장 규정에 근거한 근골격계부담작업 유해요인조사의 목적, 시기, 방법, 내용, 조사자 및 그 결과에 따른 개선과 사후관리 등에 대

한 구체적인 표준 실행지침

④ 사업장 근골격계질환 예방관리프로그램(H-31-2003)

- 보건규칙 제12 규정에 근거한 근골격계질환 예방을 위한 유해요인조사와 그 결과에 따른 개선, 의학적 관리, 교육 등 예방관리프로그램 이행에 대한 표준 실행지침

⑤ 근골격계질환 예방을 위한 작업환경개선지침(H-66-2012)

- 보건규칙 제12장의 규정에 근거한 작업환경개선 시 필요한 사항을 이행에 대한 실행지침

⑥ 사업장의 근골격계질환 예방을 위한 의학적 조치에 관한 지침(H-68-2012)

- 보건규칙 제12장의 규정에 근거한 근골격계질환 증상자가 발생한 사업장 또는 증상이 있는 근로자를 대상으로 의학적 조치 모델을 제시

나. 근골격계질환 예방의무의 적용 및 벌칙

(1) 적용대상

① 법 제39조의 규정에 의한 사업주의 근골격계질환 예방의무는 법 제3조 및 동법시행령 제2조에 의하여 1인 이상의 근로자를 사용하는 모든 사업 또는 사업장(국가·지방자치단체 및 정부투자기관 포함)에 적용

(2) 위반 시 벌칙

① 법 제39조의 규정에 의한 근골격계질환 예방의무를 준수하지 않은 사업주는 법 제168조 제1호의 규정에 의하여 “5년 이하의 징역 또는 5천만원 이하의 벌금”

② 사업주가 근골격계질환의 예방을 위하여 행하는 보건상의 조치를 준수하지 않은 근로자는 법 제175조 제6항 제3호의 규정에 의하여 “3백만원 이하의 과태료”

다. 근골격계질환 관련 용어의 정의

① **"근골격계부담작업"**이라 함은 보건규칙 제142조 제1호의 규정에 의하여 "단순반복작업 또는 인체에 과도한 부담을 주는 작업량·작업속도·작업강도 및 작업장 구조 등에 따라 노동부장관이 고시하는 작업"을 말함

② **"근골격계질환"**이라 함은 보건규칙 제142조 제2호의 규정에 의하여 "반복적인 동작, 부적절한 작업자세, 무리한 힘의 사용, 날카로운 면과의 신체접촉, 진동 및 온도 등의 요인에 의하여 목, 어깨, 허리, 상·하지의 신경·근육 및 그 주변조직 등에 나타나는 질환"을 말함

③ **"단위 작업"**이라 함은 "특정 작업이나 공정의 내용이 둘 이상의 동작이나 자세가 서로 연결되는 둘 이상의 세부작업(사이클타임, Cycle Time)으로 구분이 가능할 때의 그 세부작업 각각"을 말함

④ **"동일 작업"**이라 함은 "동일한 작업설비를 사용하거나 작업을 수행하는 동작이나 자세 등 작업방법이 같다고 객관적으로 인정되는 작업"을 말함

⑤ **"정형 작업"**이라 함은 "작업 동작이나 자세가 근로자와 관계없이 일정한 범위 내에서 고정되어 있는 형태의 작업으로 작업의 내용이나 방법이 주로 특정 기계·기구 등 설비를 이용하는 작업"을 말함

⑥ **"비정형 작업"**이라 함은 "정형 작업이 아닌 작업으로 작업의 내용이나 방법이 작업여건 등에 따라 수시로 변하는 형태의 작업"을 말함

⑦ **"단위작업장소"**라 함은 "건물이나 작업장으로 구분이 가능한 경우로 동일 또는 특정 작업이나 공정이 모여 있는 작업장소를 말함

⑧ **"최초 유해요인조사"**라 함은 "보건규칙 제143조 제1항 본문 규정 및 부칙 제2항의 특례에 의하여 '04.6.30일까지 실시하여야 하는 유해요인조사"를 말함

⑨ **"정기 유해요인조사"**라 함은 "보건규칙 제143조 제1항 본문 규정에 의하여 최초 유해요인조사를 완료한 날부터 매 3년마다 정기적으로 실시하여야 하

는 유해요인조사"를 말함

⑩ "**수시 유해요인조사**"라 함은 "보건규칙 제143조 제2항의 규정에 의하여 최초 또는 정기 유해요인조사 실시 여부와는 관계없이 실시사유가 발생했을 때 지체 없이 실시하여야 하는 유해요인조사"를 말함

⑪ "**근골격계질환 예방관리프로그램**"이라 함은 "보건규칙 제142조 제3호 및 제148조의 규정에 의하여 유해요인조사, 작업환경개선, 의학적 관리, 교육·훈련 평가에 관한 사항 등이 포함된 근골격계질환을 예방관리하기 위한 종합적인 계획"을 말함

5-2 근골격계부담작업의 범위

1. 근골격계부담작업의 정의

- "근골격계부담작업(이하 "부담작업"이라 한다)"은 "단순반복작업 또는 인체에 과도한 부담을 주는 작업으로서 작업량·작업속도·작업강도 및 작업장 구조 등에 따라 노동부장관이 정하여 고시하는 작업"을 말함(보건규칙 제656조 제1호)
- 사업주는 부담작업에 근로자를 종사시킬 때에는 유해요인조사 및 그 결과에 따른 작업환경개선, 근로자의 근골격계질환 징후 통지에 따른 의학적 조치 등 사후관리, 근로자에 대한 유해성의 주지 등 보건규칙에서 근골격계질환 예방을 위하여 정한 보건상의 조치를 행하여야 함

2 근골격계부담작업의 기준(노동부고시 제2020-1호, 2020.1.6. 일부개정)

- "부담작업"은 단기간작업 또는 간헐적인 작업에 해당되지 않는 작업으로써 다음의 11가지 기준에 해당하는 작업이 각각 주당 1회 이상 지속적으로 행해지거나 연간 총 60일 이상 행해지는 작업을 말함

“근골격계부담작업”이라 함은 다음 각 호의1에 해당하는 작업을 말한다. 다만, 단기간작업 또는 간헐적인 작업은 제외한다.

- 여기서 “단기간작업”이란 “2월 이내에 종료되는 1회성 작업”을 말하며, “간헐적인 작업”이란 “연간 총 작업일수가 60일을 초과하지 않는 작업”을 말함

(1) 부담작업의 평가원칙

① 부담작업은 사업장 내 모든 작업(공정)을 대상으로 평가하여야 함

② 단위작업으로 구성된 작업이나 공정은 단위작업 각각에 대하여 부담작업 여부를 평가하여야 하며, 단위작업을 구분하기 어려운 작업이나 공정은 그 자체를 하나의 작업으로 보고 평가하여야 함

③ 비정형 작업의 부담작업 평가는 근로자의 직종만으로 임의 판단하여서는 안 되며 근로자가 실제 수행하는 작업내용 등 구체적인 작업상황을 고려하여야 함

④ 근로자 1명이 2 개 이상의 독립 작업(공정)에 종사하는 경우에는 각각의 독립 작업(공정)에 대하여 부담작업 여부를 평가하여야 함

(2) 근골격계부담작업의 범위 및 유해요인조사 방법에 관한 고시(2020-1호)

제1조(목적) 이 고시는「산업안전보건법」제39조제1항제5호 및「산업안전보건기준에 관한 규칙」제656조제1호 및 제658조 단서의 규정에 따른 근골격계부담작업의 범위 및 유해요인조사 방법에 관하여 필요한 사항을 규정함을 목적으로 한다.

제2조(정의) ① 이 고시에서 사용하는 용어의 뜻은 다음 각 호와 같다.

1. "단기간 작업"이란 2개월 이내에 종료되는 1회성 작업을 말한다.
2. "간헐적인 작업"이란 연간 총 작업일수가 60일을 초과하지 않는 작업을 말한다.
3. "하루"란「근로기준법」제2조제1항제7호에 따른 1일 소정근로시간과 1일 연장근로시간 동안 근로자가 수행하는 총 작업시간을 말한다.
4. "4시간 이상" 또는 "2시간 이상"은 제3호에 따른 "하루" 중 근로자가 제3조 각 호에 해당하는 근골격계부담작업을 실제로 수행한 시간을 합산한 시간을 말

한다.

② 이 고시에서 규정하지 않은 사항은「산업안전보건법」(이하 "법"이라 한다) 및 「산업안전보건기준에 관한 규칙」(이하 "안전보건규칙"이라 한다)에서 정하는 바에 따른다.

제3조(근골격계부담작업) 법 제39조제1항제5호 및 안전보건규칙 제656조제1호에 따른 근골격계부담작업이란 다음 각 호의 어느 하나에 해당하는 작업을 말한다. 다만, 단기간작업 또는 간헐적인 작업은 제외한다.

1. 하루에 4시간 이상 집중적으로 자료입력 등을 위해 키보드 또는 마우스를 조작하는 작업
2. 하루에 총 2시간 이상 목, 어깨, 팔꿈치, 손목 또는 손을 사용하여 같은 동작을 반복하는 작업
3. 하루에 총 2시간 이상 머리 위에 손이 있거나, 팔꿈치가 어깨위에 있거나, 팔꿈치를 몸통으로부터 들거나, 팔꿈치를 몸통뒤쪽에 위치하도록 하는 상태에서 이루어지는 작업
4. 지지되지 않은 상태이거나 임의로 자세를 바꿀 수 없는 조건에서, 하루에 총 2시간 이상 목이나 허리를 구부리거나 트는 상태에서 이루어지는 작업
5. 하루에 총 2시간 이상 쪼그리고 앉거나 무릎을 굽힌 자세에서 이루어지는 작업
6. 하루에 총 2시간 이상 지지되지 않은 상태에서 1kg 이상의 물건을 한손의 손가락으로 집어 옮기거나, 2kg 이상에 상응하는 힘을 가하여 한손의 손가락으로 물건을 쥐는 작업
7. 하루에 총 2시간 이상 지지되지 않은 상태에서 4.5kg 이상의 물건을 한 손으로 들거나 동일한 힘으로 쥐는 작업
8. 하루에 10회 이상 25kg 이상의 물체를 드는 작업
9. 하루에 25회 이상 10kg 이상의 물체를 무릎 아래에서 들거나, 어깨 위에서 들거나, 팔을 뻗은 상태에서 드는 작업
10. 하루에 총 2시간 이상, 분당 2회 이상 4.5kg 이상의 물체를 드는 작업
11. 하루에 총 2시간 이상 시간당 10회 이상 손 또는 무릎을 사용하여 반복적으로 충격을 가하는 작업

제4조(유해요인조사 방법) 사업주는 안전보건규칙 제658조 단서에 따라 유해요인조사를 실시할 때에는 별지 제1호서식의 유해요인조사표 및 별지 제2호서식의 근

골격계질환 증상조사표를 활용하여야 한다. 이 경우 별지 제1호서식의 다목에 따른 작업조건 조사의 경우에는 조사 대상 작업을 보다 정밀하게 조사할 수 있는 작업분석·평가도구를 활용할 수 있다.

제5조(재검토기한) 고용노동부장관은 「훈령·예규 등의 발령 및 관리에 관한 규정」에 따라 이 고시에 대하여 2018년 1월 1일을 기준으로 매 3년이 되는 시점(매 3년째의 12월 31일까지를 말한다)마다 그 타당성을 검토하여 개선 등의 조치를 하여야 한다.

〈별지 제1호서식〉(2018. 2. 9. 신설)

유해요인조사표(제4조 관련)

가. 조사개요

조사 일시		조사자	
부서명			
작업공정명			
작업명			

나. 작업장 상황 조사

작업 설비	□ 변화 없음	□ 변화 있음(내용요약 :)
작업량	□ 변화 없음	□ 줄음(언제부터 :) □ 늘어남(언제부터 :) □ 기타( )
작업 속도	□ 변화 없음	□ 줄음(언제부터 :) □ 늘어남(언제부터 :) □ 기타( )
업무변화	□ 변화 없음	□ 줄음(언제부터 :) □ 늘어남(언제부터 :) □ 기타( )

다. 작업조건 조사(인간공학적인 측면을 고려한 조사)

1단계 : 작업별 주요내용(유해요인 조사자)

작업명 :
작업내용(단위작업명) :
1)
2)
3)

2단계 : 작업별 작업부하 및 작업빈도 (근로자 면담)

작업 부하(A)	점수	작업 빈도(B)	점수
매우 쉬움	1	3개월마다(연 2 ~ 3 회)	1
쉬움	2	가끔 (하루 또는 주 2~3일에 1회)	2

약간 힘듦	3	자주(1일 4시간)	3
힘듦	4	계속(1일 4시간 이상)	4
매우 힘듦	5	초과근무 시간(1일 8시간 이상)	5

단위작업 명	부담작업(호)	작업부하(A)	작업빈도(B)	총점수(A×B)
1)				
2)				
3)				

3단계: 유해요인평가

작업명	의자포장 및 운반	근로자명	홍길동

포장상자에 의자 넣기	포장된 상자 수레 당기기
사진 또는 그림	*사진 또는 그림*

작업별로 관찰된 유해요인에 대한 원인분석(*〈작성방법〉 유해요인 설명을 참조)

단위 작업명	포장상자에 의자 넣기	부담작업(호)	2, 3. 9
유해요인	유해요인의 발생원인 또는 노출특징		비고
반복동작(2호)	의자를 포장상자에 넣기 위해 어깨를 반복적으로 들어 올림		
부자연스런 자세(3호)	어깨를 들어 올려 뻗침		
과도한 힘(9호)	12kg 의자를 들어 올림		

단위 작업명	포장된 상자 수레 당기기	부담작업(호)	3, 6
유해요인	유해요인의 발생원인 또는 노출특징		비고
부자연스런 자세(3호)	포장상자를 잡기 위해 어깨를 뻗침		
과도한 힘(6호)	포장상자의 끝을 손가락으로 잡아당김		

작성방법

가. 조사 개요

- 작업공정명에는 해당 작업의 포괄적인 공정명을 적고(예, 도장공정, 포장공정 등), 작업명에는 해당 작업의 보다 구체적인 작업명을 적습니다(예, 자동차휠 공급작업, 의자포장 및 공급작업 등)

나. 작업장 상황 조사

- 근로자와의 면담 및 작업관찰을 통해 작업설비, 작업량, 작업속도 등을 적습니다.
- 이전 유해요인 조사일을 기준으로 작업설비, 작업량, 작업속도, 업무형태의 변화 유무를 체크하고, 변화가 있을 경우 언제부터/얼마나 변화가 있었는지를 구체적으로 적습니다.

다. 작업조건 조사 (앞장의 작성예시를 참고하여 아래의 방법으로 작성)

- (1단계) 가. 조사개요에 기재한 작업명을 적고, 작업내용은 단위작업으로 구분이 가능한 경우 각각의 단위작업 내용을 적습니다(예, 포장상자에 의자넣기, 포장된 상자를 운반수레로 당기기, 운반수레 밀기 등)
- (2단계) 단위작업명에는 해당 작업 시 수행하는 세분화된 작업명(내용)을 적고, 해당 부담작업을 수행하는 근로자와의 면담을 통해 근로자가 자각하고 있는 작업의 부하를 5단계로 구분하여 점수를 적습니다. 작업빈도도 5단계로 구분하여 해당 점수를 적고, 총점수는 작업부하와 작업빈도의 곱으로 계산합니다.
- (3단계) 작업 또는 단위작업을 가장 잘 설명하는 대표사진 또는 그림을 표시합니다. '유해요인'은 아래의 유해요인 설명을 참고하여 반복성, 부자연스런 자세, 과도한 힘, 접촉스트레스, 진동, 기타로 구분하여 적고, '발생 원인'은 해당 유해요인별로 그 유해요인이 나타나는 원인을 적습니다.

〈유해요인 설명〉

유해요인	설명
반복동작	같은 근육, 힘줄 또는 관절을 사용하여 동일한 유형의 동작을 되풀이해서 수행함
부자연스런, 부적절한 자세	반복적이거나 지속적으로 팔을 뻗음, 비틂, 구부림, 머리 위 작업, 무릎을 꿇음, 쪼그림, 고정 자세를 유지함, 손가락으로 집기 등
과도한 힘	작업을 수행하기 위해 근육을 과도하게 사용함
접촉스트레스	작업대 모서리, 키보드, 작업공구, 가위사용 등으로 인해 손목, 손바닥, 팔 등이 지속적으로 눌리거나 손바닥 또는 무릎 등을 사용하여 반복적으로 물체에 압력을 가함으로써 해당 신체부위가 충격을 받게 되는 것
진동	지속적이거나 높은 강도의 손-팔 또는 몸 전체의 진동
기타요인	극심한 저온 또는 고온, 너무 밝거나 어두운 조명 등

〈별지 제2호서식〉(2018. 2. 9. 신설)

근골격계질환 증상조사표(제4조 관련)

I. 아래 사항을 직접 기입해 주시기 바랍니다.

성명		연령	만 ______________세
성별	□ 남 □ 여	현 직장경력	_____ 년 _____개월째 근무 중
작업부서	__________부 __________라인 ____________작업(수행작업)	결혼여부	□ 기혼 □ 미혼
현재하고 있는 작업 (구체적으로)	작업 내용 : ______________________________ 작업 기간 : ________년 __________개월째 하고 있음		
1일 근무시간	_____시간 근무 중 휴식시간(식사시간 제외) _____분씩 _____회 휴식		
현작업을 하기 전에 했던 작업	작업 내용 : ______________________________ 작업 기간 : ________년 __________개월 동안 했음		

1. 규칙적인(한번에 30분 이상, 1주일에 적어도 2-3회 이상) 여가 및 취미활동을 하고 계시는 곳에 표시(∨)하여 주십시오.
   □ 게임 등 컴퓨터 관련 활동 □ 피아노, 트럼펫 등 악기연주 □ 뜨개질, 붓글씨 등
   □ 테니스, 축구, 농구 골프 등 스포츠 활동 □ 해당사항 없음

2. 귀하의 하루 평균 가사노동 시간(밥하기, 빨래하기, 청소하기, 2살 미만의 아이 돌보기 등)은 얼마나 됩니까?
   □ 거의 하지 않는다 □ 1시간 미만 □ 1-2시간 미만 □ 2-3시간 미만 □ 3시간 이상

3. 귀하는 의사로부터 다음과 같은 질병에 대해 진단을 받은 적이 있습니까?(해당 질병에 체크)
   (보기 : □ 류머티스 관절염 □ 당뇨병 □ 루프스병 □ 통풍 □ 알코올중독)
   □ 아니오 □ 예('예'인 경우 현재상태는 ? □ 완치 □ 치료나 관찰 중)

4. 과거에 운동 중 혹은 사고(교통사고, 넘어짐, 추락 등)로 인해 손/손가락/손목, 팔/팔꿈치, 어깨, 목, 허리, 다리/발 부위를 다친 적이 있습니까 ?
   □ 아니오
   □ 예 ('예'인 경우 상해 부위는? □손/손가락/손목 □팔/팔꿈치 □어깨 □목 □허리 □다리/발)

5. 현재 하시는 일의 육체적 부담 정도는 어느 정도라고 생각 합니까 ?
   □ 전혀 힘들지 않음 □ 견딜만 함 □ 약간 힘듦 □ 힘듦 □ 매우 힘듦

II. **<u>지난 1년 동안</u>** 손/손가락/손목, 팔/팔꿈치, 어깨, 목, 허리, 다리/발 중 어느 한 부위에서라도 귀하의 작업과 관련하여 통증이나 불편함(통증, 쑤시는 느낌, 뻣뻣함, 화끈거리는 느낌, 무감각 혹은 찌릿찌릿함 등)을 느끼신 적이 있습니까 ?

□ 아니오 (수고하셨습니다. 설문을 다 마치셨습니다.)

□ 예 ("예"라고 답하신 분은 아래 표의 **통증부위**에 체크(∨)하고, 해당 통증부위의 **세로줄**로 내려가며 해당사항에 체크(∨)해 주십시오)

통증 부위	목 ( )	어깨 ( )	팔/팔꿈치 ( )	손/손목/손가락 ( )	허리 ( )	다리/발 ( )
1. 통증의 구체적 부위는?		□ 오른쪽 □ 왼쪽 □ 양쪽 모두	□ 오른쪽 □ 왼쪽 □ 양쪽 모두	□ 오른쪽 □ 왼쪽 □ 양쪽 모두		□ 오른쪽 □ 왼쪽 □ 양쪽 모두
2. 한번 아프기 시작하면 통증 기간은 **<u>얼마 동안</u>** 지속됩니까?	□ 1일 미만 □ 1일 ~ 1주일 미만 □ 1주일 ~ 1달 미만 □ 1달 ~ 6개월 미만 □ 6개월 이상	□ 1일 미만 □ 1일 ~ 1주일 미만 □ 1주일 ~ 1달 미만 □ 1달 ~ 6개월 미만 □ 6개월 이상	□ 1일 미만 □ 1일 ~ 1주일 미만 □ 1주일 ~ 1달 미만 □ 1달 ~ 6개월 미만 □ 6개월 이상	□ 1일 미만 □ 1일 ~ 1주일 미만 □ 1주일 ~ 1달 미만 □ 1달 ~ 6개월 미만 □ 6개월 이상	□ 1일 미만 □ 1일 ~ 1주일 미만 □ 1주일 ~ 1달 미만 □ 1달 ~ 6개월 미만 □ 6개월 이상	□ 1일 미만 □ 1일 ~ 1주일 미만 □ 1주일 ~ 1달 미만 □ 1달 ~ 6개월 미만 □ 6개월 이상
3. 그때의 아픈 정도는 **<u>어느 정도</u>** 입니까?(보기 참조)	□ 약한 통증 □ 중간 통증 □ 심한 통증 □ 매우 심한 통증	□ 약한 통증 □ 중간 통증 □ 심한 통증 □ 매우 심한 통증	□ 약한 통증 □ 중간 통증 □ 심한 통증 □ 매우 심한 통증	□ 약한 통증 □ 중간 통증 □ 심한 통증 □ 매우 심한 통증	□ 약한 통증 □ 중간 통증 □ 심한 통증 □ 매우 심한 통증	□ 약한 통증 □ 중간 통증 □ 심한 통증 □ 매우 심한 통증
	〈보기〉	약한 통증 : 약간 불편한 정도이나 작업에 열중할 때는 못 느낀다 중간 통증 : 작업 중 통증이 있으나 귀가 후 휴식을 취하면 괜찮다 심한 통증 : 작업 중 통증이 비교적 심하고 귀가 후에도 통증이 계속된다 매우 심한 통증 : 통증 때문에 작업은 물론 일상생활을 하기가 어렵다				
4. **<u>지난 1년 동안</u>** 이러한 증상을 얼마나 자주 경험하셨습니까 ?	□ 6개월에 1번 □ 2-3달에 1번 □ 1달에 1번 □ 1주일에 1번 □ 매일	□ 6개월에 1번 □ 2-3달에 1번 □ 1달에 1번 □ 1주일에 1번 □ 매일	□ 6개월에 1번 □ 2-3달에 1번 □ 1달에 1번 □ 1주일에 1번 □ 매일	□ 6개월에 1번 □ 2-3달에 1번 □ 1달에 1번 □ 1주일에 1번 □ 매일	□ 6개월에 1번 □ 2-3달에 1번 □ 1달에 1번 □ 1주일에 1번 □ 매일	□ 6개월에 1번 □ 2-3달에 1번 □ 1달에 1번 □ 1주일에 1번 □ 매일

5. **지난 1주일 동안**에도 이러한 증상이 있었습니까?	□ 아니오 □ 예	□ 아니오 □ 예	□ 아니오 □ 예	□ 아니오 □ 예	□ 아니오 □ 예	□ 아니오 □ 예
6. 지난 1년 동안 이러한 통증으로 인해 어떤 일이 있었습니까?	□ 병원·한의원 치료 □ 약국치료 □ 병가, 산재 □ 작업 전환 □ 해당사항 없음 □ 기타 ( )	□ 병원·한의원 치료 □ 약국치료 □ 병가, 산재 □ 작업 전환 □ 해당사항 없음 □ 기타 ( )	□ 병원·한의원 치료 □ 약국치료 □ 병가, 산재 □ 작업 전환 □ 해당사항 없음 □ 기타 ( )	□ 병원·한의원 치료 □ 약국치료 □ 병가, 산재 □ 작업 전환 □ 해당사항 없음 □ 기타 ( )	□ 병원·한의원 치료 □ 약국치료 □ 병가, 산재 □ 작업 전환 □ 해당사항 없음 □ 기타 ( )	□ 병원·한의원 치료 □ 약국치료 □ 병가, 산재 □ 작업 전환 □ 해당사항 없음 □ 기타 ( )

유의사항

- 부담작업을 수행하는 근로자가 직접 읽어보고 문항을 체크합니다.
- 증상조사표를 작성할 경우 증상을 과대 또는 과소 평가 해서는 안됩니다.
- 증상조사 결과는 근골격계질환의 이환을 부정 또는 입증하는 근거나 반증자료로 활용할 수 없습니다.

5-3 유해요인조사 관련 기준

1) 제 12장 근골격계부담작업으로 인한 건강장해의 예방

제1절 통칙

제656조(정의) 이 장에서 사용하는 용어의 뜻은 다음과 같다. <개정 2019. 12. 26.>

1. "근골격계부담작업"이란 법 제39조제1항제5호에 따른 작업으로서 작업량 · 작업속도 · 작업강도 및 작업장 구조 등에 따라 고용노동부장관이 정하여 고시하는 작업을 말한다.
2. "근골격계질환"이란 반복적인 동작, 부적절한 작업자세, 무리한 힘의 사용, 날카로운 면과의 신체접촉, 진동 및 온도 등의 요인에 의하여 발생하는 건강장해로서 목, 어깨, 허리, 팔 · 다리의 신경 · 근육 및 그 주변 신체조직 등에 나타나는 질환을 말한다.
3. "근골격계질환 예방관리 프로그램"이란 유해요인 조사, 작업환경 개선, 의학적 관리, 교육 · 훈련, 평가에 관한 사항 등이 포함된 근골격계질환을 예방관리하기 위한 종합적인 계획을 말한다.

제2절 유해요인 조사 및 개선 등

제657조(유해요인 조사) ① 사업주는 근로자가 근골격계부담작업을 하는 경우에 3년마다 다음 각 호의 사항에 대한 유해요인조사를 하여야 한다. 다만, 신설되는 사업장의 경우에는 신설일부터 1년 이내에 최초의 유해요인 조사를 하여야 한다.

1. 설비 · 작업공정 · 작업량 · 작업속도 등 작업장 상황
2. 작업시간 · 작업자세 · 작업방법 등 작업조건
3. 작업과 관련된 근골격계질환 징후와 증상 유무 등

② 사업주는 다음 각 호의 어느 하나에 해당하는 사유가 발생하였을 경우에 제1항에도 불구하고 지체 없이 유해요인 조사를 하여야 한다. 다만, 제1호의 경우는 근골격계부담작업이 아닌 작업에서 발생한 경우를 포함한다. <개정 2017. 3. 3.>

1. 법에 따른 임시건강진단 등에서 근골격계질환자가 발생하였거나 근로자가 근골격계질환으로 「산업재해보상보험법 시행령」 별표 3 제2호가목 · 마목 및 제12호라목에 따라 업무상 질병으로 인정받은 경우

2. 근골격계부담작업에 해당하는 새로운 작업 · 설비를 도입한 경우
3. 근골격계부담작업에 해당하는 업무의 양과 작업공정 등 작업환경을 변경한 경우

③ 사업주는 유해요인 조사에 근로자 대표 또는 해당 작업 근로자를 참여시켜야 한다.

제658조(유해요인 조사 방법 등) 사업주는 유해요인 조사를 하는 경우에 근로자와의 면담, 증상 설문조사, 인간공학적 측면을 고려한 조사 등 적절한 방법으로 하여야 한다. 이 경우 제657조제2항제1호에 해당하는 경우에는 고용노동부장관이 정하여 고시하는 방법에 따라야 한다. <개정 2017. 12. 28.>

제659조(작업환경 개선) 사업주는 유해요인 조사 결과 근골격계질환이 발생할 우려가 있는 경우에 인간공학적으로 설계된 인력작업 보조설비 및 편의설비를 설치하는 등 작업환경 개선에 필요한 조치를 하여야 한다.

제660조(통지 및 사후조치) ① 근로자는 근골격계부담작업으로 인하여 운동범위의 축소, 쥐는 힘의 저하, 기능의 손실 등의 징후가 나타나는 경우 그 사실을 사업주에게 통지할 수 있다.

② 사업주는 근골격계부담작업으로 인하여 제1항에 따른 징후가 나타난 근로자에 대하여 의학적 조치를 하고 필요한 경우에는 제659조에 따른 작업환경 개선 등 적절한 조치를 하여야 한다.

제661조(유해성 등의 주지) ① 사업주는 근로자가 근골격계부담작업을 하는 경우에 다음 각 호의 사항을 근로자에게 알려야 한다.

1. 근골격계부담작업의 유해요인
2. 근골격계질환의 징후와 증상
3. 근골격계질환 발생 시의 대처요령
4. 올바른 작업자세와 작업도구, 작업시설의 올바른 사용방법
5. 그 밖에 근골격계질환 예방에 필요한 사항

② 사업주는 제657조제1항과 제2항에 따른 유해요인 조사 및 그 결과, 제658조에 따른 조사방법 등을 해당 근로자에게 알려야 한다.

③ 사업주는 근로자대표의 요구가 있으면 설명회를 개최하여 제657조제2항제1호에 따른 유해요인 조사 결과를 해당 근로자와 같은 방법으로 작업하는 근로자에게 알려야 한다. <신설 2017. 12. 28.>

제662조(근골격계질환 예방관리 프로그램 시행) ① 사업주는 다음 각 호의 어느 하나에 해당하는 경우에 근골격계질환 예방관리 프로그램을 수립하여 시행하여야 한다. <개정 2017. 3. 3.>

1. 근골격계질환으로 「산업재해보상보험법 시행령」 별표 3 제2호가목 · 마목 및 제12호라목에 따라 업무상 질병으로 인정받은 근로자가 연간 10명 이상 발생한 사업장 또는 5명 이상 발생한 사업장으로서 발생 비율이 그 사업장 근로자 수의 10퍼센트 이상인 경우
2. 근골격계질환 예방과 관련하여 노사 간 이견(　　)이 지속되는 사업장으로서 고용노동부장관이 필요하다고 인정하여 근골격계질환 예방관리 프로그램을 수립하여 시행할 것을 명령한 경우

② 사업주는 근골격계질환 예방관리 프로그램을 작성 · 시행할 경우에 노사협의를 거쳐야 한다.

③ 사업주는 근골격계질환 예방관리 프로그램을 작성 · 시행할 경우에 인간공학 · 산업의학 · 산업위생 · 산업간호 등 분야별 전문가로부터 필요한 지도 · 조언을 받을 수 있다.

제3절 중량물을 들어올리는 작업에 관한 특별 조치

제663조(중량물의 제한) 사업주는 근로자가 인력으로 들어올리는 작업을 하는 경우에 과도한 무게로 인하여 근로자의 목 · 허리 등 근골격계에 무리한 부담을 주지 않도록 최대한 노력하여야 한다.

제664조(작업조건) 사업주는 근로자가 취급하는 물품의 중량 · 취급빈도 · 운반거리 · 운반속도 등 인체에 부담을 주는 작업의 조건에 따라 작업시간과 휴식시간 등을 적정하게 배분하여야 한다.

제665조(중량의 표시 등) 사업주는 근로자가 5킬로그램 이상의 중량물을 들어올리는 작업을 하는 경우에 다음 각 호의 조치를 하여야 한다.

1. 주로 취급하는 물품에 대하여 근로자가 쉽게 알 수 있도록 물품의 중량과 무게중심에 대하여 작업장 주변에 안내표시를 할 것
2. 취급하기 곤란한 물품은 손잡이를 붙이거나 갈고리, 진공빨판 등 적절한 보조도구를 활용할 것

제666조(작업자세 등) 사업주는 근로자가 중량물을 들어올리는 작업을 하는 경우

에 무게중심을 낮추거나 대상물에 몸을 밀착하도록 하는 등 신체의 부담을 줄일 수 있는 자세에 대하여 알려야 한다.

2) 주요 내용 해설

가. 유해요인조사의 시기 및 주기

(1) 최초유해요인조사의 시기

① '03.7.12일 이전에 이미 부담작업에 근로자를 종사시키고 있는 사업장의 사업주는 '04.6.30일까지 해당 부담작업에 대한 최초 유해요인조사를 실시하여야 함

※ [주의] 최초 유해요인조사를 '04.6.30일 이전에 착수하였다 하더라도 동 기한까지 완료하지 못했다면 최초 유해요인조사를 미실시 한 것으로 간주됨

② '04.6.30일로부터 소급하여 3년 이내의 기간 중 보건규칙 시행일('03.7.12) 이전에 보건규칙에서 정한 기준을 모두 충족하여 실시한 유해요인조사는 최초 유해요인조사를 실시한 것으로 인정

③ '03.7.12일 이후 신설되는 사업장으로 부담작업을 보유하는 경우에는 신설일로부터 1년 이내에 해당 부담작업에 대한 최초 유해요인조사를 실시하여야 함

(2) 수시 유해요인조사의 사유 및 시기

① 사업주는 다음의 1에 해당하는 경우에 이전 최초·정기 또는 수시 유해요인조사의 실시 여부와는 무관하게 당해 작업에 대한 수시 유해요인조사를 지체 없이 실시하여야 함

※ [용어] 여기서 "지체 없이"란 "정당한 사유가 없는 한 즉시"를 의미

- 특정 작업에 종사하는 근로자가 법 규정에 의한 임시건강진단 등에서 근

골격계질환자로 진단받았거나 「산업재해보상보험법시행규칙」따라 업무상 질병으로 인정받은 경우

- 부담작업에 해당하는 새로운 작업·설비를 특정 작업(공정)에 도입한 경우. 다만, 종사 근로자의 업무량 변화 없이 단순히 기존 작업과 동일한 작업의 수가 증가하였거나 동일한 설비가 추가 설치된 경우에는 동일 부담작업의 단순 증가에 해당되므로 수시 유해요인조사를 실시하지 아니할 수 있음
- 부담작업에 해당하는 업무의 양과 작업공정 등 특정 작업(공정)의 작업환경이 변경된 경우

※ [예시] 작업환경의 변경으로 부담작업의 업무량이 증가하였거나, 부담작업이 아닌 작업이 새로 부담작업의 기준에 해당되는 경우에는 수시 유해요인조사를 지체 없이 실시

② 신규 입사자가 부담작업에 처음 배치될 때에는 수시 유해요인조사의 사유에 해당되지 않음

(3) 정기 유해요인조사의 주기

① 사업주는 부담작업에 대한 정기 유해요인조사를 최초 유해요인조사를 완료한 날(최초 유해요인조사 이후 수시 유해요인조사를 실시한 경우에는 수시 유해요인조사를 완료한 날)로부터 매 3년마다 주기적으로 실시하여야 함

※ [주의] 이전 유해요인조사를 완료한 날부터 3년을 초과하여서는 아니 됨

나. 유해요인조사의 도구 및 조사자

(1) 유해요인조사의 도구

① 유해요인조사는 다음의 세 가지 항목에 대한 조사가 가능하도록 근로자와의 면담, 인간공학적인 측면을 고려한 조사 및 증상설문조사 등 적절한 방법으로 실시

- 작업설비 · 작업공정 · 작업량 · 작업속도 등 작업장 상황
- 작업시간 · 작업자세 · 작업방법 · 작업동작 등 작업조건
- 부담작업과 관련된 근골격계질환의 징후 및 증상 유무

※ [주의] 위 세 가지 항목 중 하나라도 빠져 있거나 적절한 방법이 아닌 경우에는 유해요인조사를 실시한 것으로 인정받을 수 없음

② 사업주는 유해요인조사를 실시할 때에는 근로자 대표 또는 근로자를 반드시 참여시켜야 함

※ [주의] 사업주가 근로자 대표 또는 근로자의 참여 거부 등을 이유로 유해요인조사의 시기를 준수하지 못한 경우에는 유해요인조사 미실시에 해당

[표 5-2] 주로 사용하는 평가도구

평가도구명	평가되는 유해요인	관련된 신체부위	적용대상 작업종류	한계점
REBA (Rapid Entire Body Assessment)	•반복성 •힘 •불편한 자세	•손목 •팔 •어깨 •목 •상체 •허리 •다리	•간호사 •청소부 주부 등의 작업이 비고정적인 형태의 서비스 업계	•반복성 미고려
OWAS (Ovako Working-posture Analysing system)	•자세 •힘 •노출시간	•상체 •허리 •하체	•중량물 취급	•중량물작업 한정 •반복성 미고려
JSI (Job Strain index)	•반복성 •힘 •불편한 자세	•손 •손목	•경조립 작업 •검사 •육류가공 •포장 •자료입력 •세탁	•손, 손목부위 작업 한정 •평가의 개관성
RULA (Rapid Upper Limb Assessment)	•반복성 •힘 •불편한 자세	•손목 •팔 •팔꿈치 •어깨 •상체	•조립작업 •목공작업 •정비작업 •육류가공 •교환대 •치과	•반복성과 정적자세의 고려가 미흡 •전문성 요구
NIOSH (Revised NIOSH Lifting Equation)	•반복성 •힘 •불편한 자세	•허리	•물자취급 •음료수 운반 •4kg이상의 중량물 취급 •과도한 힘을 요하는 작업 •고정된 들기작업	•전문성 요구

(2) 유해요인조사의 조사자

① 유해요인조사의 조사자는 특별히 자격을 제한하지 않고 있으므로 사업주 또는 안전보건관리책임자가 직접 실시하거나

- 근로자, 관리감독자, 안전담당자, 안전관리자(안전관리대행기관을 포함), 보건관리자(보건관리대행기관을 포함), 외부 전문기관 또는 외부 전문가 중에서 사업주가 조사자를 지정하여 유해요인조사를 실시하게 할 수 있음

다. 유해요인조사의 방법

(1) 유해요인조사의 기본원칙

① 특별한 경우를 제외하고는 부담작업(부담작업이 단위작업으로 구분되는 경우에는 각 단위작업) 각각에 대하여 유해요인조사를 실시하여야 하며

- 근로자 1명이 둘 이상의 부담작업에 종사하는 경우에도 해당 부담작업 각각에 대하여 유해요인조사를 실시

(2) 동일 작업에 대한 유해요인조사 방법

① 한 단위작업장소 내에서 10개 이하의 부담작업이 동일 작업으로 이루어지는 경우에는 작업강도가 가장 높은 2개 이상의 작업을 표본으로 선정하여 유해요인조사를 실시해도 전체 동일 부담작업에 대한 유해요인조사를 실시한 것으로 인정

- 만일, 한 단위작업장소 내에 동일 부담작업의 수가 10개를 초과하는 경우에는 초과하는 5개의 작업 당 작업강도가 가장 큰 1개의 작업을 표본으로 추가하여 유해요인조사를 실시

※ [예시] 주조1공장에 동일 작업인 부담작업이 16개가 있는 경우에는 모두 4개(10개 작업에 의한 2개 선정, 초과 6개 작업에 의한 2개 추가) 이상의 작업을 표본으로 선정하여 유해요인조사를 실시

② 특정 설비를 다수의 근로자가 동시에 사용하는 작업 또는 교대제 작업은 각

각을 동일 작업으로 간주하고 유해요인조사를 실시

③ 동일 작업에 대한 유해요인조사를 표본조사로 실시할 때 근로자 면담이나 증상설문조사 등은 표본으로 선정된 부담작업의 종사 근로자에 대하여 실시

- 만일 유해요인조사 시 표본으로 선정되지 않은 부담작업에 종사하는 근로자가 근골격계질환의 징후를 호소할 때에는 보건규칙 제146조(통지 및 사후관리)의 규정에 의하여 조치

(3) 수시 유해요인조사의 방법

① 둘 이상의 독립 작업에 종사하던 근로자에서 발생한 근골격계질환으로 수시 유해요인조사를 해야 할 경우에는 근골격계질환이 발생한 신체부위에 주로 부담을 주는 작업을 선정하여 실시

② 근골격계질환자의 발생으로 수시 유해요인조사를 실시하여야 하는 경우 당해 작업의 작업장 상황 및 작업조건 조사는 반드시 실시하여야 하되

- 근골격계질환으로 진단 또는 요양결정을 받은 근로자에 대한 증상설문조사는 생략할 수 있으나
- 근골격계질환이 발생한 작업을 함께 수행해 온 동료 근로자가 있는 경우에는 당해 동료 근로자에 대한 증상설문조사는 생략할 수 없음

(4) 협력업체 근로자 종사작업에 대한 유해요인조사

① 동일한 장소에서 행하여지는 사업의 일부를 도급에 의하여 행하는 사업인 경우에는 근로자를 직접 사용하는 자(수급사업주)가 유해요인조사를 실시

② 다만, 유해요인조사에서 근골격계질환이 발생할 우려가 있어 도급사업주의 소유 설비의 변경 등 작업환경개선 등의 조치가 필요한 경우 수급사업주는 이를 도급사업주에게 통지하고

- 도급사업주는 수급사업주가 실시한 유해요인조사가 잘못되었다는 반증이 없는 한 필요한 조치를 하여야 함

(5) 사업주는 근로자가 중량물을 들어올리는 작업을 하는 경우

① 인력에 의한 중량물을 인양하는 작업에 근로자를 종사하도록 하는 때에는 신체의 부담을 감소시킬 수 있는 올바른 자세에 대해서 교육하고 이를 이행할 수 있도록 지도 · 감독을 하여야 한다.

② 중량물 안내 표시

※ 안내표시의 예시

1. 50×90cm(가로×세로)의 직사각형에 안내표시
2. 무게가 5~10kg인 경우에는 바탕색을 노랑, 10~20kg인 경우에는 주황, 20kg 이상인 경우에는 빨강으로 한다.
3. 무게 중심의 경우에는 왼쪽으로 치우치는 경우, 무게중심이 가운데 있는 경우, 오른쪽으로 치우치는 경우로 나누어 표시한다.

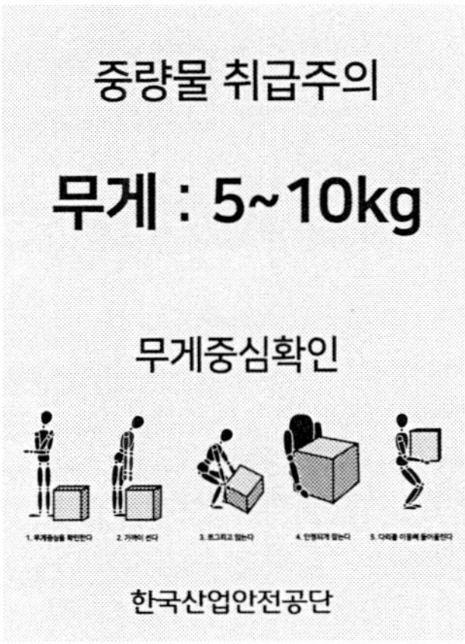

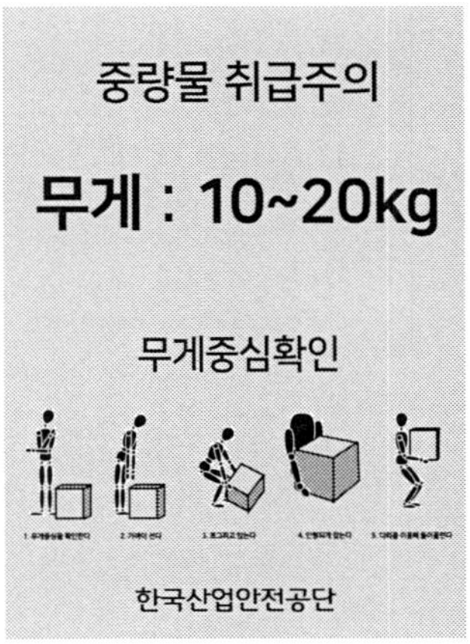

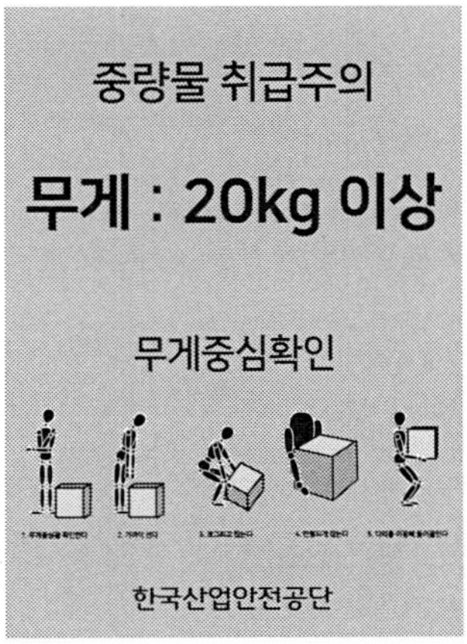

[참조 1]

근골격계질환 예방 법규 및 기준체계

산업안전보건법 제24조
(보건상의 조치)

제1항 제5호 : 단순반복작업 또는 인체에 과도한 부담을 주는 작업으로 인한 건강장해
제2항 : 제1항의 규정에 의한 사업주 조치사항은 노동부령으로 정함

↓

산업보건기준에 관한 규칙 제12장
(근골격계부담작업으로 인한 건강장해의 예방)

유해요인조사<보건규칙 제656조>

조사내용 : 작업장 상황, 작업조건, 근골격계질환 징후 및 증상 유무 등
정기조사 : 매 3년마다 유해요인조사를 실시 신설사업장 1년 이내
수시조사 : 지체없이
1. 근골격계질환자 발생 또는 요양결정시 (부담작업 유무에 관계없이)
   ※ 사고성요통은 제외(개정 2007.2.5)
2. 부담작업 새로운 작업 설비를 도입시
3. 부담작업 업무의 양과 작업공정 변경시

※ 근로자 대표 또는 당해 근로자 입회

↓

유해요인조사 결과의 처리<제659조>

근골격계질환 발생우려 시,
인간공학적 설계된 인력작업 보조설비 및 편의설비 설치 등 작업환경개선 조치

"근골격계부담작업"용어정의<제656조>

(고시 제2020-12호 : `20.1.6)
1. 집중적 **키보드 또는 마우스 조작** 작업(4시간)
2. 목, 어깨, 팔꿈치, 손목, 손사용 **반복작업**(2시간)
3. **팔꿈치**가 몸통에서 떨어진 상태 작업(2시간)
4. 목, 허리를 **굽히거나 트는 상태**의 작업(2시간)
5. **쪼그리거나 무릎을 굽힌 자세**의 작업(2시간)
6. 1kg이상 **한손의 손가락**으로 집는 작업(2시간)
7. 4.5kg이상 물건 **한손으로** 드는 작업(2시간)
8. **25kg**이상 물체를 드는 작업(10회)
9. **10kg**이상 물체를 드는 작업(25회)
10. **4.5kg**이상 물체를 드는 작업(2시간)
11. 손 또는 무릎 **타격작업**(2시간, 시간당 10회)

중량물취급에 대한 특별조치

제663조(중량물의 제한) 과도한 중량금지노력의무
제664조(작업조건) 휴식시간 적정배분
제665조(중량의 표시 등) 5kg 이상 물품
1. 중량과 무게중심을 작업장 주변 안내표시
2. 취급곤란 물품에 손잡이 부착, 갈고리, 진공빨판 등 활용

제666조(작업자세 등) 신체부담감소 작업자세 교육

↓

의학적 조치<제146조>

①근로자의 통지
운동범위 축소, 악력저하, 기능손실 등의 경우 사업주에게 통지
②사업주의 조치
징후가 나타난 근로자에 대한 의학적 조치 및 작업환경개선 등 조치

예방관리프로그램 시행<보건규칙 제662조>

①대상사업장
1. 근골격계질환자 10인 이상 발생, 또는 5인 이상 발생으로 총 근로자수의 10퍼센트 이상 ※ 사고성요통은 제외(개정 2007.2.5)
2. 근골격계질환예방 관련하여 노사간 이견 지속으로 노동부장관 명령 시

※ 예방관리프로그램 : 유해요인조사, 작업환경개선, 의학적 관리, 교육 훈련, 평가에 관한 사항 등이 포함된 종합적인 계획

②작성 시행시는 노사협의를 거쳐야함

유해성 등의 주지<제661조>

①부담작업에 근로자 종사 시 유해성 등을 주지
1. 근골격계 부담작업의 유해요인
2. 근골격계질환의 징후 및 증상
3. 근골격계질환 발생시 대처요령
4. 올바른 작업자세 및 작업도구, 시설 사용방법
5. 그 밖에 근골격계질환 예방에 필요한 사항

②유해요인조사 방법 및 결과 등을 근로자에게 알림

노동부 고시	KOSHA Code
○ 근골격계부담작업의 범위 및 유해요인조사 방법 (2020. 1. 6 고시제정 제2020-12호) ○ 영상표시단말기 VDT 취급근로자 작업관리지침 (2004. 11. 1 고시개정 제2004-50호)	○ 근골격계 부담작업 유해요인조사 지침(H-9-2018) ○ 사업장 근골격계질환 예방관리프로그램(H-65-2012) ○ 근골격계질환예방을 위한 작업환경개선지침(H-66-2012) ○ 사업장의 근골격계질환 예방을 위한 의학적 조치에 관한 지침(H-68-2012)

[참조 2]

근골격계부담작업 유해요인조사 지침(KOSHA CODE H-9-2022)

1. 목적

이 지침은 산업안전보건법(이하 “법”이라 한다) 제39조제1항제5호, 산업안전보건기준에 관한 규칙(이하 “안전보건규칙”이라 한다) 제12장 및 고용노동부고시 제2020-12호(근골격계부담작업의 범위 및 유해요인조사 방법에 관한 고시)의 규정에 따라 근골격계부담작업에 대한 유해요인조사 목적, 조사자, 조사시기 및 대상, 방법 및 내용, 작업환경 개선과 유해성 주지 등 필요한 조치사항을 제시함을 목적으로 한다.

2. 적용범위

이 지침은 안전보건규칙에 따라 근골격계부담작업 유해요인조사를 실시하는 사업장에 적용한다.

3. 용어의 정의

(1) 이 지침에서 사용하는 용어의 정의는 다음과 같다.

(가) “근골격계부담작업”이라 함은 법제39조제1항제5호에 따른 작업으로서 작업량· 작업속도· 작업강도 및 작업구조 등에 따라 고용노동부장관이 정하여 고시하는 작업을 말한다 (별표1).

(나) “근골격계질환 발생 유해요인”이라 함은 근골격계질환을 유발시킬 수 있는 반복동작, 부적절한 자세(부자연스런 또는 취하기 어려운 작업자세), 과도한 힘(무리한 힘의 사용), 접촉스트레스(날카로운 면과의 신체접촉), 진동 등을 말하며, 간략히 “유해요인”이라 말할 수 있다(별표2).

(다) “유해요인조사자”라 함은 근골격계부담작업 유해요인조사를 수행하는 자로서 보건관리자 또는 관련업무의 수행능력 등을 고려하여 사업주가 지정하는 자를 말한다.

(라) "단위작업"이라 함은 동일 노출집단의 근로자가 수행하는 특정 작업이나 공정의 내용이 둘 이상의 동작이나 자세로 연결되는 둘 이상의 세부작업으로 구분이 가능할 때의 그 세부작업을 말한다.

(2) 그 밖에 이 지침에서 사용하는 용어의 정의는 이 지침에 특별한 규정이 있는 경우를 제외하고는 산업안전보건법, 같은 법 시행령, 같은 법 시행규칙, 산업안전보건기준에 관한 규칙 및 관련 고시에서 정하는 바에 의한다.

4. 유해요인조사 목적

유해요인조사는 근골격계질환을 예방하기 위해 안전보건규칙에 따라 근골격계질환 발생 유해요인을 제거하거나 감소시키는 것을 목적으로 한다. 따라서, 유해요인조사의 결과를 근골격계질환의 이환을 부정 또는 입증하는 근거나 반증자료로 사용할 수 없다.

5. 유해요인조사자

(1) 사업주는 보건관리자에게 사업장 전체 유해요인조사 계획의 수립 및 실시 업무를 하도록 한다. 다만, 규모가 큰 사업장에서는 보건관리자 외에 부서별 유해요인조사자를 지정하여 조사를 실시하게 할 수 있다.

(2) 사업주는 보건관리자가 선임되어 있지 않은 경우에는 유해요인조사자를 지정하고, 사업장의 유해요인조사 계획을 수립하여 실시하도록 한다. 다만, 근골격계질환 예방관리 프로그램을 운영하는 사업장에서는 근골격계질환 예방관리 추진팀이 수행할 수 있다.

(3) 사업주는 유해요인조사자에게 유해요인조사에 관련한 제반 사항에 대하여 교육을 실시하여야 한다. 다만, 근골격계질환 예방관리 프로그램을 운영하는 사업장은 근골격계질환 예방관리 추진팀이 유해요인조사를 포함한 교육을 이미 받았을 경우 이를 생략할 수 있다.

(4) 사업주는 사업장 내부에서 유해요인조사자를 선정하기 곤란한 경우 유해요인조사의 일부 또는 전부를 관련 전문기관이나 전문가에게 의뢰할 수 있다.

6. 근골격계부담작업 해당 여부 결정

사업주는 안전보건규칙 제656조 제1호와 고용노동부고시 제2020-12호에 따라 모든 단위작업 각각에 대해 근골격계부담작업 해당 여부를 결정한다. 근골격계부담작업 해당 여부는 〈부록 1〉를 참조하여 판단한다.

7. 유해요인조사 시기 및 대상

(1) 사업주는 근골격계부담작업을 보유하는 경우에 다음 각호의 사항에 대해 최초의 유해요인조사를 하고, 완료한 날로부터 매 3년마다 주기적으로 실시한다. 다만, 신설사업장은 신설일로부터 1년이내에 최초의 유해요인조사를 실시한다.

(가) 설비·작업공정·작업량·작업속도 등 작업장 상황

(나) 작업시간·작업자세·작업방법 등 작업조건

(다) 작업과 관련된 근골격계질환 징후(Signs)와 증상(Symptoms) 유무 등

(2) 사업주는 다음 각호에서 정하는 경우에는 수시로 유해요인조사를 실시한다.

(가) 법에 따른 임시건강진단 등에서 근골격계질환자가 발생하였거나 근로자가 근골격계질환으로「산업재해보상보험법 시행령」별표 3 제2호 가목·마목 및 제12호 라목에 따라 업무상 질병으로 인정받은 경우

(나) 근골격계부담작업에 해당하는 새로운 작업·설비를 도입한 경우

(다) 근골격계부담작업에 해당하는 업무의 양과 작업공정 등 작업환경을 변경한 경우

(3) 사업주는 유해요인조사에 근로자 대표 또는 해당 작업 근로자를 참여시킨다.

8. 유해요인조사 방법

(1) 유해요인조사는 [그림 1]과 같이 근골격계질환자가 발생·인정된 작업 또는 근골격계부담작업에 해당하는 각각의 작업에 대해 실시하되, 근로자와의 면담, 증상 설문조사, 인간공학적 측면을 고려한 조사 등 적절한 방법으로 한다.

(가) 유해요인조사는 유해요인조사표(별지 제1호서식)를 활용하여 근로자와의 면담을 통해 조사개요, 작업장 상황조사, 작업조건 조사를 실시한다. 작업조건 조사를 실시할 때 인간공학적 측면을 고려한 작업분석·평가도구(부록2)를 활용하여 조사대상 근골격계부담작업 또는 근골격계질환 발생 유해요인에 대해 분석·평가할 수 있다. 유해요인조사표의 작성 예시는 〈부록3〉을 참조한다.

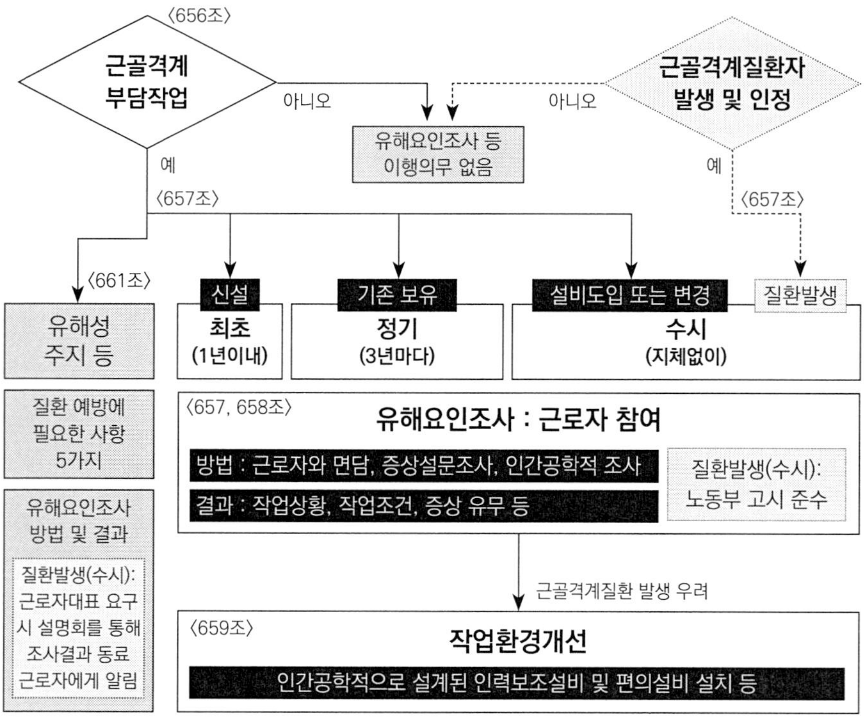

[그림 1] 유해요인조사 흐름도

(나) 또한 유해요인조사는 근골격계질환 증상조사표(별지 제2호서식)를 활용하여 근로자의 직업력, 근무형태, 근골격계질환의 징후 또는 증상 특징 등의 정보를 파악한다.

(2) 유해요인조사는 사업장내 근골격계부담작업 각각에 대하여 실시한다. 다만, 동일한 작업형태와 동일한 작업조건의 근골격계부담작업이 존재하는 경우에는 근골격계부담작업의 종류와 수에 대한 대표성, 조사실시 주기 또는 연도 등을 고려하여 단계적으로 일부 작업에 대해서 조사할 수 있다.

(가) 한 단위작업에 10개 이하의 근골격계부담작업이 동일작업으로 이루어지는 경우에는 작업강도가 가장 높은 2개 이상의 작업을 표본으로 선정한다.

(나) 만일, 한 단위작업에 동일 근골격계부담작업의 수가 10개를 초과하는 경우에는 초과하는 5개의 작업 당 1개의 작업을 표본으로 추가한다.

9. 유해요인조사 내용

(1) 유해요인조사는 작업장 상황조사, 작업조건 조사, 증상 설문조사로 구성된다.

(가) 작업장 상황조사 항목은 다음 내용을 포함한다.

① 작업공정

② 작업설비

③ 작업량

④ 작업속도 및 최근 업무의 변화 등

(나) 작업조건조사 항목은 다음 내용을 포함한다.

① 반복동작

② 부적절한 자세

③ 과도한 힘

④ 접촉스트레스

⑤ 진동

⑥ 기타 요인(예, 극저온, 직무스트레스)

(다) 증상 설문조사 항목은 다음 내용을 포함한다.

① 증상과 징후

② 직업력(근무력)

③ 근무형태(교대제 여부 등)

④ 취미활동

⑤ 과거질병력 등

10. 작업환경 개선 등 필요한 조치

(1) 사업주는 유해요인조사 결과를 바탕으로 근골격계질환 발생 위험이 높은 작업에 대해 작업환경 개선을 실시하되, 다음 각호의 사항에 따른다.

(가) 근로자의 통지에 의해 운동범위의 축소, 쥐는 힘의 저하, 기능의 손실 등의 징후가 나타난 작업

(나) 다수의 근로자가 유해요인에 노출되고 있거나 증상 및 불편을 호소하는 작업

(다) 비용편익 효과가 큰 작업

(2) 사업주는 다음 각 호의 사항을 종합적으로 고려하여 작업환경 개선계획을 수립·이행하되, 인간공학적으로 설계된 인력작업 보조설비 및 편의설비를 설치하는 등 작업환경 개선에 필요한 적정한 조치를 실시한다("근골격계질환예방을 위한 작업환경개선 지침" 참조).

(가) 유해요인조사 결과(유해요인 노출수준 및 증상 설문조사 등)

(나) 경제적 여건

(다) 개선효과 등

(3) 사업주는 개선계획의 수립 및 그 타당성을 검토하기 위하여 외부의 전문기관이나 전문가로부터 지도·조언을 들을 수 있다.

(4) 사업주는 근골격계부담작업을 하는 경우 다음 각 호의 사항을 근로자에게 알려야 한다.

(가) 근골격계부담작업의 유해요인

(나) 근골격계질환의 징후와 증상

(다) 근골격계질환 발생 시의 대처요령

(라) 올바른 작업자세와 작업도구, 작업시설의 올바른 사용방법

(마) 그 밖에 근골격계질환 예방에 필요한 사항

(5) 사업주는 안전보건규칙에 따른 유해요인조사 및 그 결과, 유해요인 조사방법 등에 대하여 근로자에게 알려야 하고, 근로자 대표의 요구가 있으면 설명회를 개최하여 근골격계질환 발생으로 인한 유해요인조사 결과에 대해 동일한 조사 대상 작업을 하고 있는 근로자에게 알려야 한다.

11. 문서의 기록과 보존

(1) 사업주는 안전보건규칙에 따라 최소 새로운 유해요인조사가 완료될 때까지 문서를 기록 또는 보존하되 다음 각호의 사항을 포함하여야 한다.

(가) 근골격계부담작업 해당 여부 결정 서류

(나) 유해요인조사 결과 (근골격계질환 증상조사 결과 포함)

(다) 의학적 조치 및 그 결과

(라) 작업환경 개선계획 및 그 결과보고서

(2) 사업주는 상기 (1)의 (나)와 (다) 문서에 근로자의 신상정보를 포함하는 경우 대외비 등으로 5년 동안 보존하며, (라) 문서의 경우 해당 시설·설비가 작업장 내에 존재하는 동안 보존한다.

〈별표 1〉

근골격계부담작업 *(제3조 관련, 고용노동부 고시)

1. 하루에 4시간 이상 집중적으로 자료입력 등을 위해 키보드 또는 마우스를 조작하는 작업
2. 하루에 총 2시간 이상 목, 어깨, 팔꿈치, 손목 또는 손을 사용하여 같은 동작을 반복하는 작업
3. 하루에 총 2시간 이상 머리 위에 손이 있거나, 팔꿈치가 어깨위에 있거나, 팔꿈치를 몸통으로부터 들거나, 팔꿈치를 몸통뒤쪽에 위치하도록 하는 상태에서 이루어지는 작업
4. 지지되지 않은 상태이거나 임의로 자세를 바꿀 수 없는 조건에서, 하루에 총2시간 이상 목이나 허리를 구부리거나 트는 상태에서 이루어지는 작업
5. 하루에 총 2시간 이상 쪼그리고 앉거나 무릎을 굽힌 자세에서 이루어지는 작업
6. 하루에 총 2시간 이상 지지되지 않은 상태에서 1kg 이상의 물건을 한손의 손가락으로 집어 옮기거나, 2kg 이상에 상응하는 힘을 가하여 한손의 손가락으로 물건을 쥐는 작업
7. 하루에 총 2시간 이상 지지되지 않은 상태에서 4.5kg 이상의 물건을 한 손으로 들거나 동일한 힘으로 쥐는 작업
8. 하루에 10회 이상 25kg 이상의 물체를 드는 작업
9. 하루에 25회 이상 10kg 이상의 물체를 무릎 아래에서 들거나, 어깨 위에서 들거나, 팔을 뻗은 상태에서 드는 작업
10. 하루에 총 2시간 이상, 분당 2회 이상 4.5kg 이상의 물체를 드는 작업
11. 하루에 총 2시간 이상 시간당 10회 이상 손 또는 무릎을 사용하여 반복적으로 충격을 가하는 작업

*: 〈부록1. 근골격계부담작업 해당 여부 판단(예시)〉를 참조한다.

〈별표 2〉

근골격계질환 발생 유해요인

유해요인	내용 설명
반복동작	같은 근육, 힘줄, 인대 또는 관절을 사용하여 반복 수행되는 동일한 유형의 동작으로서 그 유해 정도는 반복횟수, 빠르기, 관련되는 근육군의 수, 사용되는 힘에 따라 다름 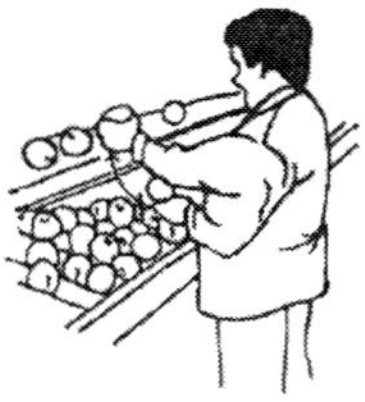 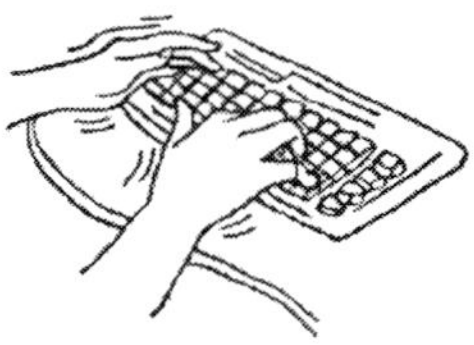
부자연스런 또는 취하기 어려운 자세	각 신체 부위가 취할 수 있는 중립자세를 벗어나는 자세를 말하며, 예를 들어 손가락집기, 손목 좌우 돌리기, 손목 굽히거나 뒤로 젖히기, 팔꿈치 들기, 팔 비틀기, 목 젖히거나 숙이기, 허리 돌리기·구부리기·비틀기, 무릎 꿇기·쪼그려 앉기, 한발로 서기, 장시간 서서 일하는 동작, 정적인 자세 등 자세를 일컬음 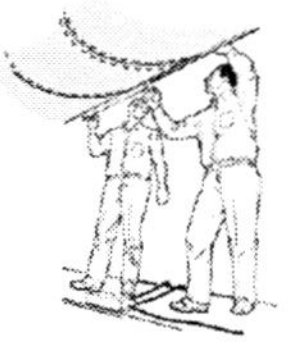 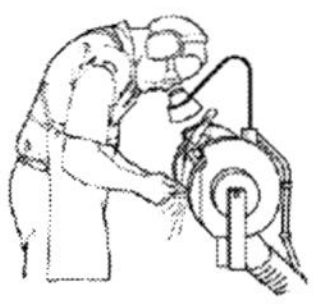 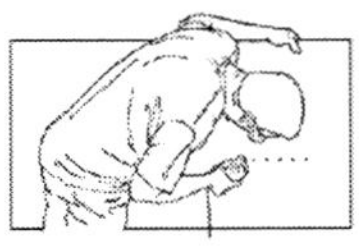 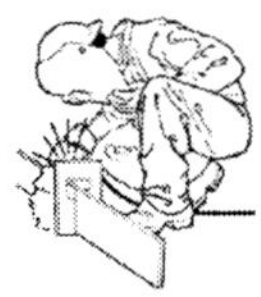 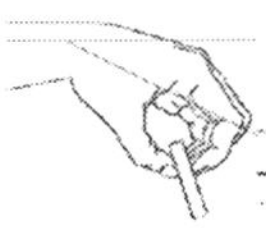 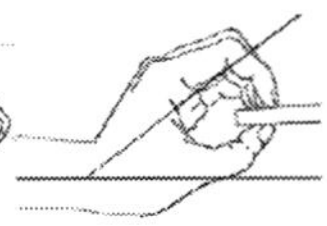 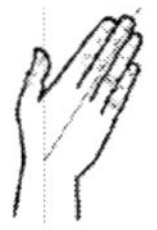
과도한 힘	들거나 내리기, 밀거나 당기기, 운반하기, 지탱하기 등으로 물체, 환자 등을 취급할 때 이루어지는 무리한 힘이나 동작을 말함 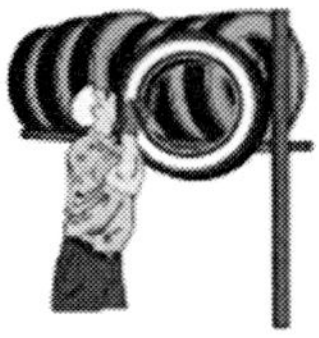 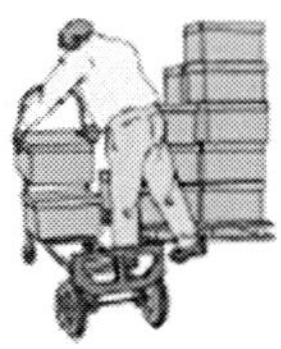 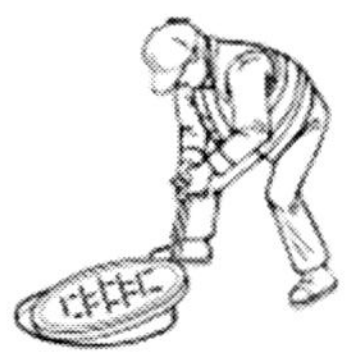 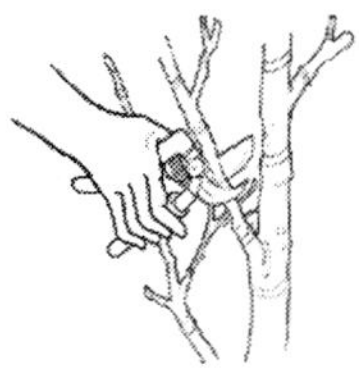 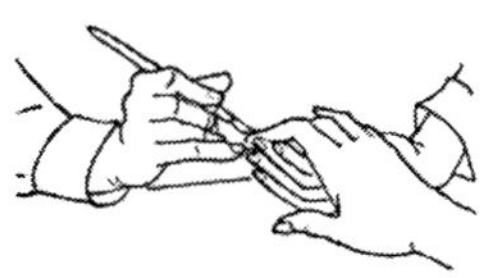

접촉스트레스	작업대 모서리, 키보드, 작업공구, 가위 사용 등으로 인해 손목, 손바닥, 팔 등이 속적으로 눌리거나 손바닥 또는 무릎 등을 사용하여 반복적으로 물체에 압력을 가함으로써 해당 신체부위가 받는 충격 또는 접촉부담을 말함 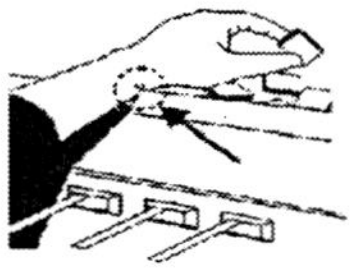 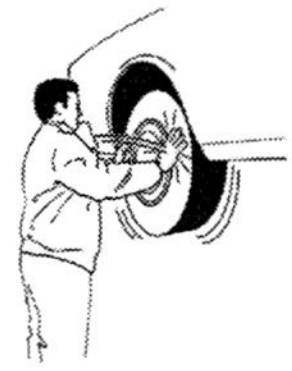 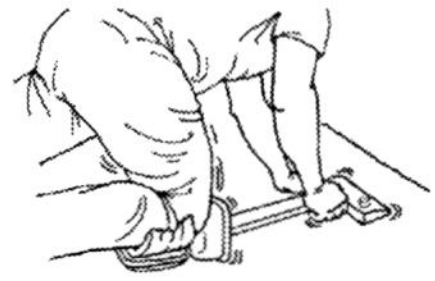
진동	신체부위가 동력기구, 장비와 같이 진동하는 물체와 접촉하여 영향을 받게 되는 진동으로서 버스, 트럭 등 운전으로 인한 전신진동과 착암기, 임팩트 등 사용으로 인한 손, 팔부위의 국소진동으로 구분함 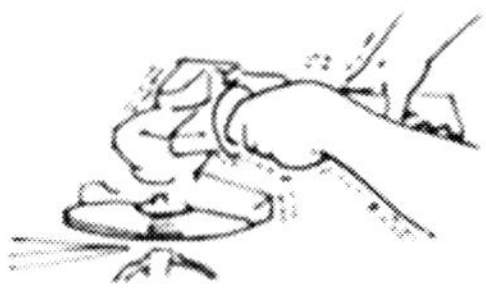 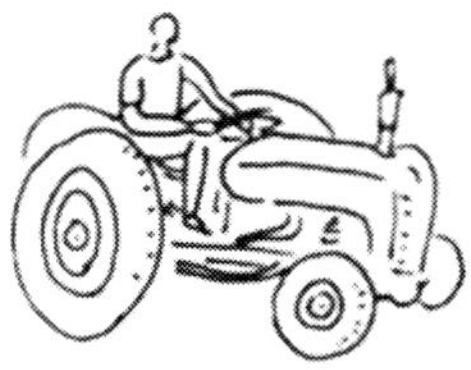
기타요인	극저온, 직무스트레스 등

〈별지 제1호서식〉

유해요인조사표

(아래의 〈유해요인조사표 작성가이드〉를 참조하여 작성)

1. 조사개요 (해당 사항에 ✔하거나 내용을 기재함)

조사 구분	□ 정기조사	□ 수시조사 □ 근골격계질환자 발생시 □ 새로운 작업·설비도입시 □ 업무의 양과 작업공정 등 작업환경 변경시	
조사 일시		조사자	
조사부서명			
작업공정명			
작업명			

2. 작업장 상황 조사

작업 설비	□ 변화 없음	□ 변화 있음(내용요약 :)
작업량	□ 변화 없음	□ 변화 있음(내용요약 :)
작업 속도	□ 변화 없음	□ 변화 있음(내용요약 :)
업무형태	□ 변화 없음	□ 변화 있음(내용요약 :)
기타	□ 변화 없음	□ 변화 있음(내용요약 :)

3. 작업조건 조사 (인간공학적인 측면을 고려한 조사)

1단계 : 작업별 주요내용(유해요인 조사자)

작업명(단수 또는 복수의 단위작업으로 구성됨) :
작업내용 :

2단계 : 단위작업별 작업부하 및 작업빈도 (근로자 면담)

작업 부하(A)	점수	작업 빈도 또는 노출수준(B)	점수
매우 쉬움	1	계절마다(연 2 ~ 3 회)	1

쉬움	2	가끔 (1일 또는 주 2~3회)	2
약간 힘듦	3	자주(1일 4시간 이하)	3
힘듦	4	계속(1일 4시간 이상)	4
매우 힘듦	5	초과근무시간(1일 8시간이상)	5

단위작업 명	부담작업(호)	작업부하(A)	작업 빈도(B)	총점수(A×B)

3단계: 유해요인평가

작업명		근로자명	

단위작업 명	단위작업 명
사진 또는 그림	*사진 또는 그림*

작업별 유해요인 원인분석

단위 작업명		부담작업(호)	
유해요인	유해요인의 발생원인 또는 노출특징	비고	

단위 작업명		부담작업(호)	
유해요인	유해요인의 발생원인 또는 노출특징	비고	

3-1. 작업분석·평가 결과표 (작업분석·평가가 필요한 경우 사용)

작업공정명		작업명	
단위작업별 작업 모습 (사진 또는 그림)			

작업분석 · 평가도구*	평가결과	판정

*: 〈부록2. 작업분석·평가도구〉를 참조

4. 종합요약

유해요인조사표 작성가이드

1. 조사개요

- 양식에 따라 조사구분, 조사일시, 조사자, 조사부서명 등 기재함
- 작업공정명은 해당 작업의 포괄적인 공정명을 기재하고(*예, 도장공정, 포장공정 등*), 작

업명은 보다 구체적으로 기재함(*예, 자동차휠 공급작업, 의자포장 및 공급작업 등*).

2. 작업장 상황 조사
   - 노동자와의 면담 및 작업관찰을 통해 작업설비, 작업량, 작업속도 등 기재
   - 이전 유해요인조사 날짜를 기준으로 작업설비, 작업량, 작업속도, 업무형태, 기타의 변화 유무를 체크하고, 변화가 있을 경우 언제부터/얼마나 변화가 있었는지를 구체적 기재.
3. 작업조건 조사
   - **(1단계)** 〈1. 조사개요〉에 기재한 작업명을 적고, 작업내용은 단위작업으로 구분이 가능한 경우 각각의 단위작업 내용을 기재(*예, 포장상자에 의자넣기, 포장된 상자를 운반수레로 당기기, 운반수레 밀기 등*).
   - **(2단계)** 단위작업명에는 해당 작업 시 수행하는 세분화된 작업명을 적고, 해당 부담작업을 수행하는 노동자와의 면담을 통해 노동자가 자각하고 있는 **작업의 부하**를 5단계로 구분하여 점수를 기재함. **작업의 빈도 또는 노출수준**도 5단계로 구분하여 해당 점수를 적고, 총점수(근골격계부담작업 위험성 수준 또는 근골격계질환 발생 위험성 수준)는 작업부하와 작업빈도의 곱으로 계산함. 총점수는 유해요인조사평가 대상의 우선순위 결정에 활용함.
   - **(3단계)** 단위작업을 가장 잘 설명하는 사진 또는 그림을 선택함. '유해요인'은 〈별표2〉를 참조하여 반복동작, 부적절한 자세, 과도한 힘, 접촉스트레스, 진동, 기타로 구분하여 기재함. '유해요인의 발생원인 또는 노출특징'은 해당 유해요인별로 작성함.
   - **(3-1. 작업분석·평가 결과표)** 조사대상 근골격계부담작업에 대해 1~ 3단계 작업조건 조사 이외에 특정 작업분석·평가 도구를 이용하여 추가적인 **인간공학적 측면을 고려한 조사를** 실시함. 적절한 작업분석·평가 도구를 선택하며, 복수의 평가도구를 이용한 유해요인평가 방법이 더 바람직함
4. 종합요약
   - 조사대상 근골격계부담작업에 대해 실시한 조사개요, 작업상황 조사, 작업조건 조사, 작업분석·평가 결과를 바탕으로 결론을 도출하고 요약함.

〈별지 제2호서식〉

근골격계질환 증상조사표

I. 아래 사항을 직접 기입해 주시기 바랍니다.

성명		연령	만 ______ 세
성별	□ 남 □ 여	현 직장경력	____ 년 ____개월째 근무 중
작업부서	______부 ______라인 ________작업(수행작업)	결혼여부	□ 기혼 □ 미혼
현재 작업 (구체적으로)	작업 내용 : ____________ 작업 기간 : ______년 ________개월째 하고 있음		
1일 근무시간	____시간 근무 중 휴식시간(식사시간 제외) ____분씩 ____회 휴식		
현작업 전에 했던 작업	작업 내용 : ____________ 작업 기간 : ______년 ________개월 동안 했음		

1. 규칙적인(한번에 30분 이상, 1주일에 적어도 2-3회 이상) 여가 및 취미활동을 하고 계시는 곳에 표시(∨)하여 주십시오.
   □ 컴퓨터 관련 활동　□ 악기연주(피아노, 바이올린 등)　□ 뜨개질, 자수, 붓글씨
   □ 테니스/배드민턴/스쿼시　□ 축구/족구/농구/스키　□ 해당사항 없음

2. 귀하의 하루 평균 가사노동 시간(밥하기, 빨래하기, 청소하기, 2살 미만의 아이 돌보기 등)은 얼마나 됩니까?
   □ 거의 하지 않는다　□ 1시간 미만　□ 1-2시간 미만　□ 2-3시간 미만　□ 3시간 이상

3. 귀하는 의사로부터 다음과 같은 질병에 대해 진단을 받은 적이 있습니까?(해당 질병에 체크)
   (보기 : □ 류머티스 관절염　□ 당뇨병　□ 루프스병　□ 통풍　□ 알코올중독)
   □ 아니오　□ 예('예'인 경우 현재상태는 ?　□ 완치　□ 치료나 관찰 중)

4. 과거에 운동 중 혹은 사고(교통사고, 넘어짐, 추락 등)로 인해 손/손가락/손목, 팔/팔꿈치, 어깨, 목, 허리, 다리/발 부위를 다친 적이 있습니까 ?
   □ 아니오
   □ 예 ('예'인 경우 상해 부위는? □손/손가락/손목 □팔/팔꿈치 □어깨 □목 □허리 □다리/발)

5. 현재 하시는 일의 육체적 부담 정도는 어느 정도라고 생각 합니까 ?
   □ 전혀 힘들지 않음　□ 견딜만 함　□ 약간 힘듦　□ 힘듦　□ 매우 힘듦

II. **지난 1년 동안** 귀하의 작업과 관련하여 목, 어깨, 팔/팔꿈치, 손/손가락/손목, 허리, 다리/발 중 어느 한 부위에서라도 통증, 쑤심, 찌릿찌릿함, 뻣뻣함, 화끈거림, 무감각 등을 느끼신 적이 있습니까 ?

☐ 아니오 (수고하셨습니다. 설문을 다 마치셨습니다.)

☐ 예 ("예"라고 답하신 분은 아래 표의 **통증부위**에 체크(V)하고, 해당 통증부위의 **세로줄**로 내려가며 해당사항에 체크(V)해 주십시오)

통증 부위	목 ( )	어깨 ( )	팔/팔꿈치 ( )	손/손목/손가락 ( )	허리 ( )	다리/발 ( )
1. 통증의 구체적 부위는?		☐ 오른쪽 ☐ 왼쪽 ☐ 양쪽 모두	☐ 오른쪽 ☐ 왼쪽 ☐ 양쪽 모두	☐ 오른쪽 ☐ 왼쪽 ☐ 양쪽 모두		☐ 오른쪽 ☐ 왼쪽 ☐ 양쪽 모두
2. 한번 아프기 시작하면 통증 기간은 **얼마 동안** 지속됩니까?	☐ 1일 미만 ☐ 1일 ~ 1주일 미만 ☐ 1주일 ~ 1달 미만 ☐ 1달 ~ 6개월 미만 ☐ 6개월 이상	☐ 1일 미만 ☐ 1일 ~ 1주일 미만 ☐ 1주일 ~ 1달 미만 ☐ 1달 ~ 6개월 미만 ☐ 6개월 이상	☐ 1일 미만 ☐ 1일 ~ 1주일 미만 ☐ 1주일 ~ 1달 미만 ☐ 1달 ~ 6개월 미만 ☐ 6개월 이상	☐ 1일 미만 ☐ 1일 ~ 1주일 미만 ☐ 1주일 ~ 1달 미만 ☐ 1달 ~ 6개월 미만 ☐ 6개월 이상	☐ 1일 미만 ☐ 1일 ~ 1주일 미만 ☐ 1주일 ~ 1달 미만 ☐ 1달 ~ 6개월 미만 ☐ 6개월 이상	☐ 1일 미만 ☐ 1일 ~ 1주일 미만 ☐ 1주일 ~ 1달 미만 ☐ 1달 ~ 6개월 미만 ☐ 6개월 이상
3. 그때의 아픈 정도는 **어느 정도** 입니까 ?(보기 참조)	☐ 약한 통증 ☐ 중간 통증 ☐ 심한 통증 ☐ 매우 심한 통증	☐ 약한 통증 ☐ 중간 통증 ☐ 심한 통증 ☐ 매우 심한 통증	☐ 약한 통증 ☐ 중간 통증 ☐ 심한 통증 ☐ 매우 심한 통증	☐ 약한 통증 ☐ 중간 통증 ☐ 심한 통증 ☐ 매우 심한 통증	☐ 약한 통증 ☐ 중간 통증 ☐ 심한 통증 ☐ 매우 심한 통증	☐ 약한 통증 ☐ 중간 통증 ☐ 심한 통증 ☐ 매우 심한 통증
	〈보기〉	약한 통증 : 약간 불편한 정도이나 작업에 열중할 때는 못 느낀다 중간 통증 : 작업 중 통증이 있으나 귀가 후 휴식을 취하면 괜찮다 심한 통증 : 작업 중 통증이 비교적 심하고 귀가 후에도 통증이 계속된다 매우 심한 통증 : 통증 때문에 작업은 물론 일상생활을 하기가 어렵다				
4. **지난 1년 동안** 이러한 증상을 얼마나 자주 경험하셨습니까 ?	☐ 6개월에 1번 ☐ 2-3달에 1번 ☐ 1달에 1번 ☐ 1주일에 1번 ☐ 매일	☐ 6개월에 1번 ☐ 2-3달에 1번 ☐ 1달에 1번 ☐ 1주일에 1번 ☐ 매일	☐ 6개월에 1번 ☐ 2-3달에 1번 ☐ 1달에 1번 ☐ 1주일에 1번 ☐ 매일	☐ 6개월에 1번 ☐ 2-3달에 1번 ☐ 1달에 1번 ☐ 1주일에 1번 ☐ 매일	☐ 6개월에 1번 ☐ 2-3달에 1번 ☐ 1달에 1번 ☐ 1주일에 1번 ☐ 매일	☐ 6개월에 1번 ☐ 2-3달에 1번 ☐ 1달에 1번 ☐ 1주일에 1번 ☐ 매일

5. **지난 1주일 동안**에도 이러한 증상이 있었습니까?	□ 아니오 □ 예	□ 아니오 □ 예	□ 아니오 □ 예	□ 아니오 □ 예	□ 아니오 □ 예	□ 아니오 □ 예
6. 지난 1년 동안 이러한 통증으로 인해 어떤 일이 있었습니까?	□ 병원·한의원 치료 □ 약국치료 □ 병가, 산재 □ 작업 전환 □ 해당사항 없음 □ 기타 (　)	□ 병원·한의원 치료 □ 약국치료 □ 병가, 산재 □ 작업 전환 □ 해당사항 없음 □ 기타 (　)	□ 병원·한의원 치료 □ 약국치료 □ 병가, 산재 □ 작업 전환 □ 해당사항 없음 □ 기타 (　)	□ 병원·한의원 치료 □ 약국치료 □ 병가, 산재 □ 작업 전환 □ 해당사항 없음 □ 기타 (　)	□ 병원·한의원 치료 □ 약국치료 □ 병가, 산재 □ 작업 전환 □ 해당사항 없음 □ 기타 (　)	□ 병원·한의원 치료 □ 약국치료 □ 병가, 산재 □ 작업 전환 □ 해당사항 없음 □ 기타 (　)

작성 시 유의사항

- 해당 부담작업 또는 질환발생 작업을 수행하는 근로자가 직접 읽어보고 문항을 체크합니다.
- 증상조사표를 작성할 경우 증상을 과대 또는 과소 평가 해서는 안됩니다.
- 증상조사 결과는 근골격계질환의 이환을 부정 또는 입증하는 근거나 반증자료로 활용할 수 없습니다.

〈부록 1〉

근골격계부담작업 해당 여부 판단(예시)

제1호 근골격계부담작업			
하루에 4시간 이상 집중적으로 자료입력 등을 위해 키보드 또는 마우스를 조작하는 작업			
부담작업(예)			
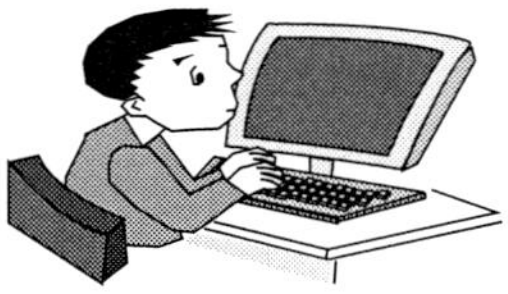		A 노동자는 하루 작업시간 중 키 보드를 이용하여 입력하는 작업 3 시간, 마우스를 조작하여 입력하는 작업을 2시간 수행함	
부담작업 여부 판단(예)			
부담작업 요소(유해요인)	하루 총 노출시간	요소별 부담작업 여부	최종판단 결과*
키보드 조작 (반복동작)	3	X (4시간 미만)	부담작업 아님
마우스 조작 (반복동작)	2	X (4시간 미만)	

* 신체부위별 동일조직(근육, 힘줄, 인대 등)에 기준시간 이상 동안 영향을 미칠 경우 부담작업으로 판단함(이하 동일).

<table>
<tr><th colspan="4">제2호 근골격계부담작업</th></tr>
<tr><td colspan="4">하루에 총 2시간 이상 목, 어깨, 팔꿈치, 손목 또는 손을 사용하여 같은 동작을 반복하는 작업</td></tr>
<tr><th colspan="4">부담작업(예)</th></tr>
<tr><td colspan="2">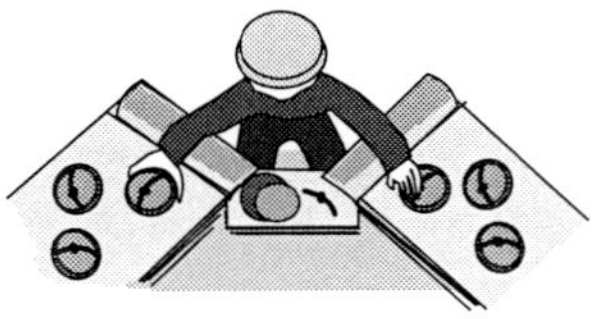</td><td colspan="2">A 노동자는 하루 작업시간 중 어깨를 반복적으로 들어 올렸다 내렸다 하는 작업을 1시간 30분, 팔꿈치를 반복적으로 굽히고 펴는 작업을 30분, 손목을 반복적으로 굽히고 펴는 작업을 3시간 수행함</td></tr>
<tr><th colspan="4">부담작업 여부 판단(예)</th></tr>
<tr><th>부담작업 요소(유해요인)</th><th>하루 총 노출시간</th><th>요소별 부담작업 여부</th><th>최종판단 결과*</th></tr>
<tr><td>어깨 동작
(반복동작)</td><td>1.5</td><td>X
(2시간 미만)</td><td rowspan="3">부담작업
(손목부위)</td></tr>
<tr><td>팔꿈치 동작
(반복동작)</td><td>0.5</td><td>X
(2시간 미만)</td></tr>
<tr><td>손목 동작
(반복동작)</td><td>3</td><td>O</td></tr>
</table>

<table>
<tr><th colspan="5">제3호 근골격계부담작업</th></tr>
<tr><td colspan="5">하루에 총 2시간 이상 머리 위에 손이 있거나, 팔꿈치가 어깨위에 있거나, 팔꿈치를 몸통으로부터 들거나, 팔꿈치를 몸통뒤쪽에 위치하도록 하는 상태에서 이루어지는 작업</td></tr>
<tr><th colspan="5">부담작업(예)</th></tr>
<tr><td colspan="2">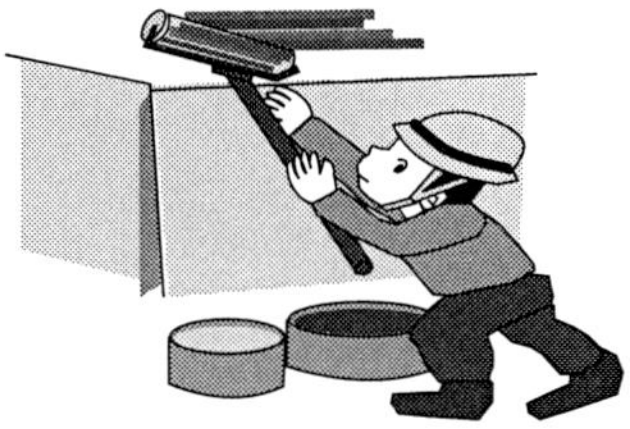</td><td colspan="3">A 노동자는 하루 작업시간 중 머리 위로 손을 올리고 수행하는 작업 1시간, 팔꿈치를 어깨 위로 올리고 수행하는 작업 30분, 몸통으로부터 팔꿈치를 드는 작업을 1시간 수행함</td></tr>
<tr><th colspan="5">부담작업 여부 판단(예)</th></tr>
<tr><th>부담작업 요소(유해요인)</th><th>하루 총 노출시간</th><th colspan="2">요소별 부담작업 여부</th><th>최종판단 결과*</th></tr>
<tr><td>머리위 손 동작
(부적절한 자세)</td><td>1.5</td><td>X</td><td rowspan="3">O
(합산**)</td><td rowspan="3">부담작업</td></tr>
<tr><td>어깨위 팔꿈치 동작
(부적절한 자세)</td><td>0.5</td><td>X</td></tr>
<tr><td>몸통뒤 팔꿈치 동작
(부적절한 자세)</td><td>1</td><td>X</td></tr>
</table>

** 부담작업 3호의 경우, 각 개별 동작은 모두 어깨 들림 및 뻗침으로 인한 동일조직에 부담이 되어 합산하여 판단함(나머지 부담작업은 신체부위와 동작을 개별로 판단)

<table>
<tr><th colspan="4">제4호 근골격계부담작업</th></tr>
<tr><td colspan="4">지지되지 않은 상태이거나 임의로 자세를 바꿀 수 없는 조건에서, 하루에 총 2시간 이상 목이나 허리를 구부리거나 트는 상태에서 이루어지는 작업</td></tr>
<tr><th colspan="4">부담작업(예)</th></tr>
<tr><td colspan="2">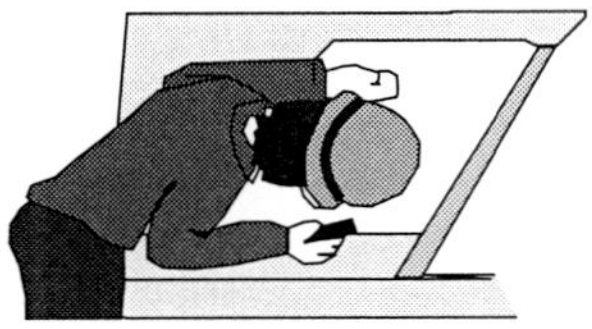</td><td colspan="2">A 작업자는 임의로 자세를 바꿀 수 없는 조건에서 하루 작업시간 중 목을 굽힌 채 작업을 1시간 30분, 목을 비튼 채 작업을 1시간, 허리를 구부린 채 작업을 1시간 30분 수행함</td></tr>
<tr><th colspan="4">부담작업 여부 판단(예)</th></tr>
<tr><th>부담작업 요소(유해요인)</th><th>하루 총 노출시간</th><th>요소별 부담작업 여부</th><th>최종판단 결과*</th></tr>
<tr><td>목비틀림 동작
(부적절한 자세)</td><td>1.0</td><td>X
(2시간 미만)</td><td rowspan="2">부담작업
아님</td></tr>
<tr><td>허리굽힘 동작
(부적절한 자세)</td><td>1.5</td><td>X
(2시간 미만)</td></tr>
</table>

<table>
<tr><th colspan="4">제5호 근골격계부담작업</th></tr>
<tr><td colspan="4">하루에 총 2시간 이상 쪼그리고 앉거나 무릎을 굽힌 자세에서 이루어지는 작업</td></tr>
<tr><th colspan="4">부담작업(예)</th></tr>
<tr><td colspan="2">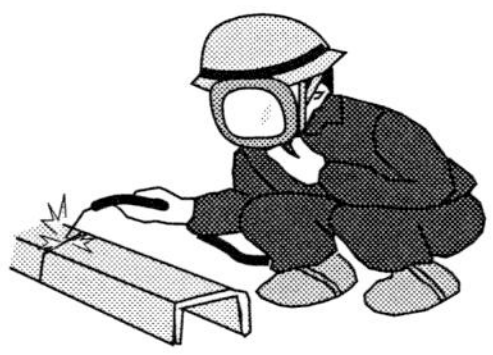</td><td colspan="2">A 노동자는 하루 작업시간 중 쪼그리고 앉아 2시간 30분, 무릎 굽힌자세로 1시간 작업 수행함</td></tr>
<tr><th colspan="4">부담작업 여부 판단(예)</th></tr>
<tr><th>부담작업 요소(유해요인)</th><th>하루 총 노출시간</th><th>요소별 부담작업 여부</th><th>최종판단 결과*</th></tr>
<tr><td>쪼그림 동작
(부적절한 자세)</td><td>2.5</td><td>O</td><td rowspan="2">부담작업</td></tr>
<tr><td>무릎굽힘 동작
(부적절한 자세)</td><td>1</td><td>X
(2시간 미만)</td></tr>
</table>

제6호 근골격계부담작업

하루에 총 2시간 이상 지지되지 않은 상태에서 1kg 이상의 물건을 한손의 손가락으로 집어 옮기거나, 2kg 이상에 상응하는 힘을 가하여 한손의 손가락으로 물건을 쥐는 작업

부담작업(예)

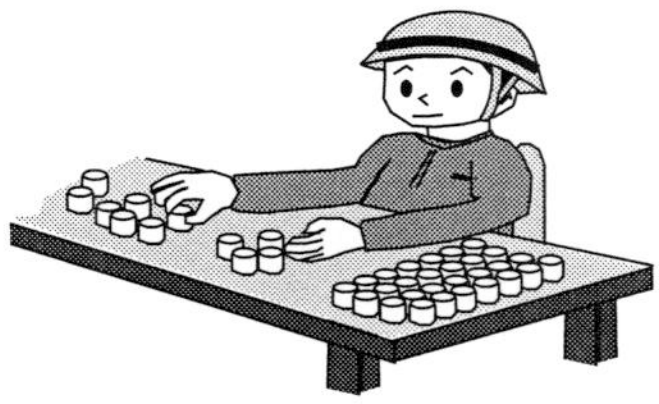

A 노동자는 지지되지 않은 상태에서 하루 작업시간 중 500g 부품을 집는 작업을 4시간, 2kg 이상의 힘으로 물건을 쥐고 2시간 30분 동안 작업을 수행함

부담작업 여부 판단(예)

부담작업 요소(유해요인)	하루 총 노출시간	요소별 부담작업 여부	최종판단 결과*
500g의 힘이 소요되는 손가락 집기로 물건 취급 (과도한 힘_집기)	4	X (1kg 미만)	부담작업
2kg 이상 힘이 소요되는 손/손가락 쥐기로 물건 취급 (과도한 힘_집기)	2.5	O	

<table>
<tr><th colspan="4">제7호 근골격계부담작업</th></tr>
<tr><td colspan="4">하루에 총 2시간 이상 지지되지 않은 상태에서 4.5kg 이상의 물건을 한 손으로 들거나 동일한 힘으로 쥐는 작업</td></tr>
<tr><th colspan="4">부담작업(예)</th></tr>
<tr><td colspan="2">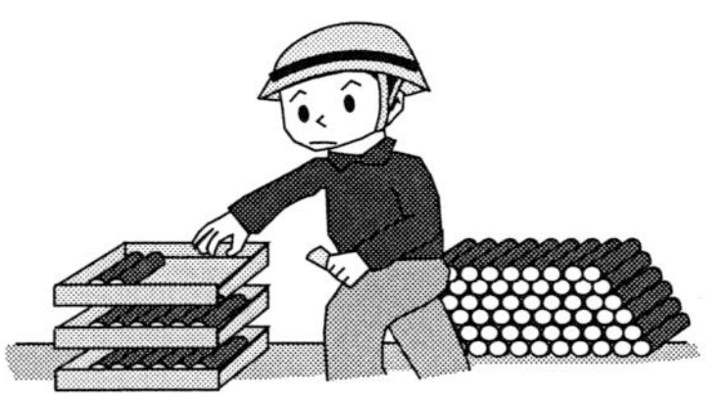</td><td colspan="2">A 노동자는 지지되지 않은 상태에서 하루 작업시간 중 6kg의 물건을 한손으로 드는 작업을 3시간, 4kg 가량의 힘으로 물건을 쥐고 1시간 동안 작업을 수행함</td></tr>
<tr><th colspan="4">부담작업 여부 판단(예)</th></tr>
<tr><th>부담작업 요소(유해요인)</th><th>하루 총 노출시간</th><th>요소별 부담작업 여부</th><th>최종판단 결과*</th></tr>
<tr><td>6kg 물건 한손 들기동작
(과도한 힘_잡기)</td><td>3</td><td>O</td><td rowspan="2">부담작업</td></tr>
<tr><td>4kg 가량 힘으로
손/손가락 쥐기
(과도한 힘_잡기)</td><td>1</td><td>X
(4.5kg 미만,
2시간 미만)</td></tr>
</table>

<table>
<tr><th colspan="4">제8호 근골격계부담작업</th></tr>
<tr><td colspan="4">하루에 10회 이상 25kg 이상의 물체를 드는 작업</td></tr>
<tr><th colspan="4">부담작업(예)</th></tr>
<tr><td colspan="2">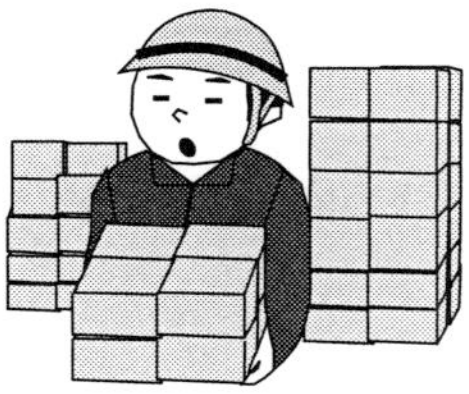</td><td colspan="2">A 와 B 노동자는 하루 작업시간 중 30kg의 물건을 드는 작업을 12회 수행함</td></tr>
<tr><th colspan="4">부담작업 여부 판단(예)</th></tr>
<tr><th>부담작업 요소(유해요인)</th><th>하루 총 노출시간</th><th>요소별 부담작업 여부</th><th>최종판단 결과*</th></tr>
<tr><td>30kg 물건을 두명이
들기동작
(과도한 힘_들기)</td><td>12회</td><td>X
(30kg/2인=15kg,
25kg 미만))</td><td>부담작업 아님</td></tr>
</table>

<table>
<tr><th colspan="4">제9호 근골격계부담작업</th></tr>
<tr><td colspan="4">하루에 25회 이상 10kg 이상의 물체를 무릎 아래에서 들거나, 어깨 위에서 들거나, 팔을 뻗은 상태에서 드는 작업</td></tr>
<tr><th colspan="4">부담작업(예)</th></tr>
<tr><td colspan="2">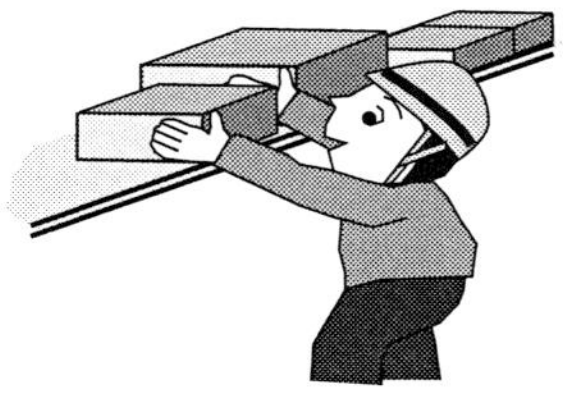</td><td colspan="2">A 노동자는 하루 작업시간 중 무릎아래에서 13kg의 물건을 30회 들었고, 어깨 위에서 7kg의 물건을 10회 드는 작업을 수행함</td></tr>
<tr><th colspan="4">부담작업 여부 판단(예)</th></tr>
<tr><th>부담작업 요소(유해요인)</th><th>하루 총 노출시간</th><th>요소별 부담작업 여부</th><th>최종판단 결과*</th></tr>
<tr><td>무릎 아래에서 13kg 물건
들기 동작
(과도한 힘, 부적절한 자세)</td><td>30회</td><td>O</td><td rowspan="2">부담작업</td></tr>
<tr><td>어깨 위에서 7kg 물건
들기 동작
(과도한 힘, 부적절한 자세)</td><td>10회</td><td>X
(10kg 미만,
25회 미만)</td></tr>
</table>

<table>
<tr><th colspan="4">제10호 근골격계부담작업</th></tr>
<tr><td colspan="4">하루에 총 2시간 이상, 분당 2회 이상 4.5kg 이상의 물체를 드는 작업</td></tr>
<tr><th colspan="4">부담작업(예)</th></tr>
<tr><td colspan="2">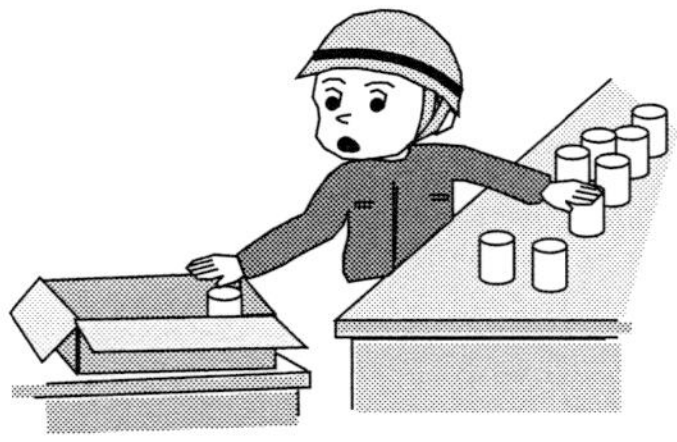</td><td colspan="2">A 노동자는 하루 작업 시간 중 3시간 동안 분당 4회의 속도로 6kg의 물건을 드는 작업을 수행함</td></tr>
<tr><th colspan="4">부담작업 여부 판단(예)</th></tr>
<tr><th>부담작업 요소(유해요인)</th><th>하루 총 노출시간</th><th>요소별 부담작업 여부</th><th>최종판단 결과*</th></tr>
<tr><td>분당 4회로 6kg 물건
들기 동작
(과도한 힘)</td><td>3</td><td>O</td><td>부담작업</td></tr>
</table>

<table>
<tr><th colspan="4">제11호 근골격계부담작업</th></tr>
<tr><td colspan="4">하루에 총 2시간 이상 시간당 10회 이상 손 또는 무릎을 사용하여 반복적으로 충격을 가하는 작업</td></tr>
<tr><th colspan="4">부담작업(예)</th></tr>
<tr><td colspan="2">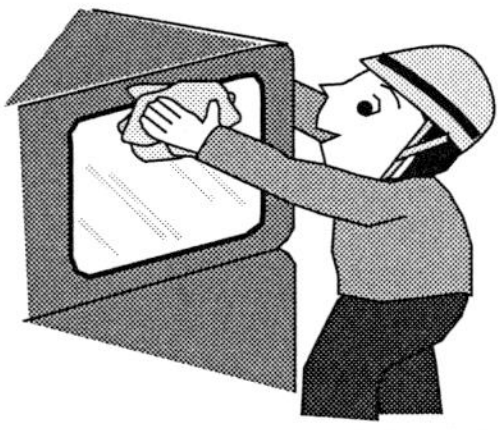</td><td colspan="2">A 노동자는 하루 작업시간 중 1시간 동안 8회 정도 손바닥으로 부품을 쳐서 홈에 단단하게 끼워지도록 조립하는 작업을 수행함</td></tr>
<tr><th colspan="4">부담작업 여부 판단(예)</th></tr>
<tr><th>부담작업 요소(유해요인)</th><th>하루 총 노출시간</th><th>요소별 부담작업 여부</th><th>최종판단 결과*</th></tr>
<tr><td>시간당 8회로 손바닥 충격을 가하는 작업
(접촉스트레스)</td><td>1</td><td>X
(2시간 미만,
시간당 10회 미만)</td><td>부담작업 아님</td></tr>
</table>

〈부록 2〉

작업분석 · 평가도구

작업분석 · 평가도구	분석가능 유해요인	적용 신체부위	적용가능 업종	출처
SI (Strain Index)	•반복성 •부적절한 상지자세 •과도한 힘(집기,잡기)	•손가락 •손목	•중소 제조업 •검사업 •재봉업 •육류가공업 •포장업 •자료입력 •자료처리 •손목의 움직임이 많은 작업	"The Strain Index: A Proposed Method to Analyze Jobs For Risk of Distal Upper Extremity Disorders." Moore, J. S., and Garg, A, 1995, AIHA Journal, 56(5):443-458
NLE (Revised NIOSH Lifting Equation)	•과도한 힘(들기/놓기)	•허리	•대상물 취급 •포장물 배달 •음료배달 •인력에 의한 중량물 취급작업 •무리한 힘이 요구되는 작업 •고정된 들기작업	Applications Manual for the Revised NIOSH Lifting Equation, Waters,T.R., Putz-Anderson, V., Garg, A., National Institute for Occupational Safety and Health, January, 1994 (DHHS, NIOSH Publication No, 94- 110)
Snook Table -밀기당기기 (Snook Push/Pull Hazard Tables)	•과도한 힘 (밀기/당기기)	•허리 •몸통 •어깨 •다리	•음식료품 서비스업 •세탁업 •가정집 •관리업 •포장물 운반/배달 •쓰레기 수집업 •요양원 •응급실, 앰블런스 •운반수레 밀기/당기기 작업 •대상물 운반이 포함된 작업	"The Design of Manual Handling Tasks:Revised Tables of Maximum Acceptable Weights and Forces," Snook, S.H. and Ciriello, V,M., Ergonomics, 1991, 34(9) : 1197-1213
RULA (Rapid Upper Limb Assessment)	•반복동작 •부적절한 상지자세	•손목 •아랫팔 •팔꿈치 •어깨 •목 •몸통	•조립작업 •생산 작업 •재봉업 •관리업 •정비업 •육류가공업 •식료품 출납원 •전화 교환원 •초음파기술자 •치과의사/치과기술자	"RULA: A Survey Method for the Investigation of Work-Related Upper Limb Disorders," McAtamney, L. and Corlett, ㄸ.N., Applied Ergonomics, 1993, 24(2) : 91-99

REBA (Rapid Entire Body Assessment)	•반복동작 •부적절한 전신자세 •과도한 힘	•손목 •아랫팔 •팔꿈치 •어깨 •목 •몸통 •허리 •다리 •무릎	•환자를 들거나 이송 •간호사/간호보조 •관리업 •가정부 •식료품 창고 •출납원 •전화교환원 •초음파기술자 •치과의사/치위생사 •수의사	"Rapid Entire Body Assessment(REBA)" Hignett, S. and McAtamney, L., Applied ergonomics,2000,31:201 -205.
ACGIH 상지부 국소진동노출기준 (ACGIH Hand/Arm Vibration TLV)	•진동	•손가락 •손목 •어깨	•연마작업 •연사작업 •분쇄작업 •드릴작업 •재봉작업 •실톱작업 •사슬톱작업 •진동이 있는 전동 공구를 사용하는 작업 •정규적으로 진동공구를 사용하는 작업	1998 Threshold Limit Values for Physicla Agents in the Work Environment, 1998 TLVs® and BEIs® Threshold limit values for chemical substances and physical agents biological exposure indices, pp 109-131,American Conference of Governmental Industrial Hygienists.
OWAS (Ovako Working-posture Analysis System)	•반복동작 •부적절한 자세 •과도한 힘	•윗팔 •어깨/목 •몸통 •허리 •다리 •무릎	•조립작업 •생산작업 •중공업, 건설업 등 부적절한 작업자세 •인력에 의한 중량물 취급작업 •무리한 힘이 요구되는 작업	"Correcting working postures in industry; a practical method for analysis", Karhu, O., Hansi, P. and Huorinka, I., Appl. Ergon., 8, 199~201, 1977
WAC (Washington State Administrative Code_Heavy, Frequent or Awkward Lifting)	•반복동작 •부적절한 자세 •과도한 힘	•몸통 •허리 •다리 •무릎	•포장물 운반/배달 •포장물 정리 ; 음식료품 •인력에 의한 중량물 취급작업 •무리한 힘이 요구되는 작업 •고정된 들기작업	WAC 296-62-05174, "Appendix B: Criteria for analyzing and reducing WMSD hazards for employers who choose the Specific Performance Approach, Heavy, Frequent or Awkward Lifting" Washington State Department of Labor and Industries, May 2000.

*: US OSHA, Ergonomics program, Final rule, 29CFR Part 1910, Docket No. s-777, Federal register, Vol. 65, No. 220, pp. 68262-68870, 2000.

〈부록 3〉

유해요인조사표(예시1)

1. 조사개요 (해당 사항에 ✓하거나 내용을 기재함)

조사 구분	☑ 정기조사	□ 수시조사 □ 근골격계질환자 발생시 □ 새로운 작업□설비도입시 □ 업무의 양과 작업공정 등 작업환경 변경시	
조사 일시	2022. 12. 30	조사자	홍길동
조사부서명	승합조립부		
작업공정명	타이어써브공정		
작업명	휠공급작업		

2. 작업장 상황 조사

작업 설비	☑ 변화 없음 □ 변화 있음(내용요약 :)
작업량	□ 변화 없음 ☑ 변화 있음(내용요약 : 2개월 전부터 작업량 감소)
작업 속도	☑ 변화 없음 □ 변화 있음(내용요약 :)
업무형태	☑ 변화 없음 □ 변화 있음(내용요약 :)
기타	☑ 변화 없음 □ 변화 있음(내용요약 :)

3. 작업조건 조사 (인간공학적인 측면을 고려한 조사)

1단계 : 작업별 주요내용(유해요인 조사자)

작업명 : 휠공급작업

작업내용 :

1) 작업장 바닥의 파렛트 위의 타이어 휠을 컨베이어라인에 들어 올림

2) 컨베이어라인 위의 휠에 공기주입구를 조립함

2단계 : 단위작업별 작업부하 및 작업빈도 (근로자 면담)

작업 부하(A)	점수	작업 빈도 또는 노출수준(B)	점수
매우 쉬움	1	계절마다(연 2 ~ 3 회)	1
쉬움	2	가끔 (1일 또는 주 2~3 회)	2

약간 힘듦	3	자주(1일 4시간 이하)	3
힘듦	4	계속(1일 4시간 이상)	4
매우 힘듦	5	초과근무시간(1일 8시간이상)	5

단위작업 명	부담작업(호)	작업부하(A)	작업 빈도(B)	총점수(A×B)
1) 휠 들어올리기 (2명)	4, 9	3	5	15
2) 공기주입구 조립 (2명)	2, 3, 4	2	5	10

3단계: 유해요인평가

작업명	휠공급작업	근로자명	김철수

휠 들어올리기

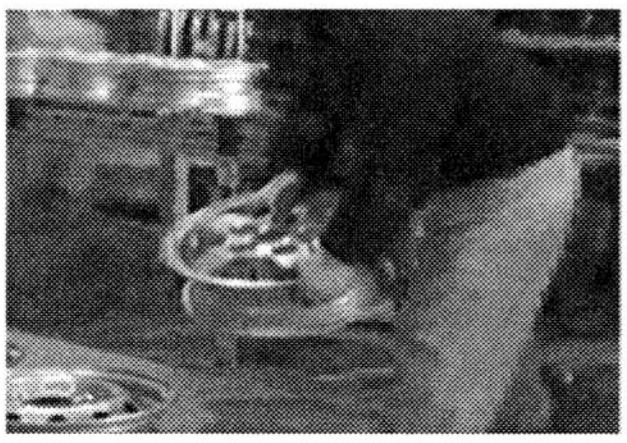

공기주입구 조립

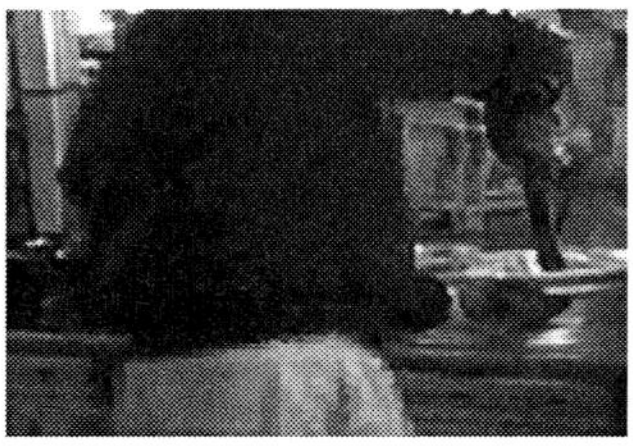

작업별 유해요인 원인분석

단위 작업명	휠 들어올리기	부담작업(호)	4, 9
유해요인	유해요인의 발생원인 또는 노출특징	비고	
부적절한 자세(4호)	몸통을 굽힘(낮은 파렛트에서 휠 들기)	어떻게 하면, 몸통을 굽히지 않고 작업할 수 있을까?	
과도한 힘(9호)	15kg의 휠을 들어올림(1인 작업)		
부적절한 자세(9호)	무릎 아래에 놓인 휠 들기 위해 몸통 굽힘 (파렛트의 폭이 넓어 반대편까지 뻗침)		

단위 작업명	공기주입구 조립	부담작업(호)	2, 3, 4
유해요인	유해요인의 발생원인 또는 노출특징	비고	
반복동작(2호)	반복적으로 어깨를 들고 조립작업	어떻게 하면, 어깨를 들지 않고, 목을 굽히지 않을 수 있을까?	
	(공구의 길이가 길어)		
부적절한 자세(3호)	어깨를 들어올려 뻗침(작업대가 높음)		
부적절한 자세(4호)	조립작업시 목을 굽힘 (조립 위치가 낮고 조명상태가 좋지 않음)		

4. 종합요약

유해요인조사표(예시2)

1. 조사개요 (해당 사항에 ✔하거나 내용을 기재함)

조사 구분	☑ 정기조사	□ 수시조사 ☑ 근골격계질환자 발생시 ☑ 새로운 작업□설비도입시 □ 업무의 양과 작업공정 등 작업환경 변경시	
조사 일시	2022. 11. 29	조사자	홍길동
조사부서명	포장부		
작업공정명	의자포장공정		
작업명	의자 포장 및 운반		

2. 작업장 상황 조사

작업 설비	☑ 변화 없음 □ 변화 있음(내용요약 :)
작업량	☑ 변화 없음 □ 변화 있음(내용요약 :)
작업 속도	☑ 변화 없음 □ 변화 있음(내용요약 :)
업무형태	☑ 변화 없음 □ 변화 있음(내용요약 :)
기타	☑ 변화 없음 □ 변화 있음(내용요약 :)

3. 작업조건 조사 (인간공학적인 측면을 고려한 조사)

1단계 : 작업별 주요내용(유해요인 조사자)

작업명 : 의자포장 및 운반

작업내용 :

1) 컨베이어를 타고 오는 의자를 포장상자에 넣음
2) 운반수레에 포장된 상자 2개를 한꺼번에 운반수레 위로 당겨 옮김
3) 운반수레(500kg)를 약 10m 정도 밀고 이동함

2단계 : 단위작업별 작업부하 및 작업빈도 (근로자 면담)

작업 부하(A)	점수	작업 빈도 또는 노출수준(B)	점수
매우 쉬움	1	계절마다(연 2 ~ 3 회)	1
쉬움	2	가끔 (1일 또는 주 2~3 회)	2
약간 힘듦	3	자주(1일 4시간 이하)	3
힘듦	4	계속(1일 4시간 이상)	4
매우 힘듦	5	초과근무시간(1일 8시간이상)	5

단위작업 명	부담작업(호)	작업부하(A)	작업 빈도(B)	총점수(A×B)
1) 포장상자에 의자 넣기 (4명)	2,3,9	5	4	20 (3-1 참조)
2) 포장된 상자를 운반수레로 당기기(4명)	3,6 (수시-작업도입)	4	4	16
3) 운반수레 밀기(2명)	부담작업 아님 (수시-질환발생)	5	3	15

3단계: 유해요인평가

작업명	의자 포장 및 운반	근로자명	이영자

포장상자에 의자 넣기	포장된 상자 수레 당기기	운반수레 밀기
사진 또는 그림	사진 또는 그림	사진 또는 그림

작업별 유해요인 원인분석

단위 작업명	포장상자에 의자 넣기	부담작업(호)	2,3,9
유해요인	유해요인의 발생원인 또는 노출특징		비고
반복동작(2호)	어깨를 반복적으로 들어올림 (포장상자의 크기가 큼)		어떻게 하면, 어깨를 들지 않고 작업할 수 있을까? (3-1 참조)
부적절한 자세(3호)	어깨를 들어올려 뻗침 (의자의 부피가 크고 무게 중심이 맞지 않음)		
부적절한 자세(9호)	의자를 어깨 높이까지 들어올림(의자의 부피가 큼)		
과도한 힘(9호)	12kg 의자를 들어올림(1인 작업)		
단위 작업명	포장된 상자를 운반수레로 당기기	부담작업(호)	3, 6(수시)
유해요인	유해요인의 발생원인 또는 노출특징		비고
부적절한 자세(3호)	포장상자를 잡기 위해 어깨를 뻗침 (포장상자의 부피가 큼)		어떻게 하면, 어깨를 뻗치지 않고 작업할 수 있을까?
과도한 힘(6호)	포장상자의 끝을 손가락으로 잡아당김		
	(2개의 포장상자를 함께 잡아당김)		
단위 작업명	운반수레 밀기	부담작업(호)	부담작업 아님 (수시)
유해요인	유해요인의 발생원인 또는 노출특징		비고
과도한 힘(밀기)	인력으로 운반수레(총 500kg) 밀기 (바퀴의 크기가 작고, 바닥상태 불량)		어떻게 하면, 인력으로 밀지 않을까?

3-1. 작업분석·평가 결과표 (인간공학 측면을 고려한 조사)

작업공정명	의자포장공정	작업명	의자포장
(사진 또는 그림)			

작업분석 · 평가도구	평가결과	판정
REBA	조치수준 5단계 중 4단계(10점)	위험수준이 높으며 곧 개선 필요

4. 종합요약

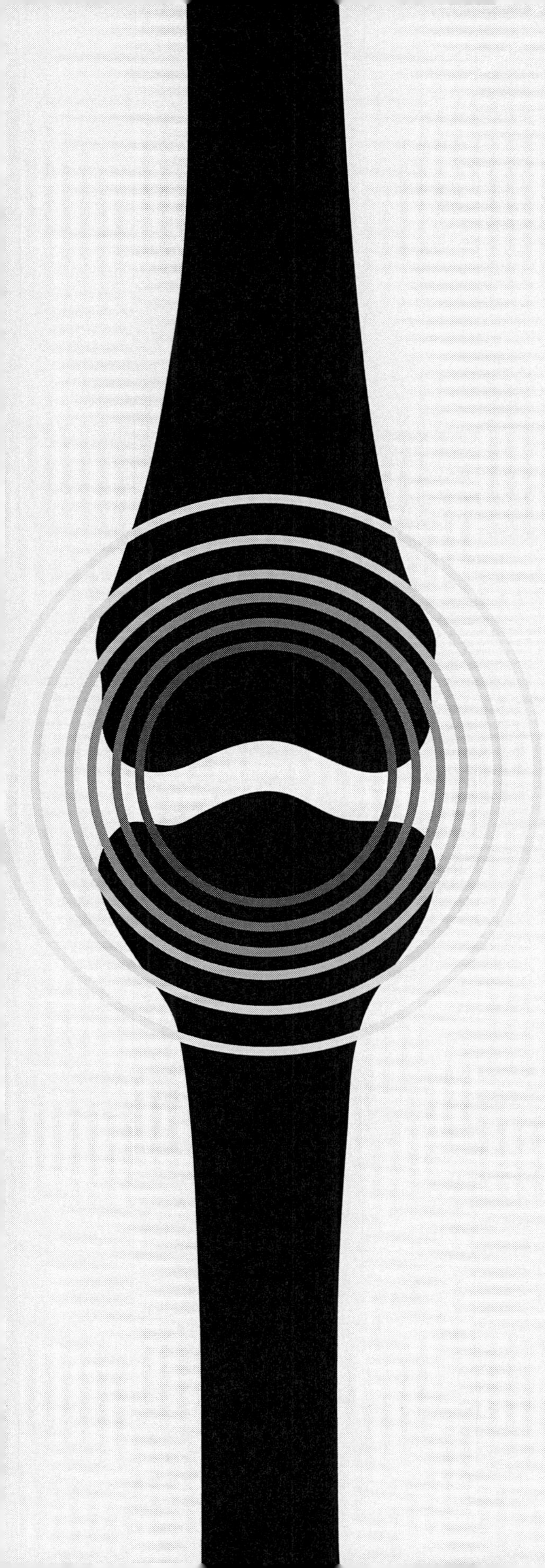

6장

사무실 인간공학

6-1 현대화된 사무실의 특징

현대화된 사무실과 전통적인 사무실의 차이점

1900년대 초에 도입된 타자기는 1970년대까지 사실상 크게 변화되지 않은 채 사용되었다. 좀더 복잡한 워드 프로세서의 도입이 70년대 중반부터 이루어졌고 이것은 사무실 과학기술의 빠른 변화의 실마리가 되었다. 80년대 초에 이르러 컴퓨터는 사무실 근로자의 주요 기구가 되기 시작하였고, 사무실의 형태를 변형시키고 작업속도가 증가하여가고 있으며, 이는 지금까지 그 끝이 보이지 않으며 계속되고 있다.

사무작업에서의 컴퓨터의 과도한 사용은 사무실 전반에 대한 재 설계의 필요성을 대두시킨다. 많은 경우에 컴퓨터는 사무실의 모양이나 해야 하는 작업의 방법을 변경시켰을 뿐만 아니라 사무실 작업자의 생활양식에도 변경을 가져 왔다.

컴퓨터가 그것을 사용하는 사용자들에게 건강상의 문제를 야기하는가?

다른 많은 새로운 것들처럼, 컴퓨터 역시 초창기에는 많은 저항을 받았다. 사람들을 방사선이나 복사열등 컴퓨터로부터 비롯되는 것들이 눈, 목, 어깨, 팔과 등, 그리고 심지어 수정능력이나 임신에까지 영향을 걱정하였고, 두통, 눈의 문제, 긴장된 근육, 그리고 원인불명의 유산에 이르기까지 많은 것들을 보고하기도 하였다. 그러나, 이러한 걱정이나 불안들은 어떤 측정 가능한 정도의 수치를 가진 방사선이라면 다 일으킬 수 있는 문제들이었기에 단지 컴퓨터에 의한 것이라는 증거로는 채택되지 않았다.

그럼에도 불구하고, 간과하여서는 안 되는 것은 사무실작업자에게서 증가하고 있는 불만을 토로하는(상해를 당하는) 작업자의 숫자이다. 그들이 보고하는 불편과 건강상의 문제들은 매우 실제적이다. 컴퓨터를 사용하는 작업에 종사하는 것 자체가 이러한 문제들의 원인을 제공하고 또 심각한 문제를 야기한다는 것에 대하여는 의심의 여지가 없다.

컴퓨터 사용자들에게 인간공학이 중요한 이유는 무엇인가?

컴퓨터를 이용하는 작업자의 수는 점점 더 많아지고 있다. 대략 경제인구의 약 반 정도가 컴퓨터를 사용하는 것으로 알려졌으며, 이는 작업자의 안전과 보건에 하나의 큰 이슈로 대두되고 있다. 현재로서는 넓게 받아들여지고 있는 인간공학적 접근만이 이러한 문제를 최소화시킬 수 있는 방법이다.

좀 더 자세한 사무실 인간공학 부분에서는 컴퓨터화된 사무실에서의 유해위험 요인들에 대하여 알아볼 수 있으며, 또한 어떻게 이러한 사무환경에서 나타나는 불편이나 상해를 예방 할 수 있는지에 대한 정보를 제공한다.

6-2 사무실에서의 눈 피로

좋은 조명이 중요한 이유

사무작업은 대개가 눈을 많이 사용해야 하며 최대한의 편안함과 또 작업능률의 기대를 위해 좋은 조명 시설이 요구된다. 좋은 조명이란 작업자가 인쇄된, 손으로 작성된, 또한 컴퓨터 스크린에 나타난 글자들을 잘 볼 수 있어야 하며 반사광 등에 의해 제대로 보여지지 않는 부분이 없어야 한다.

1970년대부터 도입된 컴퓨터를 시작으로 사무실 작업의 많은 부분이 이런 시각적 부담을 가중시키는 쪽으로 달라져 왔고, 그로 인해 사무실 내 조명 설치에 대한 재설계 부분이 많이 중요하게 여겨지고 있기는 하지만, 타자기가 컴퓨터로 대체 되는 동안 사무실 조명을 재설계 또는 재배치하는 부분에 대한 것들은 사실 무시되어 왔다.

나쁜 조명으로 인한 이상

나쁜 조명으로 인해 가장 흔하게 보고되는 불평들은 다음과 같다.

- 눈의 피로
- 눈의 자극
- 희미한 시야
- 건조한 눈 그리고,
- 두통

나쁜 조명은 시각에 영향을 끼칠 뿐 아니라 뻣뻣한 목과 어깨 부위의 통증에도 기여를 한다. 이러한 문제들은 작업자가 나쁜 조명 조건 하에서 무엇인가를 읽거나 보기 위해 자신의 자세를 부자연스럽고 불편하게 만들면서 나타난다.

컴퓨터가 조명 디자이너들에게 관심을 받는 이유

모니터는 그 자체로서 하나의 광원이다. 그러므로 어쩌면 별도의 다른 광원이 필요하지 않을 수 있다. 실제로, 스크린 그 자체로도 밝기와 대조가 적절하게 조절되지 않는 경우 눈부심 현상이 나타난다.

또 다른 문제는 대부분의 사무실 작업이 컴퓨터 일과 더불어 각종 문서 작업이 동시에 일어난다는 것이다. 이런 문서 작업은 모니터보다도 더 밝은 정도의 조명을 필요로 한다. 그러므로 책상용 국부 조명은 모니터에 대한 과도한 조명을 피하면서도 문서 작업을 위한 적절한 밝기를 더해 줄 수 있어 많이 권장된다. 반사광 또한 모니터 스크린과 종이 사이의 부적절한 조화 또는 빛의 과도한 대조로 인해 나타날 수 있다.

모니터는 또한 거울 같은 역할을 한다. 물체의 영상, 빛나는 벽, 그리고 어떠한 광원(창문이나 머리 위 조명 등) 등은 모두 반사광을 가져온다. 이는 눈의 불편함을 일으킬 수 있으며, 또한 이러한 반사광은 작업자가 그 빛을 피하고자 무의식적으로 자세를 바꾸기 때문에 부자연스러운 자세를 취하게 한다. 이러한 자세는 몸의 상부에 통증을 가져오고 또 눈의 혹사를 가져온다.

모니터에 나타나는 화상의 질 역시 또 하나의 중요한 요소이다. 흐리고 명확하지 않고, 작고, 또는 읽기 어려운 글자를 장시간 읽거나 해석하는 것은 작업자의 눈을 혹사시킨다.

컴퓨터를 많이 사용하는 사무실에서 눈의 피로를 야기하는 것들

눈의 피로나 불편을 초래하는 여타의 작업과 관련한 위험 인자들에는 다음과 같은 것들이 있다.

- 장시간 동안 눈을 고정하거나 아주 가까이 무엇인가를 보는 것
- 가려지지 않은 또는 확산되지 않은 조명기구로부터 번쩍이는 눈부신 빛 (직접조명)
- 조도의 조절이 불가능한 또는 나쁜 조명상태
- 부적합한 작업대(크기나 배치)
- 낮은 습도
- 교정되지 않은 시력
- 작업자 주변에 색의 다양성 부족

나쁜 조명의 영향

작업자가 눈부신 빛에 노출되거나 또는 교정되지 않은 시력을 가지고 있는 경우 대부분 앞으로 숙이거나 또는 뒤로 젖히거나 하는 등의 행동을 보인다. 이러한 부자연스러운 자세는 눈의 혹사를 낳고 자세에서 오는 피로를 가중시키며 나아가 근골격계 상해에 기여를 한다.

눈의 피로를 감소시키는 방법

- 머리 위 조명

- 필터를 쓰거나 빛을 분산시킨다
- 머리 위 조명은 어둡게 한다
- 사무실내 조도는 300 Lux 500 Lux 정도가 적당하다는 것을 유념하되, 별도의 국부 조명이 있는 경우에는 달라질 수도 있음을 고려한다.

• 창문과 벽

- 창문에는 조절이 가능한 블라인드를 이용 막도록 한다
- 윤이 아니 않는 것으로 바닥, 가구, 그리고 벽을 마감처리 한다

• 모니터

- 밝기와 대조는 개인적 취향에 따라 조정한다
- 배경화면은 밝은 색을 사용한다
- 머리 위의 조명과 수평으로 모니터를 설치한다
- 모니터의 각도를 조절하여 빛이나 창문으로부터의 빛을 피한다
- 국부조명은 사무용에 적합하게 설치하도록 하고 모니터 쪽으로 향하지 않도록 한다

눈부심을 방지하는 스크린을 사용해야 하는가

일반적으로 컴퓨터 사용자와 스크린 사이에 무엇인가를 배치하게 되면 화상의 질을 떨어뜨리게 된다. 적절한 조명 설계와 모니터의 위치를 조절하는 것이 눈부심 방지 스크린을 사용하는 것보다 훨씬 낫다. 현재 많은 모니터들이 저반사형의 스크린으로 장치된 것으로 나오고 있다.

눈의 긴장을 해소시키기 위해 할 수 있는 것들

다양한 거리에 따라 물체에 초점을 맞추는 능력은 나이가 들어감에 따라 떨어

진다(노안). 보통은 40세를 전후로 해서 사람들은 가까운 거리에 있는 물체를 교정시력이 아닌 상태에서는 선명하게 보지 못하게 되는 노안의 상태로 접어든다. 이러한 현상은 점진적으로 변화하는 것으로 작업자의 일이 특히 컴퓨터를 중심으로 이루어지고 있는 경우 시각적인 환경을 설계하는데 매우 중요한 요소가 된다. 비교정시력은 눈의 피로의 또 다른 하나의 원인이 될 수 있다. 좀더 잘 보기 위한 작업자세의 변동으로 인한 부자연스러운 자세로 인해 통증이나 불편감 등이 발생할 것이다.

- 해마다 또는 최소한 이년에 한번 눈 전문가의 권유에 따른 눈 검사를 실시하도록 한다.
- 눈 검사 시에는 본인이 하고 있는 일에 대한 충분한 정보를 주도록 한다
- 작업내용에 적합하게 컴퓨터용 안경을 쓰는 것을 고려한다

컴퓨터로 작업하는 시간에 따라, 어떠한 시력교정이 필요할 것인지는 개인적인 취향을 고려하여 반영되어야 한다. 눈 전문가는 컴퓨터 작업에 따라 이중초점, 삼중초점 또는 따로 분리된 형태의 안경을 권유할 수도 있다.

동일한 거리에서 어떤 물체에 시야를 고정시킨 채 장시간 응시하는 것 또한 눈을 혹사시킬 수 있다.

- 매 몇 분 마다 스크린으로부터 눈을 들어 다른 곳을 몇 초간 쳐다보도록 한다
- 주위를 둘러본다
- 멀리 있는 물체를 응시한다
- 몇 번 눈을 깜빡인다

이와 같은 방법으로 주기적으로 눈을 이완시켜주면 눈의 피로감이 축적되는 것을 예방할 수 있다.

6-3 사무실 인간공학 평가 및 개선

1. 사무실 인간공학이란?

인간공학은 인간의 웰빙과 성과를 최적화하기 위해 인간과 작업 환경(도구, 제품, 작업) 간의 관계를 이해하는 것과 관련된 과학 분야이다.

인간공학 교육을 받은 전문가인 인간공학자는 작업의 신체적 요구가 무엇인지, 이러한 요구에 어떤 변화를 줄 수 있는지를 결정한다. 노동자들의 능력은 초과되지 않는다. 본질적으로 인간공학자들은 부상의 위험을 최소화하기 위해 작업 요구와 근로자의 능력의 균형을 맞추려고 노력한다.

사무실 인간공학은 사무실 환경에서 이루어지는 평가 개선을 말한다. 일반적으로 사무실 장비는 다양한 사용자가 수용되도록 준비되므로 작업안전을 보장하기 위해 개인 각자 사용자의 적절한 조정 및 배치가 필요하다.

업무는 부상의 위험을 최소화하면서 수행되어야 한다. 사무실 인간공학 지침은 작업대의 적절한 조정이 가능하고 적절한 동작이 가능하도록 하는 절차를 제공한다.

2. 사무용 인간공학의 목표

사무실 인간공학의 주요 목표는 근골격계 질환(MSD)의 발병률을 줄이는 것이다. 1996년부터 2024년까지 미국 직장안전 보험위원회(WSIB)는 온타리오 주의 모든 손실시간 산재비용 청구의 거의 42%를 MSD가 차지한다고 보고했다. 이 통계는 손실된 시간 청구만을 설명하므로 많은 사람들이 고통과 불편함을 가지고 계속 작업하기 때문에 문제의 본질을 과소평가한다.

사무실의 인간공학적 작업방법을 구현함으로써 사무실 환경에 존재하는 많은 MSD 위험 요소를 인식하고 제어하여 MSD 부상의 위험을 줄일 수 있다.

3. 근골격계 질환이란?

MSD는 작업 환경의 위험 요소에 노출되어 발생하는 근골격계의 부상 및 장애이다. MSD는 근육, 힘줄, 힘줄 피복, 신경, 부르사, 혈관, 관절 및 인대의 손상을 포함한다. 추락, 자동차 사고 또는 폭력과 같은 외부 힘과 관련된 급성 사건으로 인한 부상은 MSD로 분류되지 않는다.

MSD는 일반적으로 직업의 요구가 그 직업을 수행하는 노동자의 능력을 초과할 때 발생한다. 모든 개인은 신체 크기와 형태, 체력, 유연성, 지식과 경험에서 다르다. 이 변수들은 각각 다음과 같은 역할을 한다.

MSD의 개발 및 한 작업을 수행하는 한 개인이 부상을 입을 수 있으며, 동일한 작업을 수행하는 다른 개인은 부상을 입지 않을 수 있는 이유를 설명한다.

4. MSD 위험 요소

사무실 환경에서 인간공학을 사용하면 MSD에 기여하는 위험 요소를 인식하는 데 도움이 될 수 있다. MSD에는 크게 세 가지 위험 요소가 있다.

- 무리한 힘
- 빈도/반복
- 나쁜 자세

힘은 근육이 물체에 가하는 힘 또는 에너지이다. 힘은 근육과 조직에 과부하가 걸려 능력을 초과할 때 관심사가 된다. 사무실의 위험 요소로서 힘의 예로는 장시간 앉아 있을 때를 들 수 있다. 등과 목의 안정성을 유지하기 위해서는 정적인 힘이 필요하다. 이러한 힘은 허리의 조직과 근육이 피로해지면 부상으로 이어질 수 있다.

빈도/반복은 주어진 시간 기간 동안 동작 또는 작업이 얼마나 자주 수행되는지에 관한 것이다. 빈도/반복은 움직임 사이의 휴식량이 근육 회복을 허용하기에 충분하지 앉을 때 관심사가 된다. 사무실에서 위험 요소로서 반복의 예는 휴식을 취하거나 작업을 변경하지 않고 8시간 교대 근무 동안 타이핑하는 경우일 것이다. 이러한 상태는 최소한의 회복으로 손목 및 손의 미세 근육을 과도하게 사용하도록 노출시킨다. 이로 인해 조직 내성 수준이 저하되어 부상이 발생할 수 있다.

자세는 신체의 여러 부분들이 서로 관계를 맺고 있는 위치이다. 자세는 관절이 중립 자세(관절의 가동 범위 중간)에서 더 멀어질 때 관심사가 된다. 사무실에서 위험 요소로서 자세의 예로는 머리와 어깨 사이에서 전화기를 잡을 때를 들 수 있다. 이 자세에서 목은 부자연스러운 자세로 놓여 있다. 이는 목의 충돌로 인한 부상을 유발할 수 있다. 목의 조직과 어깨의 근육에 무리가 가는 것이다.

5. 사무실 인간공학적 가이드라인

올바른 좌식자세

올바른 좌식 자세는 척추 압박을 최소화하고 정적인 근육의 힘으로 인한 근육 피로를 예방하기 위해 권장된다. 주의할 점은 이것이 선호하는 자세이지만, 편안함을 보장하기 위해 일부 사람들에게는 약간 다를 수 있다는 것이다.

또한 선호하는 좌식 자세는 좋을 수 있지만 장시간 앉아 있으면 부상 위험이 여전히 존재한다는 점을 이해하는 것이 중요하다. 허리와 목의 안정적인 근육에 도움을 주기 위해서는 매시간마다 움직이거나 자세를 바꾸는 것이 중요하다.

컴퓨터 워크스테이션에 앉을 때 확인할 사항

① 발은 바닥에 평평하거나 발 받침대에 의해 지지되도록 한다.

② 무릎은 무릎 뒤쪽과 의자 시트 판 사이에 주먹만한 공간이 있는 약 90˚ 의 각도를 이루게 한다.

③ 엉덩이는 대략 90도, 허벅지는 바닥과 평행하게 한다.

④ 등은 곧게 펴고 요추 부위는 의자 등받이에 의해 잘 지지되게 한다.

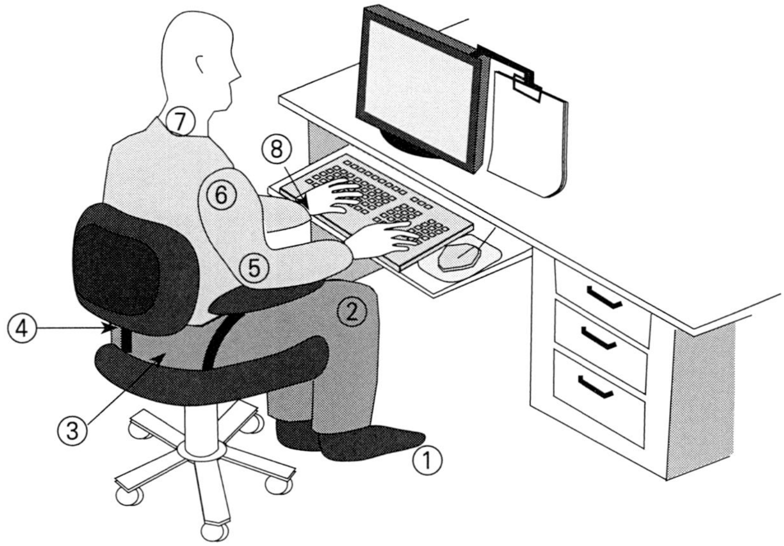

⑤ 팔꿈치는 의자 팔걸이에 의해 지지되고 각도는 약 90˚가 되게 한다.

⑥ 어깨가 늘어지거나 올라가지 않고 편안하게 한다.

⑦ 목은 앞으로, 뒤로 또는 옆으로 굽히지 않고 앞으로 똑바로 향하게 한다.

⑧ 손목은 곧게 펴져 있고 위쪽, 아래쪽 또는 옆쪽으로 구부러지지 않게 한다.

의자 조정

- 좌판이 무릎아래에 위치하도록 높이를 높이거나 낮춘다.
- 앉았을 때는 무릎 뒤쪽과 좌판 사이에 주먹만한 공간을 두고 발이 바닥에 평평해야 한다.
- 허리 지지대가 등의 아래부분(허리 부분)에 편안하게 놓이도록 등받이를 조정한다.
- 팔걸이를 들어 올리거나 내리면서 90˚ 팔꿈치 각도를 지지한다.

워크스테이션 조정

- 조정 가능한 작업 높이(높이 조정 가능한 책상 및 키보드 트레이)
  - 팔을 내리고 앉을 때 책상이나 키보드 트레이를 팔꿈치 높이로 올리거나

내린다.

- 필요한 경우 팔걸이를 조정하여 팔꿈치 각도를 유지한다.

• 조절 불가능한 작업 표면(고정된 책상 높이 또는 조절 불가능한 키보드 트레이)
  - 작업면이 너무 높으면 의자를 들어 올려 책상이 팔꿈치 높이가 되도록 하고 발 받침대로 발을 지지한다.
  - 책상이 너무 낮으면 블록을 사용하여 팔꿈치 높이로 올린다.

발 받침대 사용

고정된 작업대(높이)로 인하여 작업자가 의자를 들어 올려야 할 때 발이 바닥에 평평하게 하도록 하기 위하여 발 받침대가 필요하다.

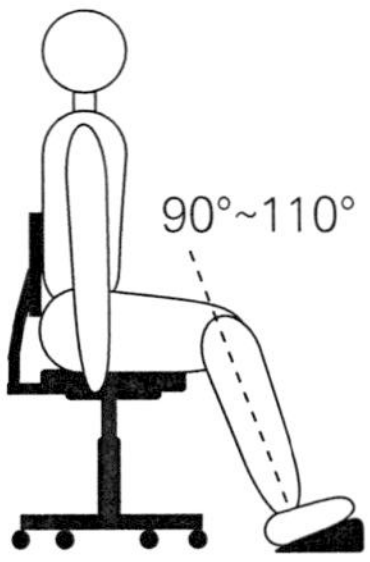

① 발과 발목이 적절한 각도를 유지하도록 발 받침대의 각도를 맞춘다.

② 발 받침대를 바닥에 놓고 무릎 각도가 약 90˚로 유지되도록 한다.

키보드 조정

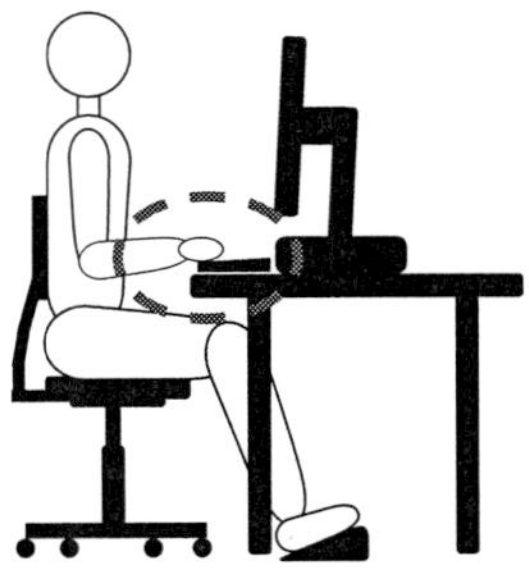

① 키보드를 바로 앞에 놓는다.

② 키보드의 높이가 팔꿈치와 이완된 어깨에서 90˚를 유지하도록 한다.

③ 키보드나 트레이의 기울기를 사용자의 타이핑 스타일에 맞게 조정한다. 이를 조정할 때는 손목이 곧게 펴지도록 하는 것이 중요하다. 일반적으로 음(아래)의 기울기(기울어진 위치에서 기울어진 위치)를 권장한다.

마우스 조정

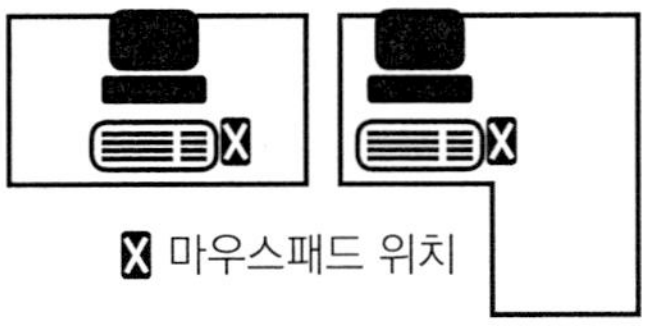

① 마우스를 마우스 손 바로 앞에 놓고 키보드와 같은 레벨에 놓는다.

② 손목뿐만 아니라 팔 전체를 사용하여 마우스를 움직인다. 손목 자세를 똑바로 유지한다.

③ 강하게 사용하는 경우 마우스의 감도를 조절하거나 L자형 책상 표면을 사용하여 팔을 지지한다.

손목 받침대 사용

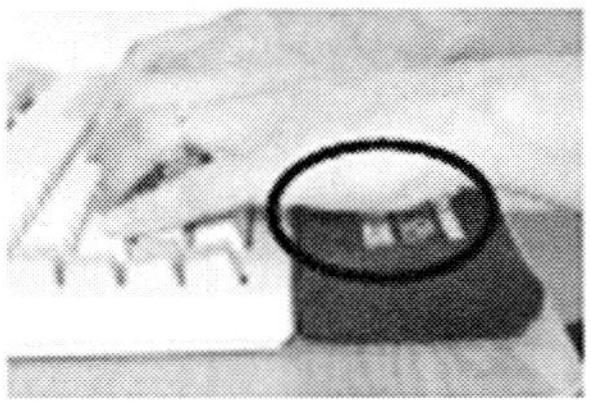

손목 받침대는 팔에 지지력을 제공하여 정적 자세에서 근육을 회복하고 접촉 스트레스를 줄인다.

타자를 칠 때는 손목이 중립 자세에서 벗어날 수 있으므로 손목 받침대를 사용해서는 안된다. 대신 손목이 놓인 곳에서는 간헐적인 휴식을 취해야 한다.

손목은 실제로 손목 받침대에 올려져 있는 것이 일반적인 통념이지만, 손목의 손목터널을 통해 흐르는 신경과 힘줄의 압박을 막기 위해 쉬어야 하는 것이 바로 손의 뒤쪽 힐 부분이다.

- 손목 받침대를 키보드/마우스 가까이에 놓아 실제 손목이 아닌 손의 힐부분이 놓이도록 한다.

모니터 조정

- 비(非)초점 착용자를 위한 조정

① 모니터를 한 팔 길이만큼 떨어진 바로 앞에 놓는다.

② 모니터 상단이 눈높이에 맞는지 확인한다.

③ 모니터가 수직에 가깝게 기울어져 있는지 확인한다. 위쪽으로 기울어질수록 화면에 더 많은 눈부심이 나타난다.

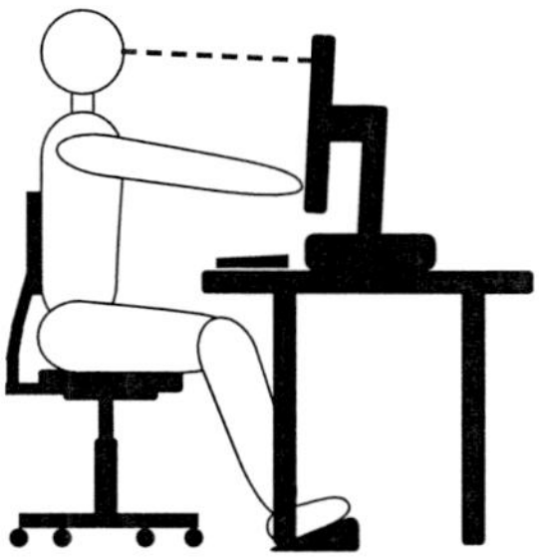

• 세그먼트 이중초점 착용자에 대한 조정

① 모니터를 40~50cm 떨어진 곳(손가락 끝이 아닌 팔 길이에서 손목까지) 바로 앞에 놓는다.

② 모니터의 높이가 목을 펴지 않고 읽을 수 있도록 한다(뒤로 굽혀짐). 이는 눈높이보다 낮을 것이다.

③ 수직 모니터 기울기를 유지한다.

문서 홀더 사용

문서 홀더는 작업자가 원본 문서에서 데이터를 읽거나 입력할 때 필요하다. 문서 홀더를 사용하면 다양한 시각적 개체를 볼 때 필요한 과도한 머리, 목 및 눈 움직임을 방지할 수 있다.

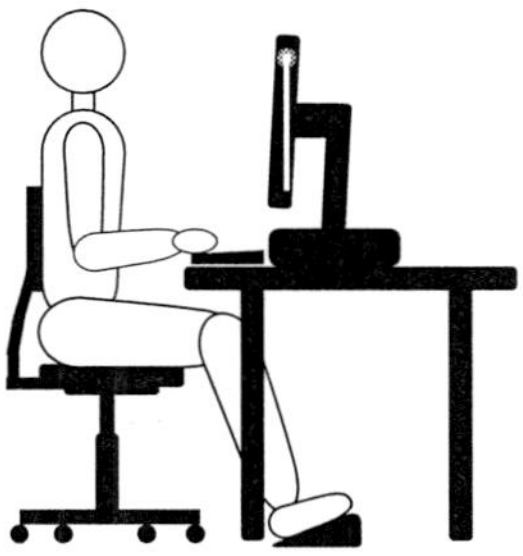

① 문서 홀더를 모니터와 동일한 높이와 거리에 놓는다.

② 목의 굴곡(앞으로 굽힘) 없이 편안하게 읽을 수 있도록 홀더의 각도를 조정한다.

워크스테이션 조명 조정

작업대에서 적절한 조명을 켜는 것은 눈의 피로를 예방하기 위해 필수적이다. 사무실 환경에서 조명의 일반적인 문제는 눈부심이다.

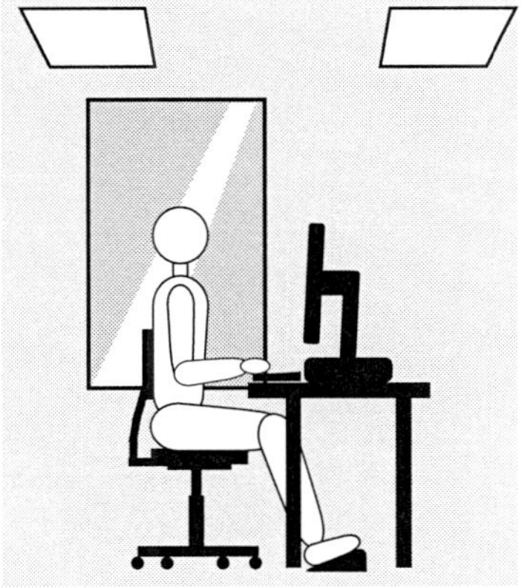

눈부심은 물체와 배경 사이의 휘도 차이로 인해 만들어진다. 휘도는 주어진 각도에서 표면에 반사되어 어느 정도 밝기와 비슷한 빛의 양을 말한다.

눈부심에는 두 가지 유형이 있다.

• 직접적인 눈부심: 직접적으로 시야에 있는 빛에 의해 발생한다.

• 간접 눈부심: 반짝이는 표면에서 시야로 반사

되는 빛에 의해 발생한다.

눈부심을 줄이기 위해 사용할 수 있는 다양한 방법이 있다. 다음은 컴퓨터 모니터에서 경험하는 눈부심을 줄이는 데 도움이 되는 몇 가지 유용한 제안사항이다.

- 모니터와 자신을 창문 옆과 머리 위 조명 사이에 위치시킨다. 머리 위 조명 바로 아래에 앉지 않는다.
- 커튼이나 블라인드를 사용하여 창문의 빛을 제어한다.
- 작업 조명이 원본 문서 위에 직접 배치되고 각도가 사용자로부터 떨어지도록 배치한다.
- 모니터를 끄고 화면에 비치는 항목을 찾아 눈부심을 확인한다. 이러한 항목은 눈부심을 유발하므로 제거하거나 재배치해야 한다.

워크스테이션 레이아웃 조정

책상 위에 사무실 장비와 자재를 정리할 때, 트렁크의 굴곡과 도달 거리를 줄이는 것이 목표이다. 가장 자주 사용하는 물건을 가장 가까운 곳에 위치시키면 쉽게 얻을 수 있다. 가장 자주 사용하는 물건은 하루 중에 사용하는 것이 좋다.

일반적인 근무일은 의자에 편안하게 앉을 때 당신으로부터 36 cm~46 cm의 편안한 도달 거리 내에 위치해야 한다. 다음 그림은 사용 빈도에 따라 당신의 책상 위에 물품들이 위치할 수 있는 제안된 거리를 보여준다.

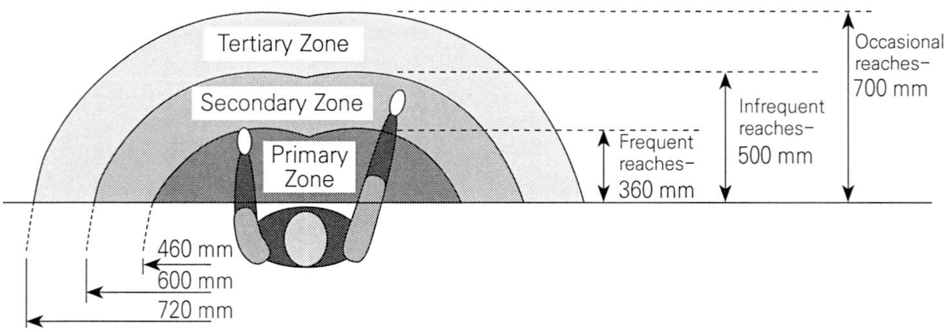

■ 합격 평가 기준

I. Workstation 평가 (작업자세) : 1번~10번 까지는 10개 모두 패스해야 함

II. 기타 의자 모니터 공간 보조구 등 : 1~24번까지 항목 중 20개 이상 패스해야 함

o 평가조 (   )조   평가 일자 :

o 평가 장소 :

o 작업자 성명 :   성별 (남, 여)

I. Workstation 평가

작업자세(Working Postures)/작업조건			
번호	평가항목	Yes	No(현상, 개선사항 기록)
1	머리와 목이 똑바름 (아래로 숙이거나 뒤로 젖히지 않음)		
2	머리, 목, 몸통이 정면을 향함(비틀지 않음)		
3	몸통이 바닥과 거의 수직(앞 뒤로 기울지 않음)		
4	어깨와 상완이 바닥과 수직(앞으로 뻗거나 들리지 않음)이고 이완된 상태임		
5	윗팔과 앨보가 몸 가까이 유지 (옆으로 들이지 않음)		
6	아래팔, 손목, 손이 스트레이트이고 바닥과 평행임		
7	손목과 손이 뉴튜럴 (아래, 위, 옆으로 굽히지 않음)		
8	허벅지가 바닥과 평행이고 종아리가 바닥과 수직		
9	발이 바닥에 평편하게 놓이거나 안정된 발 받침대에 의해 잘 지지됨		
10	작업자가 VDT직무와 다른 일을 스스로 번갈아가며 행 할 수 있게 직무 할당되어 있거나, VDT작업동안 micro 휴식이나 근육회복시간을 가질 수 있게 되어 있음		
점수	Yes의 개수 x 10 = ( ) 점 * 합격점수 : 100점		

II. 기타 의자 모니터 공간 보조구 등

번호	평가항목	Yes	No (현상, 개선사항 기록)
	SEATING (의자)		
1	허리지지대(허리받침)가 작업자의 Low back(요추부분)을 잘 지지하고 있음		
2	좌판의 넓이나 깊이가 작업자에게 편안함 (좌판이 너무 작거나 크지 않음)		
3	의자 좌판끝부분이 무릎 뒤나 종아리윗부분을 압박하지 않음(좌판이 너무 길지 않아야 함)		
4	좌석에 적당한 쿠션이 있고 라운드형이고 앞 끝은 아래로 숙여져(waterfall) 날카로운 가장자리 없음		
5	팔걸이(armrest)는 VDT작업동안 양팔을 지지할 수 있고 팔의 움직임을 방해하지 않음		
	키보드/입력장치		
6	키보드/입력장치 플랫폼(트레이)이 안정되고 키보드나 입력장치를 두기에 안정적이고 충분히 큼		
7	입력장치 (마우스, 트랙볼) 가 키보드 바로 옆에 놓여 있어 팔을 뻗지 않고 쉽게 조작할 수 있음		
8	입력장치가 쉽게 조작할 수 있게 만들어져 있고 현재 작업자의 손에 적합한 크기나 형태로 디자인 되어 있음 (너무 크거나 작지 않음)		
9	손목이나 손이 딱딱하거나 날카로운 모서리에 접촉되어 있거나 쉬기 위해 올려져 있지 않음		
10	키보드 자판 저항력이 너무 크지 않고 마우스 컨트롤 조작에 힘이 들어가지 않음		
	모니터		
11	스크린의 상단라인(TOP LINE)이 머리나 고개를 숙이거나 젖히지 않도록 작업자의 눈높이나 바로 아래에 놓여 있음 (다중초점안경사용자는 아래문항..)		
12	다중초점 안경 사용자가 목, 머리 또는 몸통을 앞, 뒤로 기울이는 것 없이 화면을 잘 읽을 수 있음		
13	모니터 거리가 적당하여 목, 머리 또는 몸통을 앞, 뒤로 기울이는 것 없이 화면을 잘 읽을 수 있음		
14	모니터위치가 바로 앞에 있어 머리/목을 비트지 않음		
15	창문이나 전등에 의한 반사가 스크린에 나타나지 않음 (모니터를 보기위해 자세가 나빠지지 않음)		

작업 공간			
번호	평가항목	Yes	No (현상, 개선사항 기록)
16	책상과 VDT 테이블/키보드판(platform)의 공간이 충분하여 허벅지에 유격이 있음(허벅지가 좁은 장소에 의하여 불편하지 않음)		
17	테이블 하부의 다리나 발이 키보드나 입력장치(마우스 등)에 가까이 갈 수 있도록 충분한 공간이 있음		
부속 물품(악세사리) 있을 경우...			
18	문서홀더 (Document holder) 실제 서류나 문서를 홀더할수 있도록 크고 안정적임.		
19	문서홀더 (Document holder) 는 모니터 스크린과 같은 높이와 같은 거리에 놓여져 있어 문서를 볼 경우 머리의 움직임이 없음		
20	손목 받침대(Wrist rest)는 날카롭거나 사각형 모서리가 없어지도록 패드화 되어 있음		
21	손목 받침대는 키보드나 마우스(입력장치)를 사용할 시 아래팔 손목 손이 일직선(straight)으로서 바닥과 평행이 되고 있음		
22	전화기는 작업자가 VDT 작업을 하면서 전화를 동시에 사용할 경우 머리를 똑바로(굽히지 않음)하고 어깨가 이완(들어올리지 않음)된 상태에서 사용할 수 있음		
일반사항 (GENERAL)			
23	워크스테이션과 장비는 작업자가 편안한 작업자세를 유지할 수 있고 VDT 작업동안 가끔씩 자세를 바꿀 수 있도록 충분한 조절성(Adjustibility)을 갖추고 있음		
24	VDT 워크스테이션, 장비, 부속물품은 정상적인 상태와 적절한 기능이 유지되고 있음		
점수	Yes의 개수 x 10 = (　　　) 점 * 합격점수 : 200점 이상		

■ 평가 내용 요약

o 작업자세 :

o SEATING(의자)

o 키보드/입력장치

o 모니터

o 작업 공간 및 부속 물품

o 기타 및 일반사항

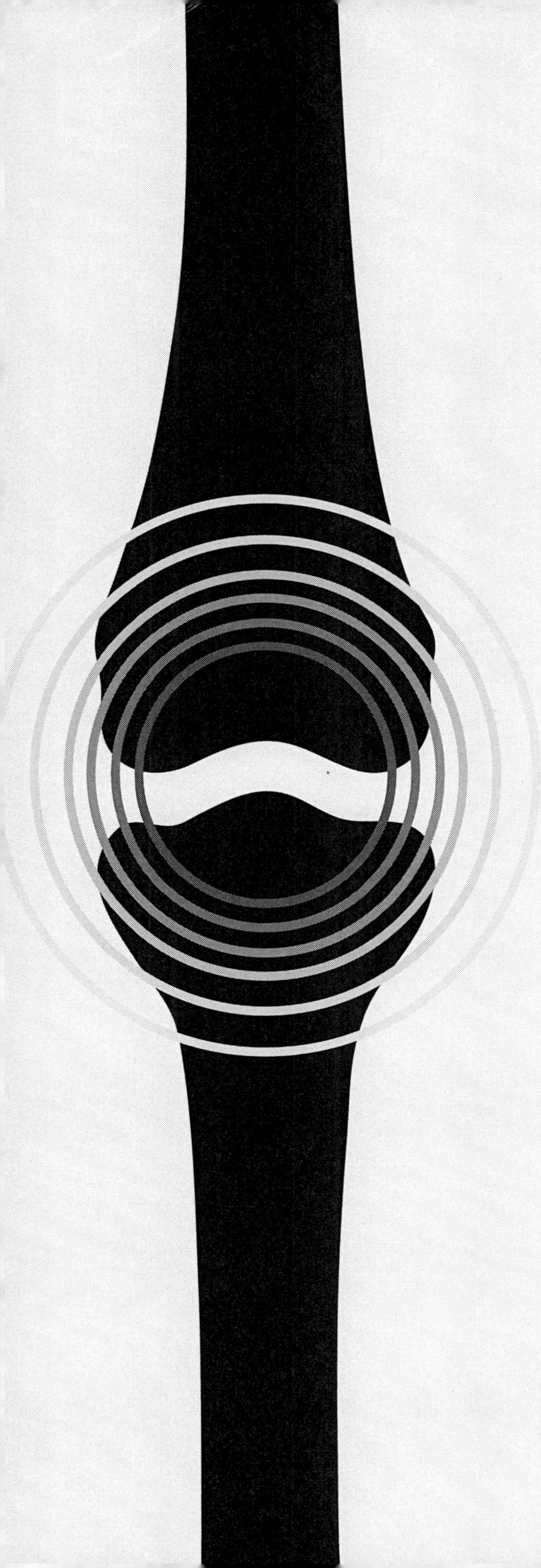

실습 Sheet

NLE 작업분석 SHEET

부서명		작업설명	
공정명			
분석자			
날짜	. . .		

자료 입력 및 분석

입력자료

대상물 무게		손의 위치				이동 거리	각도		빈도	작업 시간	손잡이 형태
		이동전		이동후			이동전	이동후	회/min		
평균	최대	H1	V1	H2	V2	D	A1	A2	F	LD	C

분석결과

RWL	=	LC	x	HM	x	VM	x	DM	x	AM	x	FM	x	CM	=	RWL 값	LI 값
이동전		23	x		x		x		x		x		x		=		
이동후		23	x		x		x		x		x		x		=		

RWL	이동전		LI	$\frac{\text{평균무게}}{\text{RWL*}} = \frac{\quad}{\quad} =$	
	이동후				

위험순위** (개선 우선순위)	순위	1	2	3	4	5	6
	이동전						
	이동후						

최종평가	LI ≦ 1	1 LI ≦ 3	LI > 3
	특별한 개선 불필요	관리적 개선 대책 필요	공학적 작업개선 반드시 필요

개선 방향	

* RWL : 이동전□후를 비교하여 적은 값을 기입

** 위험순위 : HM, VM, DM, AM, FM, CM 중에서 가장 작은 순서 기입(위 : 이동전, 아래 : 이동후)

워싱턴 주 유해요인 체크리스트

■ 미국WAC 296-62-05205, Caution Zone Job

"Caution Zone Job"이란 근로자의 전형적인 작업활동 가운데 아래와 같은 물리적 위험요인이 포함된 작업을 말한다. 여기서, 전형적인 작업활동이란 규칙적이고 예측가능한 작업부분이 있고 그 작업이 1주에 1회 이상, 그리고 1년에 1주보다 훨씬 자주있는 경우를 말한다.

- Caution Zone Job이 한 개 이상 있을 경우 Washington State Ergonomics Rule의 Part 2에 따라야 한다.
  "Caution Zone Job"이 유해하지 않을 수도 있으나 더 정밀한 평가 요구
- 본 규정은 Caution Zone Job을 금지하지 않음
- Caution Zone Job이 없을 경우 본 규정은 적용받지 않는다.
- 위험요인의 노출기간(예, 2시간)이란 위험요인을 포함한 전체 작업시간을 의미하는 것이 아니라 작업자가 하루에 실제 위험요인에 노출된 총시간을 말함

(1) 부적절한 작업자세
- 하루 2시간이상 양손을 머리위로 또는 팔꿈치를 어깨위로 하는작업
- 하루 2시간이상(신체의 지지없이) 목 또는 허리를 30도 이상 굽혀야 하는 작업
- 하루 2시간이상 쪼그리거나 무릎을 굽힌 자세(squat or kneel)로 하는 작업

(2) 무리한 힘
- 하루 2시간이상 무게가 0.9㎏이상인 물체를 손으로 집거나 무게가 1.8㎏이상의 힘을 들여 물체를 손으로 잡는 작업
- 하루 2시간이상 손으로 4.5㎏의 물체를 꽉 잡거나 4.5㎏의 힘을 들여 물체를 꽉 잡아야 하는 작업

(3) 반복성

- 하루 일과 중 연속 2시간 이상 목, 어깨, 손목, 손 등으로 거의 변화없이 같은 동작만 반복하는 작업
- 하루 일과 중 4시간이상 집중적으로 입력키를 두드리는 작업

(4) 접촉스트레스 : 반복충격

- 하루 2시간이상 손바닥이나 무릎을 햄머처럼 사용하여 시간당 10회이상 치는 작업

(5) 중량물 인양

- 하루에 한번 34㎏이상 드는 작업, 또는 하루에 10회이상 25㎏이상 드는 작업,
- 하루 2시간이상 분당 2회 이상 4.5㎏의 물체를 드는 작업
- 하루 25회이상 무릎보다 낮게 어깨보다 높게 또는 팔길이에서 11.3㎏이상의 물체를 드는 작업

(6) 국소 진동

- 하루 30분이상 높은 진동수준(10.0m/s^2)의 진동기계기구를 사용하는 작업
- 하루 2시간이상 보통수준(2.5m/s^2)의 진동기계기구를 사용하는 작업

취급중량물 유해성 평가

[단계 1] 취급물체 중량

중량
kg.

[단계 2] 작업이 행하여 지는 주 영역 결정

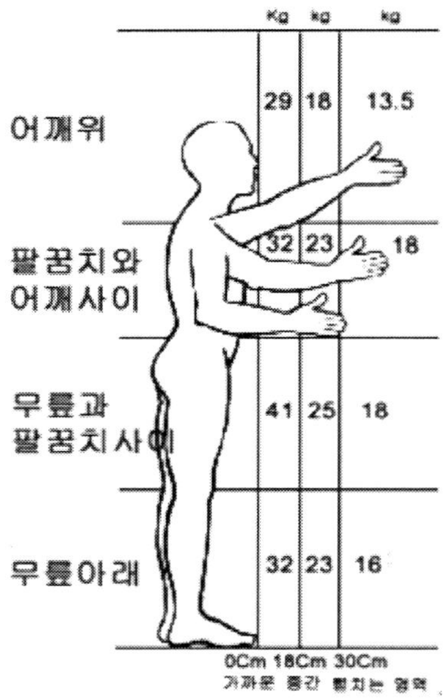

[단계 3] 작업빈도와 작업시간에 따른 가중치 결정

분당 들기횟수	하루 중 작업시간		
	1시간미만	1시간이상 2시간미만	2시간이상
2-5분당 1회	1.0	0.95	0.85
분당 1회	0.95	0.9	0.75
분당 2-3회	0.9	0.85	0.65
분당 4-5회	0.85	0.7	0.45
분당 6-7회	0.75	0.5	0.25
분당 8-9회	0.6	0.35	0.15
분당 10회 이상	0.3	0.2	0.0

Note. 5분당 1회이상은 1점

[단계 4] 들기작업시 허리의 비트는 각도가

45°이상이면　　0.85

45°미만이면　　1.0

[단계 5] 단계 2, 3, 4 결과치 입력

$$\frac{\qquad \text{kg}}{\text{단계2}} \times \frac{\qquad}{\text{단계3}} \times \frac{\qquad}{\text{단계4}} = \boxed{\text{허용중량} \qquad \text{kg.}}$$

[단계 6] 유해성 평가

$$\frac{\qquad \text{kg}}{\text{단계1}} \div \frac{\qquad \text{kg}}{\text{단계5}} \Rightarrow$$

1이상 : 위험

1미만 : 적정

RULA Employee Assessment Worksheet

Complete this worksheet following the step-by-step procedure below. Keep a copy in the employee's personnel folder for future reference.

A. Arm & Wrist Analysis

Step 1 : Locate Upper Arm Position

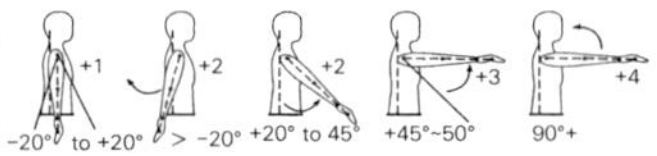

Step 1a : Adjust...
If shoulder is raised : +1
If upper arm is abducted : +1
If arm is supported or person is leaning : -1

Final Upper Arm Score = ☐

Step 2 : Locate Lower Arm Position

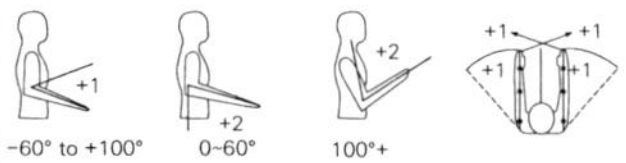

Step 2a : Adjust...
If arm is working across midline of the body : +1
If arm out to side of body : +1

Final Lower Arm Score = ☐

Step 3 : Locate Wrist Position

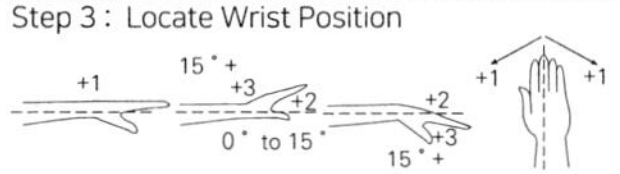

Step 3a : Adjust...
If wrist is bent from the midline : +1

Final Wrist Score = ☐

Step 4 : Wrist Twist
If wrist is twisted mainly in mid-range = 1
If twist at or near end of twisting range = 2

Wrist Twist Score = ☐

Step 5 : Look-up Posture Score in Table A
Use values from steps 1, 2, 3, 4, to lacate Posture Score in table A.

Posture Score = ☐

+

Step 6 : Add Muscle Use Score
If posture mainly static (i.e. held for longer than 1 minute) or ;
If action repeatedly occure 4 times per minute or more : +1

Muscle Score = ☐

+

Step 7 : Add Lorce/load Score
If load less than 2 kg (intermittent) : +0
If 2 kg to 10 kg (intermittent) : +1
If 2 kg to 10 kg (static or repeated) : +2
If more tha 10 kg load or repeated or shocks : +3

Force/load Score = ☐

=

Step 8 : Find Row in Tabel C
The completed score from the Arm/wrist analysis is used to find the row on Table C.

Final Wrist & Arm Score = ☐

SCORES

Table A

Upper Arm	Lower Arm	Wrist 1 Wrist Twist 1	Wrist 1 Wrist Twist 2	Wrist 2 Wrist Twist 1	Wrist 2 Wrist Twist 2	Wrist 3 Wrist Twist 1	Wrist 3 Wrist Twist 2	Wrist 4 Wrist Twist 1	Wrist 4 Wrist Twist 2
1	1	1	2	2	2	2	3	3	3
	2	2	2	2	2	3	3	3	3
	3	2	3	3	3	3	3	4	4
3	1	2	3	3	3	3	4	4	4
	2	3	3	3	3	3	4	4	4
	3	3	4	4	4	4	4	5	5
3	1	3	3	4	4	4	4	5	5
	2	3	4	4	4	4	4	5	5
	3	4	4	4	4	4	5	5	5
4	1	4	4	4	4	4	5	5	5
	2	4	4	4	4	4	5	5	5
	3	4	4	4	5	5	5	6	6
5	1	5	5	5	5	5	6	6	7
	2	5	6	6	6	6	7	7	7
	3	6	6	6	7	7	7	7	8
6	1	7	7	7	7	7	8	8	9
	2	8	8	8	8	8	9	9	9
	3	9	9	9	9	9	9	9	9

Table C

	1	2	3	4	5	6	7+
1	1	2	3	3	4	5	5
2	2	2	3	4	4	5	5
3	3	3	3	4	4	5	6
4	3	3	3	4	5	6	6
5	4	4	4	5	6	7	7
6	4	4	5	6	6	7	7
7	5	5	6	6	7	7	7
8+	5	5	6	7	7	7	7

Final Score =

B. Neck, Trunk & Leg Analysis

Step 9 : Locate Neck Position

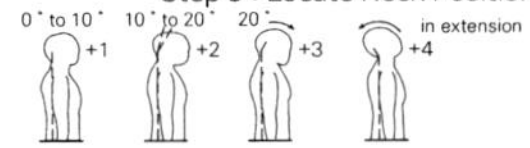

Step 9a : Adjust...
If neck is twisted : +1 ;
If neck is side-bending : +1

Final Neck Score = ☐

Step 10 : Locate Trunk Position

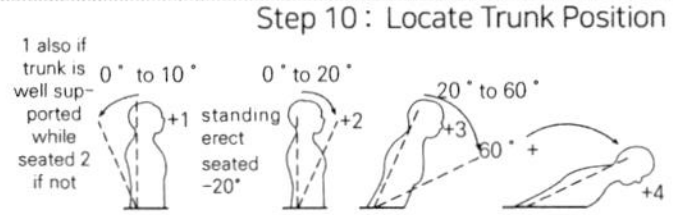

Step 10a : Adjust...
If trunk is twisted : +1 ;
If trunk is side-bending : +1

Final Trunk Score = ☐

Step 11 : Legs
If legs &feet supported and balanced : +1
If not : +2

Final Legs Score = ☐

Table B

Trunk Posture Score

Neck	1 legs 1	1 legs 2	2 legs 1	2 legs 2	3 legs 1	3 legs 2	4 legs 1	4 legs 2	5 legs 1	5 legs 2	6 legs 1	6 legs 2
1	1	3	2	3	3	4	5	5	6	6	7	7
2	2	3	2	3	4	5	5	5	6	7	7	7
3	3	3	3	4	4	5	5	6	6	7	7	7
4	5	5	5	6	6	7	7	7	7	7	8	8
5	7	7	7	7	7	8	8	8	8	8	8	8
6	8	8	8	8	8	8	8	9	9	9	9	9

Step 12 : Look-up Posture Score in Table B
Use values from steps 8, 9 & 10 to locate Posture Score in Table B

☐ = Posture B Score

+

Step 13 : Add Muscle Use Score
If posture mainly static or ;
If action 4/minute or more : +1

☐ = Muscle Use Score

+

Step 14 : Add Force/load Score
If load less than 2 kg (intermittent) : +0
If 2 kg to 10 kg (intermittent) : +1
If 2 kg to 10 kg (static or repeated) : +2
If more than 10 kg load or repeated or shocks : +3

☐ = Force/load Score

=

Step 15 : Find Column in Table C
The com;oeted score from the Neck/Trunk & Leg analysis is used to find the column of Chart C

☐ = Final Neck, Trunk & Leg Score

Subject : ______________ Date: ____/____/____
company : ______________ Department : ______________ Scorer : ______________

FINAL SCORE : 1 or 2 = Acceptable ; 3 or 4 investigate further ; 5 or 6 investigate further and change soon ; 7 investigate and change immediately

부서명 : 작업내용 : 작업자 : 평가일시 : 평가자 :

A. 팔, 손목 분석

단계 1 : 윗팔의 위치

1 2 2 3 4

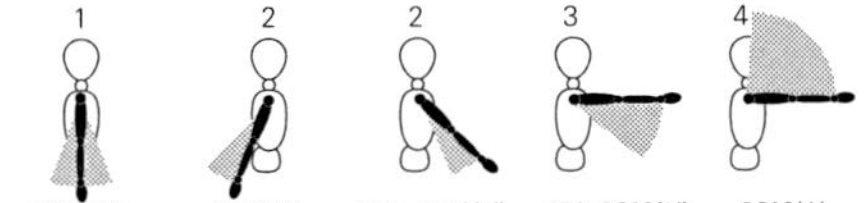

20°이내 20°이상 20°~45°이내 45°~90°이내 90°이상

1점(+) : 어깨가 위로 올라간 상태에서 작업이 이루어지는 경우
1점(-) : 윗팔을 기대거나 사람이 기댈 경우

단계 2 : 아래팔의 위치

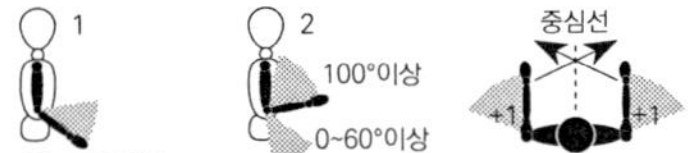

1 60~100°이내
2 100°이상 0~60°이상
중심선 +1 +1

1점(+) : 위의 1점, 2점 자세에서 아래팔이 내전, 외전될 경우

단계 3 : 손목의 위치

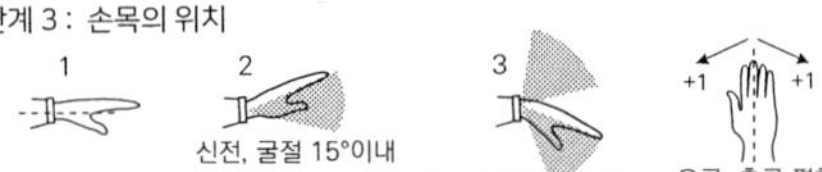

1
2 신전, 굴절 15°이내
3 신전, 굴절 15°이상
+1 +1 요골, 측골 편향

1점(+) : 손목의 중심점에서 내전 또는 외전될 경우

단계 4 : 손목 Twist
1점 : 정위치 0~15°에서 Twist되는 경우
2점 : 치대로 굴곡 또는 신전된 자세에서 Twist되는 경우

단계 5 : 점수(A)의 값

단계 6 : 근육사용 점수
1점 : 정적인 자세(1분 이상)이거나, 4회/분 이상 반복
한번에 2시간 이상 계속 작업하는 경우 (VDT)

단계 7 : 무게점수
0점 : 간간히 2kg 이하 무게 들 경우
1점 : 간간히 2~10kg 무게 들 경우
2점 : 반복적으로 2~10kg 무게 들 경우
3점 : 반복적으로 10kg 이상 무게 들 경우
(참고조건)
1점 : 하루 VDT 작업을 4~6시간 할 경우
2점 : 7시간 이상 작업할 경우

단계 8 : 팔, 손목의 최종점수

+ + =

점수 (A)

윗팔	아래팔	손목 1 Twist 1	손목 1 Twist 2	손목 2 Twist 1	손목 2 Twist 2	손목 3 Twist 1	손목 3 Twist 2	손목 4 Twist 1	손목 4 Twist 2
1	1	1	2	2	2	2	3	3	3
	2	2	2	2	2	3	3	3	3
	3	2	3	3	3	3	3	4	4
3	1	2	3	3	3	3	4	4	4
	2	3	3	3	3	3	4	4	4
	3	3	4	4	4	4	4	5	5
3	1	3	3	4	4	4	4	5	5
	2	3	4	4	4	4	4	5	5
	3	4	4	4	4	4	5	5	5
4	1	4	4	4	4	4	5	5	5
	2	4	4	4	4	4	5	5	5
	3	4	4	4	5	5	5	6	6
5	1	5	5	5	5	5	6	6	7
	2	5	6	6	6	6	7	7	7
	3	6	6	6	7	7	7	7	8
6	1	7	7	7	7	7	8	8	9
	2	8	8	8	8	8	9	9	9
	3	9	9	9	9	9	9	9	9

점수 C

	1	2	3	4	5	6	7+
1	1	2	3	3	4	5	5
2	2	2	3	4	4	5	5
3	3	3	3	4	4	5	6
4	3	3	3	4	5	6	6
5	4	4	4	5	6	7	7
6	4	4	5	6	6	7	7
7	5	5	6	6	7	7	7
8+	5	5	6	7	7	7	7

최종점수 :

B. 목, 몸통, 다리 분석

단계 9 : 목의 위치

1 2 3 4

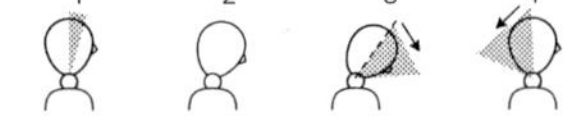

0~10°굴절 10~20°굴절 20°이상 신전시

1점(+) : 목이 회전되거나 옆으로 구부러진 경우

단계 10 : 몸통의 위치

1 2 3 4

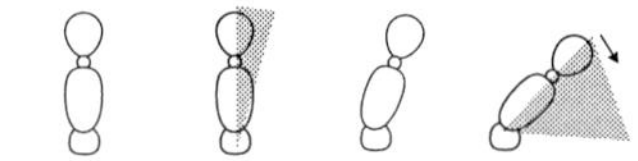

상체 지지 10~20°이내 20~60°이상 60°이상

단계 11 : 다리의 위치
1점 : 지지대가 있고 균형이 잡힌 자세의 경우
2점 : 지지대가 없으며 균형이 이루어지지 않은 자세

단계 12 : 점수 (B)의 값

목	몸통 1 다리 1	몸통 1 다리 2	몸통 2 다리 1	몸통 2 다리 2	몸통 3 다리 1	몸통 3 다리 2	몸통 4 다리 1	몸통 4 다리 2	몸통 5 다리 1	몸통 5 다리 2	몸통 6 다리 1	몸통 6 다리 2
1	1	3	2	3	3	4	5	5	6	6	7	7
2	2	3	2	3	4	5	5	5	6	7	7	7
3	3	3	3	4	4	5	5	6	6	7	7	7
4	5	5	5	6	6	7	7	7	7	7	8	8
5	7	7	7	7	7	8	8	8	8	8	8	8
6	8	8	8	8	8	8	8	9	9	9	9	9

Step 13 : 근육사용 점수
1점 : 정적인 자세(1분이상)이거나, 4회/분 이상 반복
한번에 2시간 이상 계속 작업하는 경우(VDT)

단계 14 : 무게점수
0점 : 간간히 2kg 이하 무게 들 경우
1점 : 간간히 2~10kg 무게 들 경우
2점 : 반복적으로 2~10kg 무게 들 경우
3점 : 반복적으로 10kg 무게 들 경우
(참고조건)
1점 : 하루 VTD작업을 4~6시간 할 경우
2점 : 7시간 이상 작업할 경우

단계 15 : 목, 몸통, 다리의 최종점수

+ + =

RULA 최종점수 : 1~2점 = 수용가능, 3~4점 = 조사 필요, 5~6점 = 조사 후 개선 필요, 7점 = 조사 후 즉시 개선

REBA WORKSHEET(점검 내용은 표의 오른쪽 그림을 참고하시기 바랍니다.)

	움직임	점수	추가 점수	
몸통	곧바로 선자세	1	•몸통이 비틀리거나 옆으로 구부러질 시 : +1	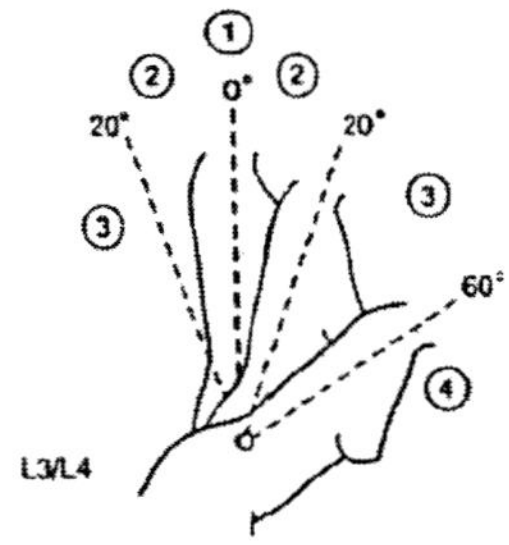
	0° ~ 20°구부림, 0° ~ 20°뒤로젖힘	2		
	20° ~ 60°구부림, 20°이상의 젖힘시	3		
	60°이상의 구부림	4		
목	움직임	점수	추가 점수	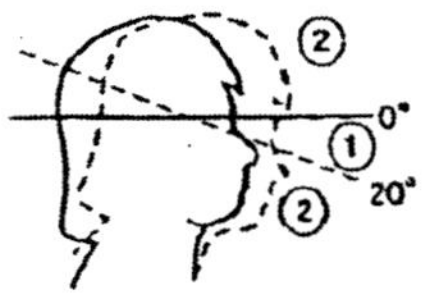
	0°~20°구부림	1	•목이 비틀리거나 옆으로 숙일 시 : +1	
	20°이상의 구부림, 뒤로 젖혀질 시	2		
다리	움직임	점수	추가 점수	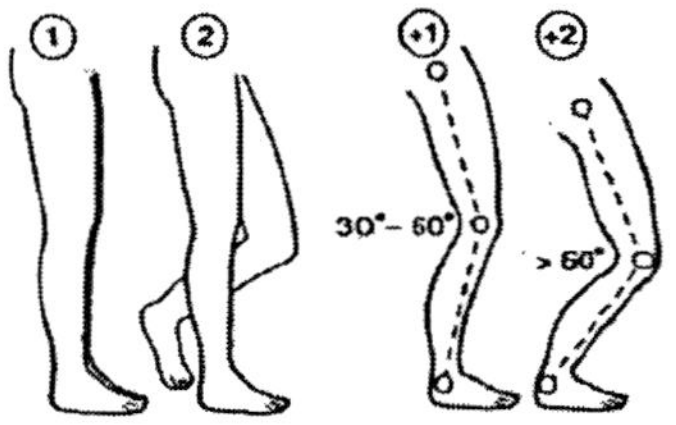
	두 다리가 모두 나란하거나 걷거나 앉아 있을시	1	무릎이 •30°~60°사이로 구부러질 시 : +1 •60°이상일 시 : +2 (앉은자세 제외)	
	발바닥이 한발만 땅에 지지되어질시	2		
윗팔	움직임	점수	추가 점수	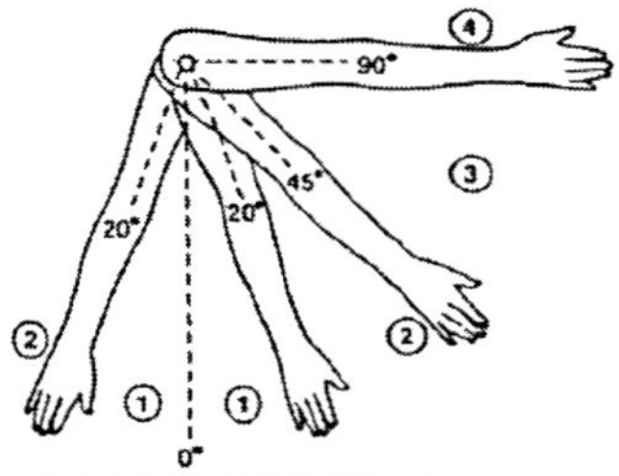
	20°안에서의 움직임	1	•윗팔이 벌어지거나 회전 시 : +1 •어깨가 들려진다면: +1 •팔이 무엇인가에 지탱되거나 기대어질 시 : −1	
	20°~45°의 들림, 20°이상의 젖힘	2		
	45°~90°사이의 들림	3		
	90°이상의 들림	4		
아래팔	움직임	점수	추가 점수	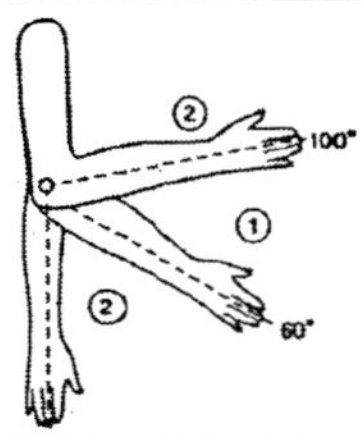
	60°~100°사이의 들림	1	추가 내용 없음	
	100°이상의 들림, 0°~60°의 들림	2		
손목	움직임	점수	추가 점수	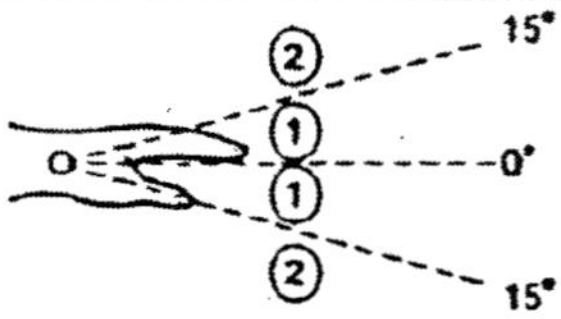
	0°~15°사이의 꺽임이나 들림	1	•손목이비틀어질 시 : +1	
	15°이상의 꺽임이나 들림	2		

REBA Employee Assessment Worksheet

A. Neck, Trunk and Leg Analysis

Step 1 : Locate Neck Position

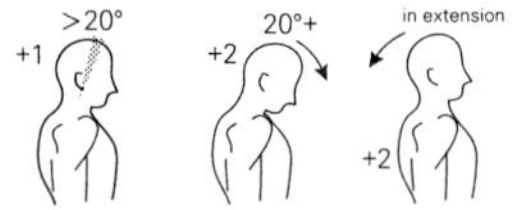

Neck Score

Step 1a : Adjust...
If neck is twisted : +1
If neck is side bending : +1

Step 2 : Locate Trunk Position

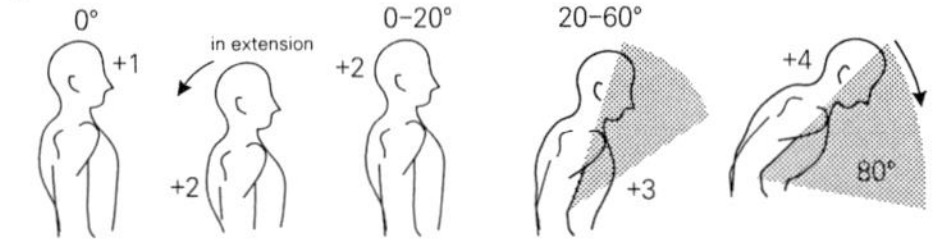

Step 2a : Adjust...
If Trunk is twisted : +1
If Trunk is side bending : +1

Trunk Score

Step 3 : Legs

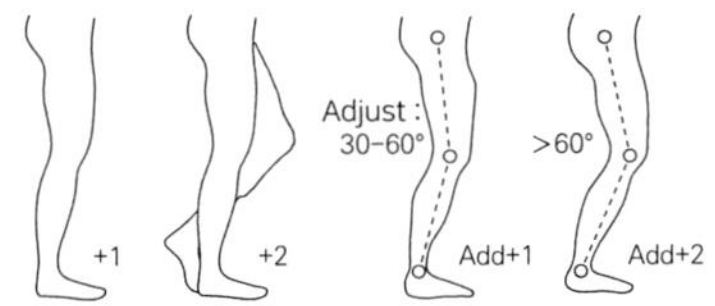

Leg Score

Step 4 : Look-up Posture Score in Table A
Using values from steps 1~3 above, locate score in Table A

Posture Score
+

Step 5 : Add Force/Load Score
If load <11 lbs : +0
If load 11 to 22 lbs : +1
If load > 22 lbs : +2
Adjust : If shock or rapid build up of force : add+1

Force/Load Score
=

Step 6 : Score A, Find Row in Table C
Add values from steps 4 & 5 to obtain Score A.
Find Row in Table C

Score A

Scoring :
1 = negligible risk
2 or 3 = low risk, change may be needed
4 to 7 = medium risk, further investigation, change soon
8 to 10 = high risk, investigate and implement change
11+ = very high risk, implement change

SCORES

Table A

	Neck	1				2				3			
	Legs	1	2	3	4	1	2	3	4	1	2	3	4
Trunk Posture Score	1	1	2	3	4	1	2	3	4	3	3	5	6
	2	2	3	4	5	3	4	5	6	4	5	6	7
	3	2	4	5	6	4	5	6	7	5	6	7	8
	4	3	5	6	7	5	6	7	8	6	7	8	9
	5	4	6	7	8	6	7	8	9	7	8	9	9

Table B

	Lower Arm	1			2		
	Wrist	1	2	3	1	2	3
Upper Arm Score	1	1	2	2	1	2	3
	2	1	2	3	2	3	4
	3	3	4	5	4	5	5
	4	4	5	5	5	6	7
	5	6	7	8	7	8	8
	6	7	8	8	8	9	9

Table C

Score A	Score B 1	2	3	4	5	6	7	8	9	10	11	12
	1	2	3	4	1	2	3	4	1	2	3	4
1	1	1	1	2	3	3	4	5	5	7	7	7
2	1	2	2	3	4	4	5	6	6	7	7	8
3	2	3	3	3	4	5	6	7	7	8	8	8
4	3	4	4	4	5	6	7	8	8	9	9	9
5	4	4	4	5	6	7	8	8	9	9	9	9
6	6	6	6	7	8	8	9	9	10	10	10	10
7	7	7	7	8	9	9	9	10	10	11	11	11
8	8	8	8	9	10	10	10	10	10	11	11	11
9	9	9	9	10	10	10	11	11	11	12	12	12
10	10	10	10	11	11	11	11	12	12	12	12	12
11	11	11	11	11	12	12	12	12	12	12	12	12
12	12	12	12	12	12	12	12	12	12	12	12	12

Table C Score + Activity Score → Final REBA Score

B. Arm and Wrist Analysis

Step 7 : Locate Upper Arm Position

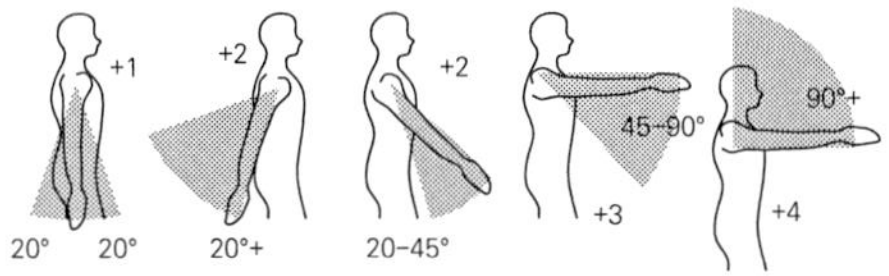

Step 7a : Adjust...
If Shoulder is raised : +1
If upper arm is abducted : +1
If arm is supported or person is leaning : -1

Upper arm Score

Step 8 : Locate Lower Arm Position

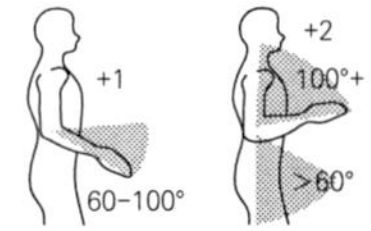

Lower arm Score

Step 9 : Locate Wrist Position

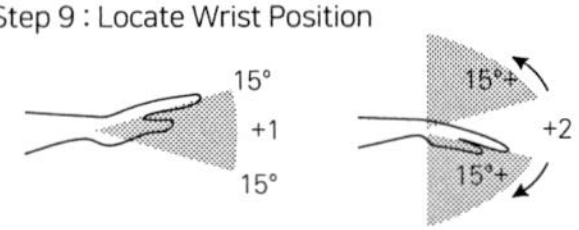

Wrist Score

Step 9a : Adjust...
If wrist is bent from midline or twisted : Add +1

Step 10 : Look-up Posture Score in Table B
Using values from steps 7-9 above, locate score in Table B

Posture Score
+

Step 11 : Add Coupling Score
Wellfitting Handle and mid rang power grip. *good : +0*
Acceptable but not ideal hand hold or coupling acceptable with another body part. *fair : +1*
hand hold not acceptable but possible. *poor : +2*
No handles, awkward, unsate with any body part. *Unacceptable : +3*

Coupling Score
=

Step 12 : Score B, Find Column in Table C
Add values from steps 10 & 11 to obtain Score B.
Find column in Table C and match with Score A in row from step 6 to botain Table C Score.

Score B

Step 13 : Activity Score
+1 1 or more body parts are held for longer than 1 minute(static)
+1 Repeated small range actions(more than 4% per minute)
+1 Action causes rapid large range changes in postures or unstable base

작업 부하(긴장) 지표

작업 부하(긴장) 지표(The Strain Index)

구분	강도	사이클당 %	분당회수	손/손목 자세	작업의 속도	일일 작업 시간
1	약함 1	< 10 0.5	< 4 0.5	매우 좋음 1	매우 느림 1	< 1 0.25
2	다소 힘듦 3	10~29 1	4~8 1	좋음 1	느림 1	1~2 0.5
3	힘듦 6	30~49 1.5	9~14 1.5	보통 1.5	보통 1	2~4 0.75
4	매우 힘듦 9	50~79 2	15~19 2	나쁨 2	빠름 1.5	4~8 1
5	한계치에 가까움 13	≥ 80 3	≥ 20 3	아주 나쁨 3	매우 빠름 2	≥ 8 1.5

OWAS 작업분석 SHEET

부서명		작업설명	
공정명			
분석자			
날짜	. . .		

자료 입력 및 분석

신체부위	작업자세형태						
허리	(1)똑바로 폄 구부림	(2) 20도 이상 구부림	(3) 20도 이상 비틈	(4) 20도 이상 비틀어			
상지	(1) 양팔 어깨 아래	(2) 한팔 어깨 위	(3) 양팔 어깨 위				
하지	(1) 앉음	(2) 양발 똑바로	(3) 한발 똑바로	(4) 양무릎 굽힘	(5) 한무릎 굽힘	(6) 무릎 바닥	(7) 걸음
무게	(1) 10kg 미만	(2) 10~20kg	(3) 20kg 이상				
목/머리	(1) 정위치	(2) 20도 이상 굽힘	(3) 20도 이상 옆으로	(4) 20도 이상 뒤로	(5) 20도 이상 비틈		

AC값		(1)			(2)			(3)			(4)			(5)			(6)			(7)		
		(1)	(2)	(3)	(1)	(2)	(3)	(1)	(2)	(3)	(1)	(2)	(3)	(1)	(2)	(3)	(1)	(2)	(3)	(1)	(2)	(3)
(1)	(1)	1	1	1	1	1	1	1	1	1	2	2	2	2	2	2	1	1	1	1	1	1
	(2)	1	1	1	1	1	1	1	1	1	2	2	2	2	2	2	1	1	1	1	1	1
	(3)	1	1	1	1	1	1	1	1	1	2	2	3	2	2	3	1	1	1	1	1	2
(2)	(1)	2	2	3	2	2	3	2	2	3	3	3	3	3	3	3	2	2	2	2	3	3
	(2)	2	2	3	2	2	3	2	3	3	3	4	4	3	4	4	3	3	4	2	3	4
	(3)	3	3	4	2	2	3	3	3	3	3	4	4	4	4	4	4	4	4	2	3	4
(3)	(1)	1	1	1	1	1	1	1	1	2	3	3	3	4	4	4	1	1	1	1	1	1
	(2)	2	2	3	1	1	1	1	1	2	4	4	4	4	4	4	3	3	3	1	1	1
	(3)	2	2	3	1	1	1	2	3	3	4	4	4	4	4	4	4	4	4	1	1	1
(4)	(1)	2	3	3	2	2	3	2	2	3	4	4	4	4	4	4	4	4	4	2	3	4
	(2)	3	3	4	2	3	4	3	3	4	4	4	4	4	4	4	4	4	4	2	3	4
	(3)	4	4	4	2	3	4	3	3	4	4	4	4	4	4	4	4	4	4	2	3	4

AC값		
최종 평가	AC 1, 2	AC 3, 4
	관망의 작업	재설계가 필요한 작업
개선 방향		

작업분석표

부서명		작업설명	
공정명			
분석자			
날짜	. . .		

순서1. 작업변수들을 측정하고 기록한다.

작업물무게(kg)		손의 위치(cm)				수직거리(cm)	비대칭각도(°)		작업빈도수	작업시간	커플링
		시점		종점			시점	종점	횟수/분	시간	
L(평균)	L(최대값)	H	V	H	V	D	A	A	F		C

순서2. 작업변수들을 이용하여 RWL(권장무게한계)을 계산한다.

	LC	× HM	× VM	× DM	× AM	× FM	× CM	= RWL
시점	23							kg
종점	23							kg

순서3. LI(들기지수)를 계산한다.

시점 $LI = \frac{L}{RWL} = \underline{\qquad\qquad} = \boxed{\quad}$

종점 $LI = \frac{L}{RWL} = \underline{\qquad\qquad} = \boxed{\quad}$

WAC 296-62-05174 Appendix B : Criteria for analyzing and reducing WMSD hazards for employers who choose the Specific Performance Approach.

For each "caution zone job" find any physical risk factors that apply. Reading across the page, determine if all of the conditions are present in the work activities. If they are, a WMSD hazard exists and must be reduced below the hazard level or to the degree technologically and economically feasible(see WAC 296-62-05130(4), specific performance approach).

Awkward Posture				Check(v) here if this is a WMSD hazard
Body Part	Physical Risk Factor	Duration	Visual Aid	
Shoulders	Working with the hand(s) above the head or the elbow(s) above the shoulder(s)	More than 4 hours tatal per day	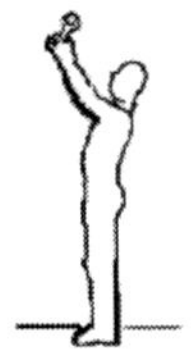	□
	Repetitively raising the hand(s) above the head or the elbow(s) above the shoulder(s) more than once per minute	More than 4 hours total per day	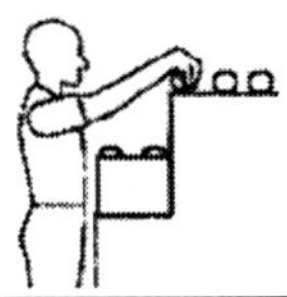	□
Neck	Working with the neck bent more than 45° (with out support or the ability to vary posture)	More than 4 hours tatal per day	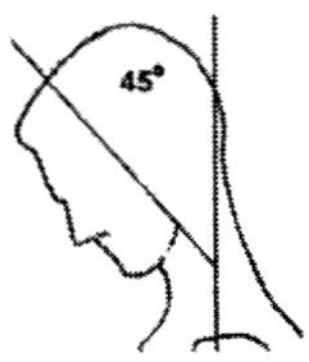	□
Back	Working with the back bent forward more than 30° (without support or the ability to vary posture)	More than 4 hours tatal per day	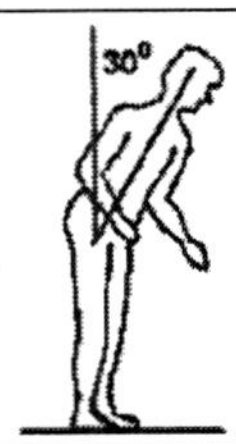	□
	Working with the back bent forward more than 45° (without support or the ability to vary posture)	More than 2 hours tatal per day	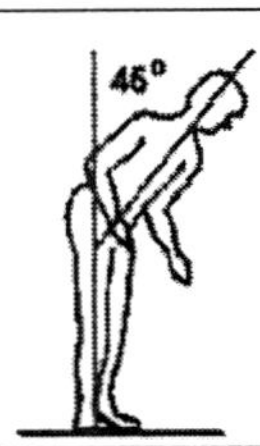	□

Knees	Squatting	More than 4 hours tatal per day	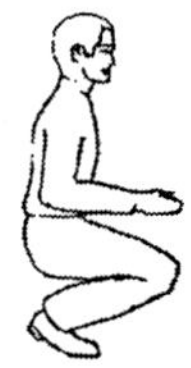	□
	Kneeling	More than 4 hours tatal per day	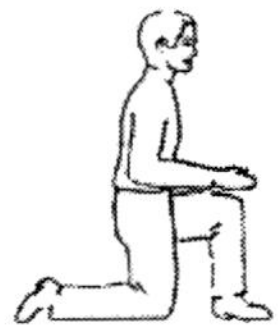	□ □

WAC 296-62-05174 Appendix B : Criteria for analyzing and reducing WMSD hazards for employers who choose the Specific Performance Approach.

High Hand Force					Check(v) here if this is a WMSD hazard
Body Part	Physical Risk Factor	Combined with	Duration	Visual Aid	
Arms, wrists, hands	Pinching an unsupported object(s) weighing 2 or more pounds per hand, or pinching with a force of 4 or more pounds per hand(comparable to pinching half a ream of paper)	Highly repetitive motion	More than 3 hours tatal per day		☐
		Wrists bent in flexion 30° or more, or in extension 45° or more, or in ulnar deviation 30° or more	More than 3 hours total per day	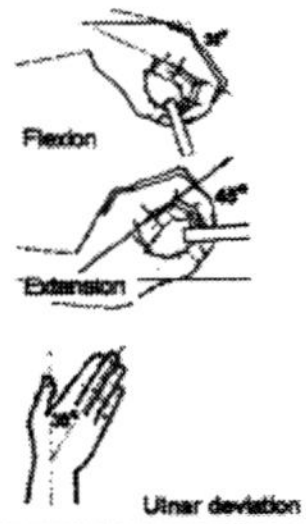	☐
		No other risk factors	More than 4 hours tatal per day	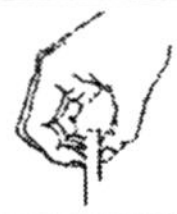	☐
Arms, wrists, hands	Grippping an unsupported boject(s) weighing 10 or more pounds per hand, or gripping with a force of 10 pounds or more per hand(comparable to clamping light duty automotive jumper cables onto a battery)	Highly repetitive motion	More than 3 hours tatal per day		☐
		Wrists bent in flexion 30° or more, or in extension 45° or more, or in ulnar deviation 30° or more	More than 3 hours tatal per day	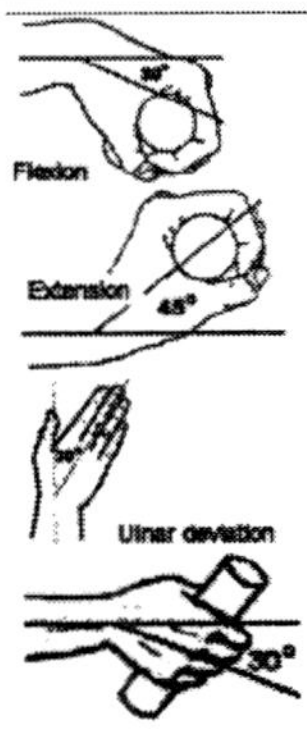	☐
		No other risk factors	More than 4 hours tatal per day	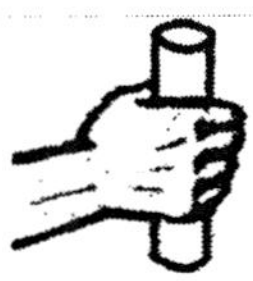	☐

Highly Repetitive Motion				Check(v) here if this is a WMSD hazard
Body Part	Physical Risk Factor	Combined with	Duration	
Shoulders	Using the same motion with little or no variation every few seconds(excluding keying activities)	No other risk factors	More than 6 hours tatal per day	☐
	Using the same motion with little or no variation every few seconds(excluding keying activities)	Wrists bent in flexion 30° or more, or in extension 45° or more, or in ulnar deviation 30° or more AND High, forceful exertions with the hand(s)	More than 2 hours tatal per day	☐
	Intensive keying	Awkward posture, including wrists bent in flexion 30° or more, or in extension 45° or more, or in ulnar deviation 30° or more	More than 4 hours tatal per day	☐
		No other risk factors	More than 7 hours tatal per day	☐

Awkward Posture				Check(v) here if this is a WMSD hazard
Body Part	Physical Risk Factor	Duration	Visual Aid	
Hands	Using the hand(heel/base of palm)as a hammer more than once per minute	More than 2 hours tatal per day	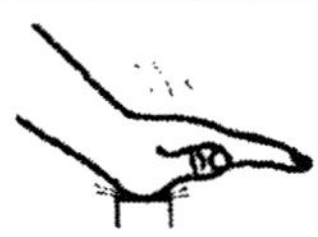	☐
Knees	Using the knee as a hammer more than once per minute	More than 2 hours total per day	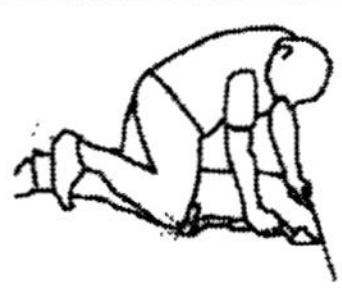	☐

296-62-05174(계속)

중량이거나 자주 혹은 부적절한 들기

이 분석은 근로자들이 10파운드 이상(WAC 296-62-05105 중량이거나 자주 혹은 부적절한 들기 참조) 들기를 하는 "caution zone jobs"가 있고 특정 업무 평가를 선택하는 경우에만 유효하다.

1단계 **근로자가 드는 물건의 실제 무게를 확인하라.**

실제 무게 = ________파운드

2단계 **미조정 무게 한계(Unadjusted Weight Limit)**를 결정하라.

근로자가 물건을 들거나 내리기 시작할 때 양손이 어디에 있는가? 아래 도표상에 그 지점을 표시하라. 네모 안 숫자는 파운드 단위의 미조정 무게 한계이다.

3단계 **한계 감소 변경자(Limit Reduction Modifier)**를 찾아라.

근로자가 들기에 소비하는 일일 총시간과 분당 들기 횟수를 확인하라.

분당 횟수	일일 총 시간		
	1시간 미만	1~2시간	2시간
2~5분당 1회	1.0	0.95	0.85
분당 1회	0.95	0.9	0.75
분당 2~3회	0.9	0.85	0.65
분당 4~5회	0.85	0.7	0.45
분당 6~7회	0.75	0.5	0.25
분당 8~9회	0.6	0.35	0.15
분당 10회 이상	0.3	0.2	0.0

주: 5분당 1회 미만의 들기 1.0 활용

한계 감소 수정치 = __________

4단계 무게 한계를 계산하라. 2단계의 미조정 무게 한계를 가지고 시작하라.

미조정 무게 한계 = __________파운드

드는 동안 근로자가 45도 이상 비튼다면 0.85를 곱해서 미조정 무게 한계를 감소시켜라. 아니면 미조정 무게 한계를 활용하라.

비틀기 조정 = __________파운드

미조정 무게 한계 = __________파운드

무게 한계를 구하기 위해 미조정 무게 한계를 3단계의 한계 감소 수정치와 곱하라.

한계 감소 수정치 = __________파운드

무게 한계 = __________파운드

5단계 **이것이 위험한가?**

4단계에서 계산된 무게 한계를 1단계의 실제 무게와 비교하라. 들려진 실제 무게가 계산된 한계 무게보다 더 크면 그 들기는 WMSD 위험이며 위험 수준 이하 혹은 기술적, 경제적으로 타당한 수준까지 감소되어야 한다.

주 : 만약 그 작업이 많은 수의 다양한 무게와 혹은 많은 다양한 위치에서부터의 물건 들기를 포함하고 있다면, 위 1~5단계를 다음 목적에 활용하라.

1. 두 가지 최악의 들기 사례 분석 - 들어 올리는 가장 무거운 물건과 가장 부적절한 자세에서 이루어지는 들기
2. 가장 일반적으로 행해지는 들기 분석. 3단계에서 일반적 하루 일과동안 이루어지는 모든 들기에 대한 빈도수와 지속시간을 사용하라.

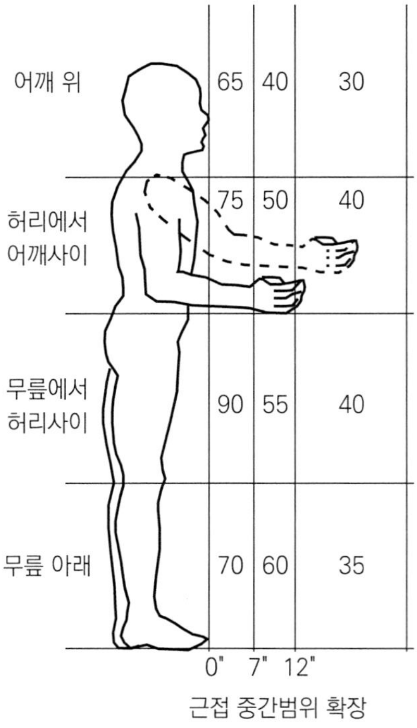

A. 허리 · 하지 위험요소 평가표 A (OSHA)

작업부서		작업자명		신장	cm	체중	kg
작업내용		작업시간		작업주기		휴식시간	
주요위험작업							

항목	위험요인	노출시간			8시간+ (0.5/hr) 가산	점수
		0-2hr	2-4hr	4-8hr		
작업자세 (반복/정적)	1. 몸통 앞숙임, 옆기울임 (20° ~ 45°)	0.5	1	2		
	2. 45°이상 앞숙임	1	2	3		
	3. 몸통를 뒤로 젖힘	0.5	1	2		
	4. 몸통을 비틈	1	2	3		
	5. 허리지지 없이 장시간 앉음	0.5	1	2		
	6. 입식작업/좌식작업중 발지지불량	0	0	1		
	7. 무릎 꿇음/웅크림	1	2	3		
	8. 발목의 반복사용(페달스위치)	0.5	1	2		
신체압박 신체압박	1. 다리를 기대어 딱딱하거나 날카로운 물체에 접촉	0.5	1	2		
	2. 무릎 사용	1	2	3		
진 동	1. 진동표면에 서거나 앉아서 노출됨 (진동흡수체 미사용)	0.5	1	2		
밀기/당기기 밀기/당기기	1. 보통무게 쇼핑카트에 사과를 가득 실은 무게	0.5	1	2		
	2. 무거운 무게 캐비넷 끌기/밀기 정도의 힘	0.5	2	3		
작업속도조절	1. 기계 의존적인 작업속도 2. 지속적 모니터링 3. 일당 목표제 (하나 해당: 1점, 둘이상 해당: 2점)					
인력운반점수(평가표 B)						
총점						

가. 보통 부하 = 물건을 밀고 당길 경우 초기 9kg 소요 될 경우. 90kg(18kg 상자 X 5개)를 실은 대차를 밀고 당길 경우

나. 힘든 부하 = 밀고 당길 경우 필요한 힘으로 초기 22kg의 힘이 요구 될 경우.

B. 인력 운반 평가표 B (OSHA)

<table>
<tr><td>작업부서</td><td></td><td>작업자명</td><td></td><td>신장</td><td>cm</td><td>체중</td><td>kg</td></tr>
<tr><td>작업내용</td><td></td><td>작업시간</td><td></td><td>작업주기</td><td></td><td>휴식시간</td><td></td></tr>
<tr><td>주요위험작업</td><td colspan="7"></td></tr>
</table>

<table>
<tr><th>단계</th><th colspan="6">구분</th><th>점수</th></tr>
<tr><td>1단계
(손에서 발끝까지 수평거리)
- 평균 수평거리
(10분이하 빈도)
- 최대 수평거리
(10분이상 빈도)</td><td colspan="2">가까이 들기
(수평거리10cm이내)</td><td colspan="2">중간 들기
(수평거리10~25cm)</td><td colspan="2">멀리 들기
(수평거리
25cm이상)</td><td></td></tr>
<tr><td rowspan="3">2단계
무게고려(kg)
- 평균무게적용
(10분이하 빈도)
- 최대무게적용
(10분이상 빈도)
- 4.5kg이하 :
무게 점수는 0으로 함</td><td>위험
영역</td><td>23kg 이상
(5점)</td><td>위험
영역</td><td>15kg 이상
(6점)</td><td>위험
영역</td><td>12kg 이상
(6점)</td><td></td></tr>
<tr><td>주의
영역</td><td>7~23kg
(3점)</td><td>주의
영역</td><td>5~15kg
(3점)</td><td>주의
영역</td><td>4.5~12kg
(3점)</td><td></td></tr>
<tr><td>안전
영역</td><td>7Kg 미만
(0점)</td><td>안전
영역</td><td>5kg 미만
(0점)</td><td>안전
영역</td><td>4.5kg 미만
(0점)</td><td></td></tr>
<tr><td colspan="7">2단계점수</td><td></td></tr>
<tr><td rowspan="11">3단계
기타위험요인
- 빈도 10분이상일 경우
1시간이내 들기작업에 해당
- 위험요인이 대부분 들기
작업에 나타날 경우,
1시간이상 들기작업에 해당</td><td colspan="3">위험요인</td><td colspan="2">전체작업시간 중
1시간이내 들기작업</td><td>1시간이상 들기작업</td><td></td></tr>
<tr><td colspan="3">몸통을 비틈</td><td colspan="2">1</td><td>1</td><td></td></tr>
<tr><td colspan="3">한손으로 들기</td><td colspan="2">1</td><td>2</td><td></td></tr>
<tr><td colspan="3">불안정한 물건들기
(사람, 액체, 불균형물체 등)</td><td colspan="2">1</td><td>2</td><td></td></tr>
<tr><td colspan="3">분당 1~5회 들기</td><td colspan="2">1</td><td>1</td><td></td></tr>
<tr><td colspan="3">분당 5회 이상 들기</td><td colspan="2">2</td><td>3</td><td></td></tr>
<tr><td colspan="3">어깨 이상 들기</td><td colspan="2">1</td><td>2</td><td></td></tr>
<tr><td colspan="3">무릎 아래에서 들기</td><td colspan="2">1</td><td>2</td><td></td></tr>
<tr><td colspan="3">3~9m 이동 운반</td><td colspan="2">1</td><td>2</td><td></td></tr>
<tr><td colspan="3">9m 이상 이동 운반</td><td colspan="2">2</td><td>3</td><td></td></tr>
<tr><td colspan="3">앉거나 무릎을 꿇은 상태에서 들기</td><td colspan="2">1</td><td>2</td><td></td></tr>
<tr><td colspan="7">3단계 점수</td><td></td></tr>
<tr><td colspan="7">총점 : 2단계와 3단계 점수의 합(평가표 A에 가산됨)</td><td></td></tr>
</table>

인력운반 위험성평가표

(Checklist - Risk Assessment)

대상(공정) : ____________________ 평가자 : ____________________

평가일자 : ____________________

작업별 Checklist	인력운반	CL-안전-001
	기계설비 설명	운반작업은 생산활동에 수반되는 필수 행위로 공정시간의 80-90%가 운반에 소요되며, 노동으로 인한 재해의 85%, 전체 재해의 30%가 운반작업에서 발생된다.
	유해위험요인	- 과도한 힘을 요하기 때문에 불안정한 자세에서는 직업성 요통 등 근골격계질환이 생길 가능성이 크다. - 운반 중 미끄러지거나 걸려 넘어져 상해를 입을 위험이 있다.
	법적요구사항	- 해당 없음.

번호	평가항목	현재 안전조치	평가결과		현재위험도			개선대책
			적정	보완	빈도	강도	위험도	
1	운반경로의 바닥상태는 미끄럽지 않도록 조치하였는가?							
2	걸려 넘어질 위험이 있는 물체는 제거하였는가?							
3	운반경로는 운반에 충분한 폭과 너비가 확보되어 있는가?							
4	운반경로가 어두운 경우, 손전등이나 헤드램프 등을 활용하는가?							
5	허리가 굽어지지 않게 무릎을 굽혀 물건을 들어 올리는가?							
6	작업자는 물건을 최대한 몸에 밀착하여 운반하고 있는가?							
7	물건의 무게가 25kg보다 무거울 경우 2인 이상이 협력하여 운반하는가?							

8	물건에 의해 시야가 가려지지는 않는가?							
9	무거운 물건을 어깨보다 높은 곳에 쌓지는 않는가?							
10	작업 중에는 바닥이 미끄럽지 않은 신발을 착용하는가?							

주) ① 평가결과는 해당란에 ∨로 표시함.

② 위험도=빈도×강도,

- 빈도 : 1.거의없음, 2. 낮음, 3.있음, 4.높음, 5. 빈번함
- 강도 : 1.영향없음, 2.경미한 불휴업, 3. 경미한 휴업, 4. 중대재해

사무실 유해환경 평가 체크리스트 (OSHA)

Seating

1. 의자의 높이를 42~54cm 조절할 수 있는가?
2. 의자의 각도를 3~-4도까지 조절이 가능한가?
3. 등받이 높이를 8~15cm 사이에서 조절할 수 있는가?
4. 등받이 앞뒤를 90~110도 사이에서 조절할 수 있는가?
5. 등받이는 잘 받쳐져 있는가?
6. 최대로 편안한 상태의 의자를 조절 방법을 아는가?
7. 다리와 바닥은 평행을 유지하는가?
8. 발을 편안하게 안정시키는 발판이 있는가?

Keyboard Position

1. 화상화면을 보는 동안 팔은 편안한가?
2. 팔꿈치는 각도가 90도 정도를 유지하는가?
3. 키보드나 마우스를 사용할 때 하박(팔뚝)과 손은 나란한가?
4. 마우스나 다른 장치를 다룰 때 팔은 지탱이 되는가?
5. 키보드나 마우스를 다룰 때 손가락은 불편하지 않은가?
6. 키보드나 마우스를 다룰 때 통화를 하는가?

Monitor Position

1. 사용자의 눈높이에 맞는가?
2. 눈과 스크린 사이의 거리가 45~60cm가 되는가?
3. 모니터는 사용자의 정면에 위치하는가?

Desks

	Yes	No
1. 책상과 무릎 사이의 46cm 정도의 공간이 있는가?	☐	☐
2. 발을 앞으로 뻗을 수 있는 공간이 61cm 이상인가?	☐	☐

Lighting	Yes	No
1. 밝기는 적당한가?	☐	☐
2. 빛의 밝기를 조절할 수 있는가?	☐	☐
3. 스크린으로 직접 오는 빛을 막는 보호기가 있는가?	☐	☐
4. 화면으로부터의 눈부심은 있는가?	☐	☐

Document Holders
1. 문서를 집을 수 있는 도구가 있는가?
2. 문서를 시선에 맞춰주는 홀더가 있는가?

작업시간이 한 번에 2시간 이상 될 경우 +1

4시간 이상 될 경우 +2

※ Yes는 1점 No는 2점으로 계산

점수	위험단계	조치
34점 이하	낮음	지속적 관리 및 주기적 평가
35~42점	높음	개선이 곧 필요함
43점 이상	매우 높음	즉시 개선해야 함

사무실 컴퓨터 환경 평가 체크리스트

University Of Cincinnati. www.ehs.uc.edu제공

■ 합격 평가 기준

I. Workstation 평가(작업자세) : 1번 ~ 10번 까지는 10개 모두 패스해야 함

II. 기타 의자 모니터 공간 보조구 등 : 1 ~ 24번까지 항목 중 20개 이상 패스해야 함

o 평가조 (　　)조　　　　　　　　　평가 일자 :

o 평가 장소 :

o 작업자 성명 :　　　　　성별 (남 , 여)

I. Workstation 평가

작업자세(Working Postures)/작업조건			
번호	평가항목	Yes	No(현상, 개선사항 기록)
1	**머리와 목**이 똑바름 (아래로 숙이거나 뒤로 젖히지 않음)		
2	**머리, 목, 몸통**이 정면을 향함(비틀지 않음)		
3	몸통이 바닥과 거의 수직(앞 뒤로 기울지 않음)		
4	**어깨와 상완**이 바닥과 수직(앞으로 뻗거나 들리지 않음)이고 이완된 상태임		
5	**윗팔과 앨보**가 몸 가까이 유지 (옆으로 들이지 않음)		
6	**아래팔, 손목, 손**이 스트레이트이고 바닥과 평행임		
7	**손목과 손**이 뉴튜럴 (아래, 위, 옆으로 굽히지 않음)		
8	**허벅지**가 바닥과 평행이고 종아리가 바닥과 수직		
9	**발**이 바닥에 평편하게 놓이거나 안정된 발 받침대에 의해 잘 지지됨		
10	**작업자**가 VDT직무와 다른 일을 스스로 번갈아가며 행 할 수 있게 **직무 할당**되어 있거나, VDT작업동안 micro **휴식**이나 근육회복시간을 가질 수 있게 되어 있음		
점수	**Yes의 개수 x 10 = (　　　) 점　* 합격점수 : 100점**		

II. 기타 의자 모니터 공간 보조구 등

SEATING (의자)			
번호	평가항목	Yes	No(현상, 개선사항 기록)
1	**허리지지대(허리받침)**가 작업자의 Low back(요추부분) 을 잘 지지하고 있음		
2	**좌판의 넓이나 깊이**가 작업자에게 편안함 (좌판이 너무 작거나 크지 않음)		
3	**의자 좌판끝부분**이 무릎 뒤나 종아리윗부분을 압박하지 않음 (좌판이 너무 길지 않아야 함)		
4	**좌석**에 적당한 쿠션이 있고 라운드형이고 앞 끝은 아래로 숙여져(waterfall) 날카로운 가장자리 없음		
5	**팔걸이(armrest)**는 VDT작업동안 양팔을 지지할 수 있고 팔의 움직임을 방해하지 않음		
키보드/입력장치			
6	**키보드/입력장치 플랫폼**(트레이)이 안정되고 키보드나 입력장치를 두기에 안정적이고 충분히 큼		
7	**입력장치 (마우스, 트랙볼)** 가 키보드 바로 옆에 놓여 있어 팔을 뻗지 않고 쉽게 조작할 수 있음		
8	**입력장치**가 쉽게 조작할 수 있게 만들어져 있고 현재 작업자의 손에 적합한 크기나 형태로 디자인 되어 있음 (너무 크거나 작지 않음)		
9	손목이나 손이 딱딱하거나 날카로운 **모서리에 접촉**되어 있거나 쉬기 위해 올려져 있지 않음		
10	키보드 **자판 저항력**이 너무 크지 않고 **마우스 컨트롤** 조작에 힘이 들어가지 않음		
모니터			
11	**스크린의 상단라인(TOP LINE)**이 머리나 고개를 숙이거나 젖히지 않도록 작업자의 눈높이나 바로 아래에 놓여 있음(다중초점안경사용자는 아래문항..)		
12	**다중초점 안경 사용자**가 목, 머리 또는 몸통을 앞, 뒤로 기울이는 것 없이 화면을 잘 읽을 수 있음		
13	**모니터 거리**가 적당하여 목, 머리 또는 몸통을 앞, 뒤로 기울이는 것 없이 화면을 잘 읽을 수 있음		
14	**모니터 위치**가 바로 앞에 있어 머리/목을 비트지 않음		
15	창문이나 전등에 의한 **반사**가 스크린에 나타나지 않음 (모니터를 보기위해 자세가 나빠지지 않음)		
작업 공간			

16	책상과 VDT 테이블/키보드판(platform)의 공간이 충분하여 허벅지에 유격이 있음(허벅지가 좁은 장소에 의하여 불편하지 않음)		
17	테이블 하부의 다리나 발이 키보드나 입력장치(마우스 등)에 가까이 갈 수 있도록 충분한 공간이 있음		
	부속 물품(악세사리) 있을 경우...		
18	문서홀더 (Document holder) 실제 서류나 문서를 홀더 할 수 있도록 크고 안정적임.		
19	문서홀더 (Document holder) 는 모니터 스크린과 같은 높이와 같은 거리에 놓여져 있어 문서를 볼 경우 머리의 움직임이 없음		
20	손목 받침대(Wrist rest)는 날카롭거나 사각형 모서리가 없어지도록 패드화 되어 있음		
21	손목 받침대는 키보드나 마우스(입력장치)를 사용할 시 아래팔 손목 손이 일직선(straight)으로서 바닥과 평행이 되고 있음		
22	전화기는 작업자가 VDT 작업을 하면서 전화를 동시에 사용할 경우 머리를 똑바로(굽히지 않음)하고 어깨가 이완(들어올리지 않음)된 상태에서 사용할 수 있음		
	일반사항 (GENERAL)		
23	워크스테이션과 장비는 작업자가 편안한 작업자세를 유지할 수 있고 VDT 작업동안 가끔씩 자세를 바꿀 수 있도록 충분한 조절성(Adjustibility)을 갖추고 있음		
24	VDT 워크스테이션, 장비, 부속물품은 정상적인 상태와 적절한 기능이 유지되고 있음		
점수	**Yes의 개수 x 10 = (　　　) 점 * 합격점수 : 200점 이상**		

수와 진동

수완 진동 위험이 존재하는지 결정하기 위해 아래 설명을 참조하라.

1단계 공구에 대한 진동값을 확인하라.(제조업자로부터 구하거나 다음 웹 사이트에서 찾아 보라(http://umetech.niwl.se/vibration?HAVHome.html), 아니면 진동을 직접 측정해도 된다). 진동값은 m/s^2로 존재한다. 아래 그래프에서 진동값에 해당하는 좌변의 점을 확인하라.

주 : 당신은 L&I WISHA 사업부 인간공학 웹 사이트를 통하여 다음 웹 사이트로 연결될 수도 있다(http://www.Ini.wa.gov/wisha/ergo).

2단계 근로자가 하루에 총 몇 시간 그 공구를 사용하는지 확인하고 그래프 하단에서 그 점을 확인하라.

3단계 이들 두 점이 교차할 때까지 두 점에서부터 선을 그어라.

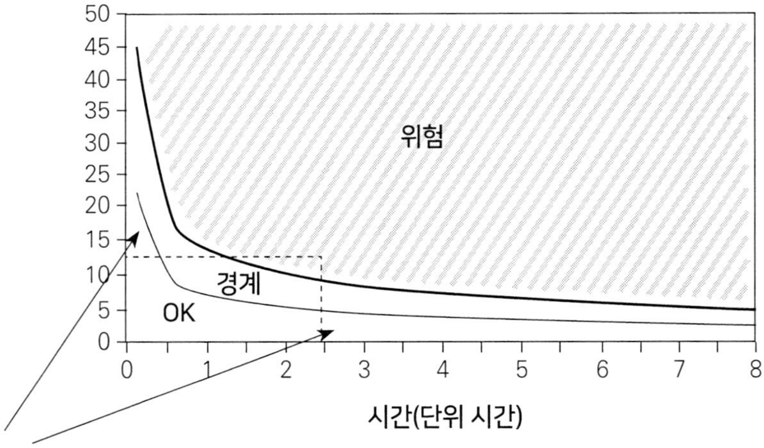

예 :
진동값 12%인 임팩트 렌치(impact wrenches)가 하루 총 24시간 사용된다. 노출 단계는 위험영역이다. 진동은 위험수준 이하로 혹은 기술적으로 결제적으로 타당한 수준까지 감소되어야 한다.

주: 경계 한계 곡선(하단)은 2.5 m/s^2의 8시간 노동 등가 빈도수 가중 가속값(8-hour energy-equivalent frequency-weighted acceleration value)에 기초한다. 위험 한계 곡선(상단)은 $5m/s^2$의 8시간 노동 등가 빈도수 가중 가속값에 기초한다.

4단계 교차점이 상단 곡선 위쪽의 빗금친 "위험"영역에 놓여 있다면 진동 위험은 위험수준 이하로 혹은 기술적, 경제적으로 타당한 수준까지 감소되어야 한다. 교차점이 "caution"영역 내의 두 곡선 사이에 있다면 그 작업은 "caution zone jop"으로 남는다. 교차점이 하단 곡선 아래 "OK"구역에 속하면 추가 단계는 필요하지 않다.

진동 관리 기준

[표1] 세 방향의 진동에 노출되는 수진동 폭로의 제한 값

그라인더 종류	총 하루동안 폭로 지속시간	각 방향 진동가속도(m/s^2)의 최고값
베이비, 4", 5", 7"	4~8시간 미만	4
	2~4시간 미만	6
	1~2시간 미만	8
	1시간 미만	12

참조 :
진동가속도가 8(m/s^2)이상이면 수리를 요청한다.
수리반에서 수리 후 진동가속도가 8(m/s^2)이상이면 분출을 금한다.
총 폭로시간은 그라인더의 사용 시간만을 말한다.(휴식시간, 이동시간, 검사시간 제외)

[표2] 진동 백지증의 Taylor-Pelmear 분류 단계

단계	징후와 표시	행동장애
0	None	None
OT	간헐적으로 따끔따끔 거리는	None
ON	간헐적으로 마비되는	None
OTN	따끔거리고 마비되는	None
1	손가락끝이 하나 또는 더 희게된다. 또한 저리거나 따끔거릴 수도 있다.	None
2	손가락끝이 하나 또는 더 희게되고 마비된다. 겨울에만 나타난다.	가정과 사회활동에 지장을 받는다. 일하는데는 지장이 없다.

3	여름과 겨울에 넓은 부분이 희게되는 것이 자주 나타난다.	일, 가정, 사회활동에 지장을 받는다. 취미생활에 제한을 받는다.
4	여름과 겨울에 손가락이 거의 희게되는 것이 자주 나타난다 ; 손가락 궤양	직무를 바꾸어 진동폭로로부터 피해야 한다.

[표3a]

The Stockholm Workshop classification scale for cold-induced vascular(blood flow) symptoms in fingers with hand-arm vibration syndrome

단계	등급	Description 내용
0	(none)	No attacks
1	약함	가끔씩 하나 또는 그 이상 손가락 끝에서 나타난다.
2	보통	Occasional attacks affecting finger tips and middle of the finger and rarely also the finger parts close to the palm
3	심함	Frequent attacks affecting most fingers
4	아주 심함	Same symptoms as in stage 3 with degenerate skin changes in the finger tips.

[표3b]

The Stockholm Workshop classification scale for sensorineural changes in fingers due to hand-arm vibration syndrome

단계	Symptoms
OSN	Exposed to vibration but no symptoms
1SN	Intermittent numbness, with or without tingling
2SN	Intermittent or persistent numbness, reduced sensory perception
3SN	Intermittent or persistent numbness, reduced tactile discrimination and/or manipulative dexterity

[표4]

Factors that influence the effect of vibration on the hand

Physical Factors	Biodynamic Factors	Individual Factors
Acceleration of vibration	Grip forces - how hard the worker grasps the vibrating equipment	Pperator's control of tool
Frequency of vibration	Surface area, location, and mass of parts of the hand in contact with the source of vibraion	Machine work rate
Duration of exposure each workday	Hardness of the material being contacted by the hand-held tools, for example metal in grinding and chipping	Skill and productivity
Years of employment invlving vibration exposure	Position of the hand and arm relative to the body	Individual susceptibility to vibration
State of tool maintenance	Texture of handle-soft and compliant versus rigid material	Smoking and use of drugs. Exposure to other physical and chemical agents.
Protective practices and equipment including gloves, boots, work-rest periods	Medical history of injury to fingers and hands, particularly frostbite	Desease or prior injury to the fingers or hands

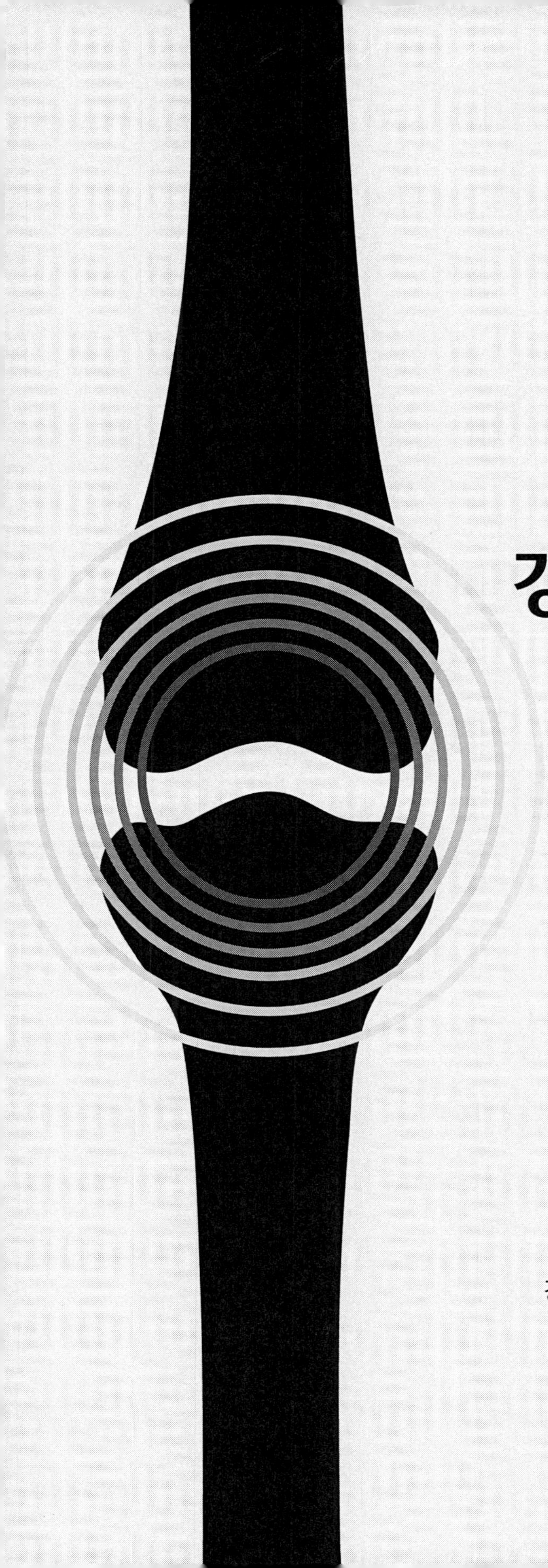

부록

강의안 Sample

전체 강의안은

강의하시는 교수님들께 제공가능합니다.

문의 : 이동경 교수님

e-mail : dong0783@hanmail.net

근골격계 질환예방 실무 강의안(종합)

우송대학교 소방 · 안전학부
안전공학 교수
이동경

근골격계질환 및 유해요인 조사

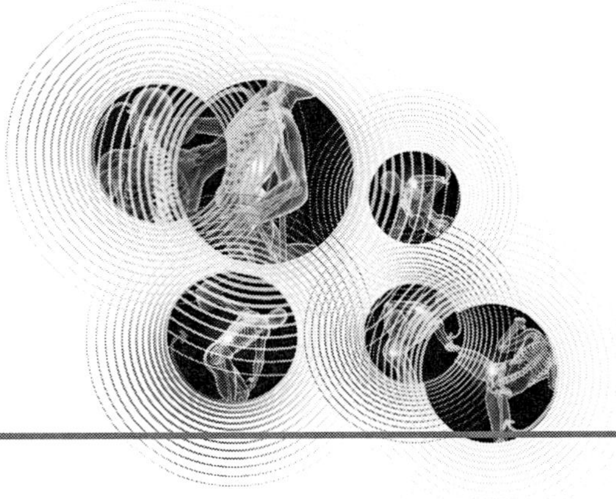

- 목 차 -

1. 근골격계질환 개요
2. 근골격계질환 예방 법적 관련근거
3. 근골격계부담작업 유해요인조사
4. 유해요인 정밀조사
5. 인간공학적 개선

1. 근골격계질환 개요

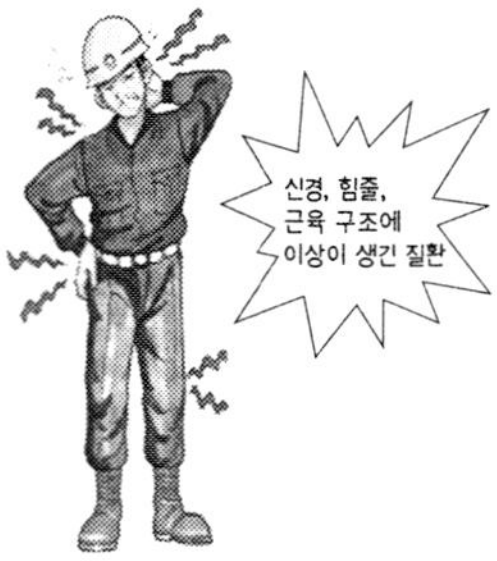

- 신 경 (神)
- 힘 줄 (腱)
- 근 육 (筋)
- 골 격 (骨)

이상 →

- 통 증
- 감 각 마 비
- 경 련
- 따 끔 거 림
- 뻣 뻣 함
- 움직임 장해
- 악 력 저 하
- 기 능 저 하
- 기 형

◈ 근골격계질환이란 ?

반복적인 동작, 부적절한 작업자세, 무리한 힘의 사용, 날카로운 면과의 신체접촉, 진동 및 온도 등의 요인에 의하여 발생하는 건강장해로서 목, 어깨, 허리, 상·하지의 신경·근육 및 그 주변 신체조직 등에 나타나는 질환

근골격계 질환 원인

작업 요인, 노동강도

- 반복적 동작(Repetitive motions)
- 무리한 힘의 사용(Forceful exertions)
- 부자연스런 자세(Awkward posture)
- 정적인 자세(Static posture)
- 날카로운 면과의 접촉(Contact stress)
- 작업환경(진동, 추운날씨)

작업자 요인

- 과거병력
- 성별(여성)
- 나이, 작업경력
- 작업습관
- 흡연, 비만, 피로
- 운동 및 취미활동

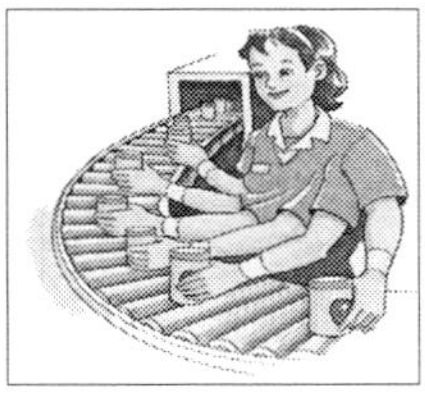

사회심리적 요인

- 직업만족도
- 근무조건 만족도
- 직장내 인간관계
- 업무적 스트레스
- 기타 정신 심리상태

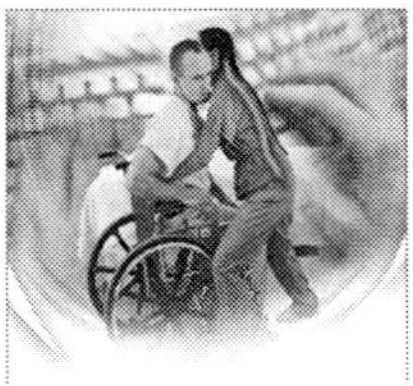

• 작업 속도, 작업 빈도, 지속 기간

근골격계 질환의 주요증상

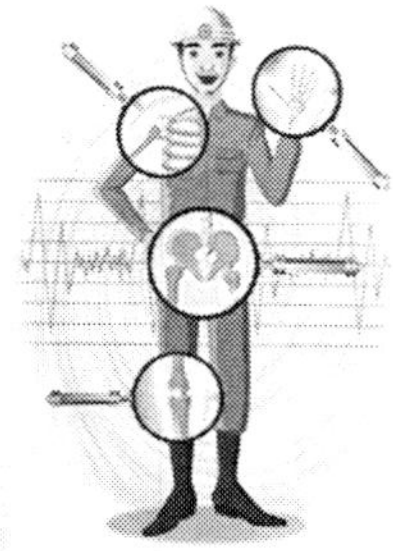

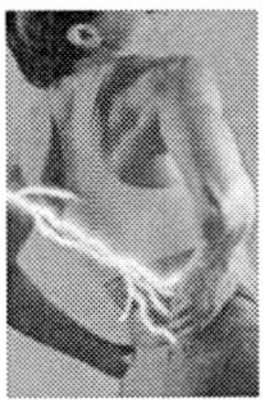

추간판 탈출증
요추부 염좌
척추관 협착증
신경근병증
척추전방전위증
디스크 내장증

경추염좌

상완이두건염/극상근건염
회전근개염/ 파열
견봉하 점액낭염
충돌증후군
견관절 염좌
근막통증후군

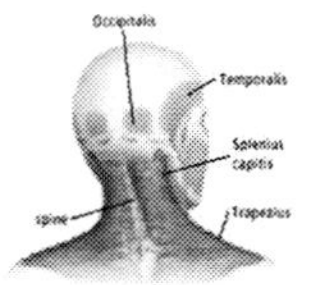

내/외상과염
주관증후군
척골관 증후군
요골신경 포착
척골신경 포착
주두 점액낭염

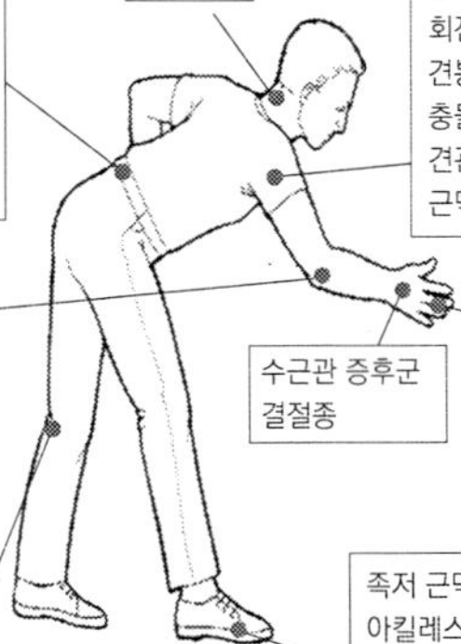

드퀘벵 건초염
방아쇠 손가락
완관절 염좌
수지진동증후군

수근관 증후군
결절종

전슬개 활액낭염
슬개골 건염
전/후방십자인대파열
측부 인대파열
슬개골연골 연화증
반월판 연골손상

족저 근막염
아킬레스 건염
중족골 피로골절
관절염
근막통증후군

2. 근골격계질환예방 법적 관련근거

2-1 관련법령

산업안전보건법 제39조 (보건상의조치) 제1항 제5호(19.1.15)
"단순반복작업 또는 인체에 과도한 부담을 주는 작업에 의한 건강장해"

⬇

산업안전보건기준에 관한 규칙(19.12.26) 고용노동부령 제273호
"제 12장 근골격계부담작업으로 인한 건강장해의 예방"(제656조~제666조)"

⬇

근골격계부담작업(고용노동부고시 제2020-12호)(20.1.6)
"안전보건기준규칙 제656조[정의]제1호 규정에 의거"

근골격계질환 예방관련 법규

□ '01년부터 급속히 증가하는 근골격계질환이 근로자의 중요한 건강문제로 대두
□ 정부는 관련 법을 개정하여 **사업주에게 보건상의 조치의무 부여**

산업안전보건법 제24조 제1항 제5호 *신설('02.12.30, 19.1.15)* "단순반복작업 또는 인체에 과도한 부담을 주는 작업에 의한 건강장해"	**근골격계질환 예방의무 부과**
↓	
산업안전보건기준에 관한 규칙 *개정('03.7.12, '19.12.26)* "제12장 근골격계부담작업으로 인한 건강장해의 예방(제656조~제666조)"	**구체적인 조치사항 규정**
↓	
근골격계부담작업(고용노동부고시 제2020-12호) *개정* "안전보건규칙 제656조[정의] 제1호 규정에 의거" - 근골격계부담작업 유해요인조사지침(H-9-2022)	**근골격계질환 발생 가능 11개 작업기준 마련**

안전보건규칙 흐름도

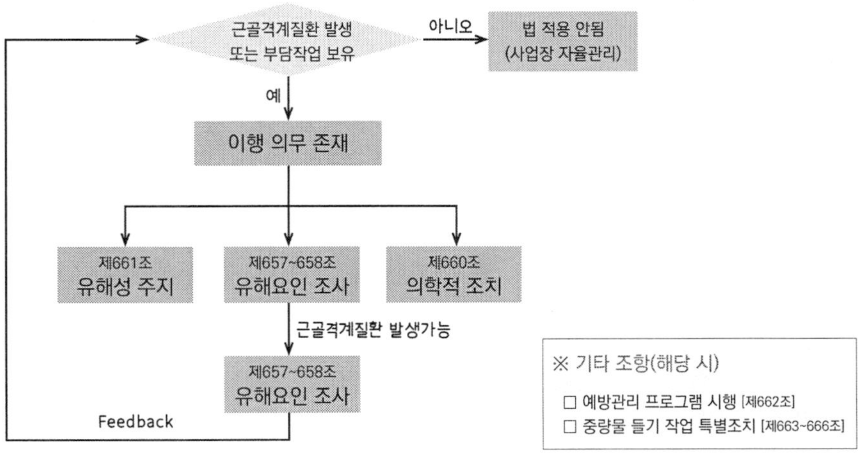

안전보건규칙 흐름도

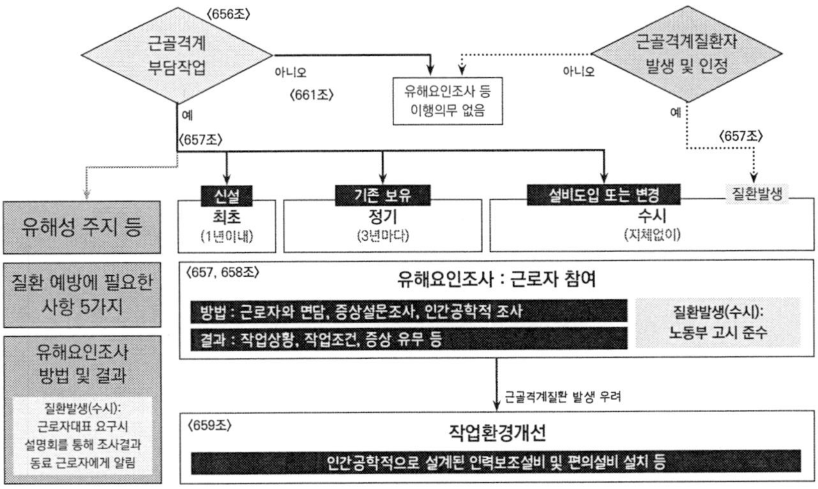

근골격계질환 예방 의무

적용대상

"1인 이상의 근로자를 사용하는 모든 사업 또는 사업장"

산업안전보건기준에 관한 규칙

제1절 통칙

제656조【정의】

1. "근골격계부담작업"이란 법 제24조제1항제5호에 따른 작업으로서 작업량 · 작업속도 · 작업강도 및 작업장 구조 등에 따라 고용노동부장관이 정하여 고시하는 작업을 말함.

2. "근골격계질환"이란 반복적인 동작, 부적절한 작업자세, 무리한 힘의 사용, 날카로운 면과의 신체접촉, 진동 및 온도 등의 요인에 의하여 발생하는 건강장해로서 목, 어깨, 허리, 팔 · 다리의 신경 · 근육 및 그 주변 신체조직 등에 나타나는 질환을 말함

3. "근골격계질환 예방관리 프로그램"이란 유해요인 조사, 작업환경개선, 의학적 관리, 교육 · 훈련, 평가에 관한 사항 등이 포함된 근골격계질환을 예방관리하기 위한 종합적인 계획을 말함

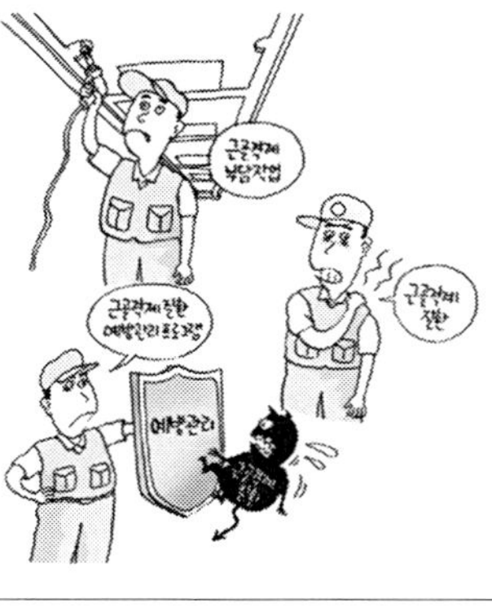

산업안전보건기준에 관한 규칙

근골격계부담작업

◇ "단순반복작업 또는 인체에 과도한 부담을 주는 작업"을 말함

◇ 하루 노출시간(Duration), 작업빈도(Frequency), 작업부하(Intensity) 등 고려

구분	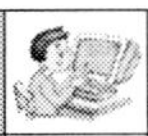	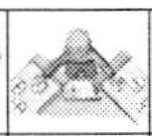	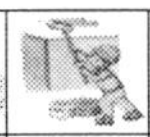	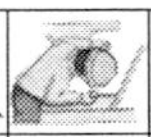	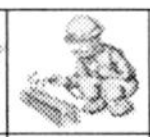	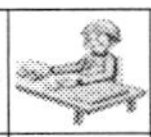	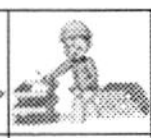	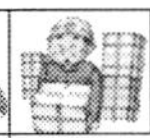	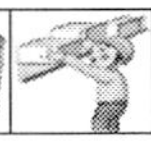	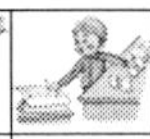	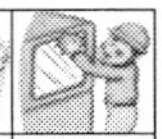
노출시간	하루에 총 4시간 이상	하루에 총 2시간 이상	하루에 총 2시간 이상	하루에 총 2시간 이상	하루에 총 2시간 이상	하루에 총 2시간 이상	하루에 총 2시간 이상			하루에 총 2시간 이상	하루에 총 2시간 이상
노출빈도								하루에 총 10회 이상	하루에 총 25회 이상	분당 2회 이상	시간당 10회 이상
신체부위	손, 손가락, 목, 어깨	목, 어깨, 손목, 손, 팔꿈치	어깨, 팔	목, 허리	다리, 무릎, 허리	손가락	손	허리	팔, 어깨, 허리	허리	손, 무릎
작업 자세 및 내용	집중적인 자료 입력 작업 (마우스, 키보드 사용)	같은 동작 반복 작업	• 머리위에 손 • 팔꿈치가 몸통에서 들림 • 팔꿈치를 몸통 뒤쪽에 위치	구부리거나 비틈 (지지되지 않은 상태, 자세 변경 불가)	쪼그리고 앉거나 무릎을 굽힘	한 손가락 집어 옮기거나 쥐는 작업 (지지되지 않은 상태)	물건을 한손으로 들거나 잡는 작업	물건을 드는 작업	• 어깨 위에서 들기 • 팔을 뻗은 상태에서 물건 들기 작업	물건을 드는 작업	반복적인 충격
무게						• 1kg이상의 물건 들기 • 2kg이상에 상응하는 힘으로 쥐기	• 4.5kg이상의 물건 들기 • 동일한 힘으로 잡기	25kg 이상	10kg 이상	4.5kg 이상	

※ 적용제외 :
단기간작업(2월 이내에 종료되는 1회성 작업) 또는
간헐적인 작업(연간 총 작업일수가 60일을 초과하지 않는 작업)

산업안전보건기준에 관한 규칙

근골격계 부담작업의 범위(고용노동부 고시 제2020-12)

제5조(재검토기한) 이 고시에 대하여 2018년 1월 1일을 기준으로 매 3년이 되는 시점(매 3년째의 12월 31일까지를 말함)마다 그 타당성을 검토하여 개선 등의 조치를 하여야 한다.

부담 작업	내용	측정 변수
1	하루에 4시간 이상 집중적으로 자료입력 등을 위해 키보드 또는 마우스를 조작하는 작업	조작시간
2	하루에 총 2시간 이상 목, 어깨, 팔꿈치, 손목 또는 손을 사용하여 같은 동작을 반복하는 작업	5개 부위별 개별시간
3	하루에 총 2시간 이상 머리 위에 손이 있거나, 팔꿈치가 어깨 위에 있거나, 팔꿈치를 몸통으로부터 들거나, 팔꿈치를 몸통뒤쪽에 위치하도록 하는 상태에서 이루어지는 작업	
4	지지되지 않은 상태이거나 임의로 자세를 바꿀 수 없는 조건에서, 하루에 총2시간 이상 목이나 허리를 구부리거나 느는 상태에서 이루어지는 작업	목, 허리 개별시간
5	하루에 총 2시간 이상 쪼그리고 앉거나 무릎을 굽힌 자세에서 이루어지는 작업	다리 자세 시간
6	하루에 총 2시간 이상 지지되지 않은 상태에서 1kg 이상의 물건을 한손의 손가락으로 집어 옮기거나, 2kg 이상에 상응하는 힘을 가하여 한손의 손가락으로 물건을 쥐는 작업	한손 집기,쥐기 시간 개별시간
7	하루에 총 2시간 이상 지지되지 않은 상태에서 4.5kg 이상의 물건을 한 손으로 들거나 동일한 힘으로 쥐는 작업	한손 취급시간
8	하루에 10회 이상 25kg 이상의 물체를 드는 작업	취급회수
9	하루에 25회 이상 10kg 이상의 물체를 무릎 아래에서 들거나, 어깨 위에서 들거나, 팔을 뻗은 상태에서 드는 작업	취급회수
10	하루에 총 2시간 이상, 분당 2회 이상 4.5kg 이상의 물체를 드는 작업	취급시간
11	하루에 총 2시간 이상 시간당 10회 이상 손 또는 무릎을 사용하여 반복적으로 충격을 가하는 작업	손 충격,무릎 충격 시간

저자소개

이동경 공학박사, 인간공학기술사, 전기안전기술사

현) 우송대학교 소방.안전학부 교수
현) 기획재정부 안전등급 평가위원, 고용부 안전활동수준평가위원,
육해공 해병대 정책발전위원, 행안부 안전한국훈련 평가위원,
서울시 재난관리평가위원, 근골복지공단 질병판정위원회 심의위원 등

전) 국민안전처 사고조사담당관(기술서기관) 역임
전) 한국산업안전보건공단 교수
전) 한국인간공학기사.기술사회장, 대한인간공학회 감사

근골격계질환예방 실무

인간공학적 평가와 개선 중심

펴낸날	2024년 9월 10일 초판
편 저	이동경
펴낸이	김동현
펴낸곳	민영사
주소	서울시 성동구 독서당로 39길 43
전화	02-711-1224~5
팩스	02-711-1226
등록	2014년 1월 1일 제2014-000001호
메일	myspub@hanmail.net
홈페이지	www.minyoungsa.com
ISBN	979-11-86378-50-2 93510

정가 30,000원